实验诊断与临床

主 编　刘 霞　王 珊　王 俭
　　　　贾世英　邹红霞　王 欣

四川科学技术出版社

图书在版编目(CIP)数据

实验诊断与临床/刘霞等主编. —成都:四川科
学技术出版社,2022.9
ISBN 978-7-5727-0666-0

Ⅰ.①实…　Ⅱ.①刘…　Ⅲ.①实验室诊断
Ⅳ.①R446

中国版本图书馆 CIP 数据核字(2022)第 163226 号

实验诊断与临床

SHIYAN ZHENDUAN YU LINCHUANG

主　编　刘　霞　王　珊　王　俭　贾世英　邹红霞　王　欣

出 品 人　程佳月
责任编辑　李迎军
封面设计　刘　蕊
责任出版　欧晓春
出版发行　四川科学技术出版社
　　　　　成都市锦江区三色路 238 号　邮政编码 610023
　　　　　官方微博:http://weibo.com/sckjcbs
　　　　　官方微信公众号:sckjcbs
　　　　　传真:028-86361756
成品尺寸　185mm×260mm
印　　张　18.5
字　　数　430 千
印　　刷　成都博众印务有限公司
版　　次　2022 年 9 月第 1 版
印　　次　2022 年 9 月第 1 次印刷
定　　价　78.00 元

ISBN 978-7-5727-0666-0

邮　　购:成都市锦江区三色路 238 号新华之星 A 座 25 层　邮政编码:610023
电　　话:028-86361770

本书编委会

主　编　刘　霞　王　珊　王　俭　贾世英　邹红霞　王　欣
副主编　刘祥举
编　委　（排名不分先后）

王　俭　武警辽宁省总队医院
王　珊　兖矿新里程总医院
王　欣　山东省地方病防治研究所
刘　霞　曲阜市中医院
刘祥举　泰安市妇幼保健院
张新房　淄博市桓台县人民医院
张学芹　淄博市桓台县人民医院
邹红霞　威海市中心医院
胡　影　淄博市桓台县人民医院
贾世英　武警辽宁省总队医院

前　言

现代实验诊断技术是医学专业诊断学教学的主要内容，是诊断、治疗和解释疾病规律的最基本的理论和方法，是最新理论和技术在临床医学中得到最容易应用的领域和具体反映。近年来，由于检验仪器和计算机科学地迅猛发展，以及基础医学研究的重大突破，出现了许多新理论、新项目、新技术、新方法，又将实验诊断推向一个新的高度。

为提高广大医务工作者的实验诊断技能，我们广泛参阅了国内外文献资料并结合自己的临床工作经验编就此书。

全书共分9章，包括临床血液、体液，输血检验，临床生物化学，临床免疫学，临床病原学，脱落细胞学，常用辅助检查技术及临床应用。内容新颖丰富，结合临床，实用性强，不仅辅助科室人员可从书中选择适合自己的实验及检查方法，临床医生也可从书中找到有关疾病的诊断、疗效观察、病程和预后判断等有价值的检验指标和结果分析。

由于编者编写经验有限，加之时间仓促，不足之处仍在所难免，敬请各位读者批评指正。

编　者

2022 年 2 月

目 录

第一章　临床血液学检查

第一节　血液一般检查

血液由血浆和细胞成分组成。其中血浆占血液容积的 55%，为一种淡黄色的透明液体；细胞成分约占血液容积的 45%，包括红细胞、白细胞和血小板。

成熟红细胞呈双凹圆盘形，具有较大的表面积，有利于气体交换。成熟红细胞内无细胞核和细胞器，胞质内充满具有结合与输送 O_2 和 CO_2 功能的血红蛋白（Hb）。网织红细胞是指一种存在于外周血液中的尚未完全成熟的红细胞。其胞质内有残留的核糖体，尚存一些合成血红蛋白的功能。网织红细胞计数是反映骨髓造血功能的重要指标，对贫血等血液病的诊断和预后估计有一定的临床意义。若红细胞数目明显减少可导致机体重要器官和组织缺氧，并引起功能性障碍。

白细胞的种类多，形态和功能各异，包括中性粒细胞、嗜酸性粒细胞、嗜碱性粒细胞、单核细胞及淋巴细胞。白细胞具有变形、趋化、游走与吞噬等生理特性，是机体防御系统的重要组成部分。

血小板主要参与机体的止血与凝血过程。其黏附、释放、聚集、收缩与吸附的生理特性，与其生理功能的正常发挥密切相关。若血小板减少、血小板功能障碍或各种凝血因子缺乏，均可导致出血。

总之，血液通过循环系统与全身各个组织器官密切联系，参与机体呼吸、运输、防御及调节体液渗透压和酸碱平衡等各项生理活动，维持机体正常新陈代谢和内外环境的平衡。在病理情况下，造血系统的各种疾患，除直接累及血液外，常可影响全身组织器官，例如，贫血患者，由于血液携氧功能减低，可使全身各脏器缺氧，导致循环、消化、神经、呼吸、泌尿等系统出现相应的临床表现和体征；反之，各组织器官的病变也可直接或间接地引起血液发生相应变化，比如，全身各组织的感染性炎症可引起血液内白细胞总数和分类计数的改变。因此，血液检验不仅是诊断各种血液病的主要依据，对其他系统疾病的诊断和鉴别诊断也可提供许多重要信息，是临床医学检验中最常用的、最重要的基本内容。

一、红细胞和血红蛋白的检查

红细胞（RBC）是血液中数量最多的有形成分，其主要生理功能是作为呼吸载体携带氧气至全身各组织，并共同维持酸碱平衡。这一功能是通过其内含的血红蛋白来完成的。血红蛋白是一种呼吸载体，每克血红蛋白可携带氧 1.34 ml。成熟红细胞的直径为 6.7~7.7 μm，从正面观察为圆盘形，侧面观察呈现单凹或双凹性圆盘形，此外形有利于红细胞生理功能的完成。

血红蛋白测定是指测定血液中各种血红蛋白的总浓度，用克/升（g/L）表示。血红蛋白测定方法很多，有比密法、比色法、血氧结合力测定法和全血铁测定法等。后两者比较准确，但操作繁杂，不适用于常规分析。临床上常用的方法有氰化高铁血红蛋白测定法、碱羟高铁血红素法和十二烷基硫酸钠血红蛋白测定法等。

氰化高铁血红蛋白测定法是国际血液学标准化委员会（ICSH）推荐的方法，也是世界卫生组织（WHO）确认的血红蛋白测定参考方法，在1983年全国临床检验方法学学术会议上被推荐为血红蛋白测定的首选方法。本法主要优点是：操作简便，结果稳定，试剂易于保存，能测定除硫化血红蛋白（SHb）外的所有血红蛋白，并易于建立质控。

（一）参考值

	红细胞数（$\times 10^{12}$/L）	血红蛋白（g/L）
成年男性	4.0～5.5	120～160；
成年女性	3.5～5.0	110～150；
新生儿	6.0～7.0	170～200。

（二）临床意义

通常情况下，单位容积血液中红细胞数与血红蛋白的数值大致呈相对平行关系，两者测定的意义大致相同。但在某些只有红细胞内血红蛋白浓度改变的贫血，如低色素性贫血时，红细胞与血红蛋白降低的程度常不平行，血红蛋白降低较红细胞为明显，故同时测定红细胞数与血红蛋白量以作比较，对诊断就更有意义。另外，红细胞与血红蛋白测定只是反映单位容积血液中的数值，在判断检验结果时必须注意到一些可能影响检验结果的因素，如患者全身血液总容量有无改变，全身血浆容量有无改变，患者的性别、年龄以及居住地海拔的差异等。

1. 红细胞和血红蛋白增多

指单位容积血液中红细胞数及血红蛋白量高于参考值高限。一般经多次检查成年男性红细胞 $>6.0 \times 10^{12}$/L，血红蛋白 >170 g/L；成年女性红细胞 $>5.5 \times 10^{12}$/L，血红蛋白 >160 g/L 时即认为增多。可分为相对性增多和绝对性增多两类。

1）相对性红细胞增多：由于某些原因使血浆中水分丢失，血液浓缩，红细胞和血红蛋白含量相对增多。如连续剧烈呕吐、大面积烧伤、严重腹泻、大量出汗等；另见于慢性肾上腺皮质功能减退、尿崩症、甲状腺功能亢进（甲亢）等。

2）绝对性红细胞增多：可分为原发性红细胞增多症即真性红细胞增多症（PV）和继发性红细胞增多症。

（1）真性红细胞增多症：是一种病因不清的克隆性多潜能造血干细胞疾病，以骨髓红系细胞显著持续增生为特点，伴有粒系和巨核系细胞不同程度的增生。血象示全血细胞增多，血红蛋白 >180 g/L，红细胞计数 $>6.0 \times 10^{12}$/L。

（2）继发性红细胞增多症：多与机体循环及组织缺氧、血中促红细胞生成素水平升高、骨髓加速释放红细胞有关。主要包括以下两种情况：①红细胞生成素代偿性增加，生理性增加见于高原居民、胎儿和新生儿、剧烈体力劳动和体育活动及情绪激动时，红细胞可一过性增多。病理性增加见于严重的先天性及后天性心肺疾病和血管畸形，如法洛四联症、发绀型先天性心脏病、阻塞性肺气肿、肺源性心脏病（肺心病）、肺动静脉瘘以及携氧能力低的异常血红蛋白病等。②红细胞生成素非代偿性增加，在某些情况下，患者并无组织缺氧，促红细胞生成素的增多并非机体需要，红细胞和血红蛋白增多亦无代偿意义，见于某些肿瘤或肾脏疾病，如肾癌、肝细胞癌、肾胚胎瘤以及肾盂积水、多囊肾等。

2. 红细胞及血红蛋白减少

指单位容积循环血液中红细胞数、血红蛋白量及血细胞比容（HCT）低于参考值低限，通常称为贫血。一般成年男性血红蛋白 < 120 g/L，成年女性血红蛋白 < 110 g/L，即可认为有贫血。根据血红蛋白减低的程度，贫血可分为四级：轻度：血红蛋白 < 参考值低限至 90 g/L；中度：血红蛋白 90 ~ 60 g/L；重度：血红蛋白 60 ~ 30 g/L；极度：血红蛋白 < 30 g/L。

1）生理性减少：3 个月的婴儿至 15 岁以前的儿童，因生长发育迅速而致造血原料相对不足，红细胞和血红蛋白可较正常人低 10% ~ 20%；妊娠中、后期为适应胎盘血循环的需要，孕妇血容量增加使血液稀释；部分老年人由于骨髓造血功能逐渐减低，均可导致红细胞数和血红蛋白含量减少。

2）病理性减少

（1）红细胞生成减少所致的贫血：①骨髓造血功能衰竭，如再生障碍性贫血、骨髓纤维化等伴发的贫血。②因造血物质缺乏或利用障碍引起的贫血，如缺铁性贫血、铁粒幼细胞贫血、叶酸及维生素 B_{12} 缺乏所致的巨幼细胞贫血。

（2）因红细胞膜、酶遗传性缺陷或外来因素造成红细胞破坏过多导致的贫血：如遗传性球形红细胞增多症、地中海贫血、阵发性睡眠性血红蛋白尿症（PNH）、异常血红蛋白病、免疫性溶血性贫血、心脏体外循环的大手术及一些化学、生物因素等引起的溶血性贫血。

（3）失血：急性失血或消化道溃疡、钩虫病等慢性失血所致的贫血。

3. 红细胞形态学改变

在良好的染色血涂片上，正常红细胞的大小形态较为一致，直径为 6 ~ 9 μm，淡红色，中央着色较边缘淡。各种病因作用于红细胞生理进程的不同阶段引起相应的病理变化，导致某些类型贫血的红细胞产生特殊的形态变化，主要表现在以下 4 个方面：

1）红细胞大小改变

（1）小红细胞：直径小于 6 μm 者称为小红细胞，正常人偶见。如果血涂片中出现较多染色过浅的小红细胞，提示血红蛋白合成障碍，可能由于缺铁引起；或者是珠蛋白代谢异常引起的血红蛋白病。而遗传性球形细胞增多症的小红细胞，其血红蛋白充盈良好，生理性中心浅染区消失。

（2）大红细胞：平均直径大于 10 μm。见于溶血性贫血及巨幼细胞贫血。

（3）巨红细胞：平均直径大于 15 μm。最常见于缺乏叶酸及维生素 B_{12} 所致的巨幼细胞贫血。其胞体之所以增大是因为缺乏上述因子时，幼稚红细胞内 DNA 合成不足，不能按时分裂所致。当这种幼稚红细胞脱核之后，如果血涂片中同时存在分叶过多的中性粒细胞则巨幼细胞贫血可能性更大。

（4）红细胞大小不均：是指红细胞之间直径相差一倍以上。常见于严重的增生性贫血血涂片中，而巨幼细胞贫血时尤为明显，可能与骨髓粗制滥造红细胞有关。

2）红细胞形态改变

（1）球形细胞：直径 <6 μm，厚度增加 >2.9 μm。细胞体积小，圆形核，着色深，中央淡染区消失。主要见于遗传性球形细胞增多症，也可见于自身免疫性溶血性贫血。涂片中此种细胞约占 20% 以上时才有诊断参考价值。

（2）椭圆形细胞：红细胞横径/长径 <0.78，呈卵圆形或两端钝圆长柱状。正常人血涂片中约占 1%。遗传性椭圆形细胞增多症患者有严重贫血时可在 15% 以上，一般高于 25% 才有诊断价值。巨幼细胞贫血时可见到巨椭圆形红细胞。

（3）靶形红细胞：红细胞中心部位染色较深，其外围为苍白区域，而细胞边缘又深染，形如射击之靶。有的中心深染区不像孤岛而像从红细胞边缘延伸的半岛状态或柄状，而成不典型的靶形红细胞。靶形红细胞直径可比正常红细胞大，但厚度变薄，因此体积可正常。常见于各种低色素性贫血，在珠蛋白生成障碍性贫血时尤易见到，可能因血红蛋白含量贫乏又分布不匀所致，应注意与在血涂片制作中未及时固定而引起的改变相区别。

（4）镰形红细胞：形如镰刀状，是由于红细胞内存在着异常血红蛋白 S（HbS）所致，在缺氧情况下尤易形成此类红细胞。因此检查镰形红细胞需将血液制成湿片，然后加入还原剂如偏亚硫酸，见于镰形细胞贫血（HbS 病）。

（5）口形红细胞：红细胞中央有裂缝，中心苍白区呈扁平状，颇似张开的口形或鱼口。在正常人偶见，如涂片中出现较多口形红细胞，见于口形红细胞增多症，少量出现可见于弥散性血管内凝血（DIC）、乙醇中毒。

（6）棘细胞：该红细胞表面有针尖状突起，其间距不规则，突起的长度和宽度不一。在 β-脂蛋白缺乏症患者的血涂片中出现较多，也可见于脾切除后、乙醇中毒性肝脏疾病、尿毒症。须注意与皱缩红细胞区别，皱缩红细胞周边呈锯齿形，排列紧密、大小相等，外端较尖。

（7）裂片细胞：为红细胞碎片或不完整的红细胞，大小不一，外形不规则，有各种形态，如刺形、盔形、三角形、扭转形等。正常人血涂片中裂片细胞小于 2%，DIC、微血管病性溶血性贫血、重型珠蛋白生成障碍性贫血时出现较多。

（8）红细胞形态不整：指红细胞形态发生各种明显改变的情况，可呈泪滴状、梨形、棍棒形、新月形等，最常见于巨幼细胞贫血。可能因贫血严重但又缺乏原料，在骨髓内粗制滥造；也可能因红细胞增大，在推片时碎裂所致。

3）红细胞内血红蛋白含量改变

（1）正常色素性：正常红细胞在瑞特染色的血片中为淡红色圆盘状，中央有生理性空白区，通常称正常色素性。除见于正常人外，还见于急性失血、再生障碍性贫血和白血病。

（2）低色素性：红细胞的生理性中心浅染色区扩大，甚至成为环圈形红细胞，提示其血红蛋白含量明显减少，常见于缺铁性贫血、珠蛋白障碍性贫血、铁粒幼细胞贫血以及某些血红蛋白病。

（3）高色素性：红细胞生理性中心浅染区消失，整个红细胞均染成红色，而且胞体也大，平均红细胞血红蛋白的含量增高，但平均血红蛋白浓度多属于正常。最常见于巨幼细胞贫血。

（4）嗜多色性：属于尚未完全成熟的红细胞，故细胞较大，由于胞质中含有多少不等的嗜碱性物质 RNA 而被染成灰蓝色。嗜多色性红细胞增多提示骨髓造红细胞功能活跃。在增生性贫血时增多，溶血性贫血时最为多见。

4）红细胞中出现异常结构

（1）嗜碱性点彩：红细胞内含有细小嗜碱性点状物质，是核糖核蛋白集聚或沉淀而成的蓝色颗粒。有时与嗜多色性并存，也可发现于有核红细胞胞质内。大量增多并呈粗颗粒状点彩，多见于铅中毒，也可见于骨髓增生旺盛的其他贫血如巨幼细胞贫血等。

（2）染色质小体：亦称染色质微粒。红细胞内含有圆形紫红色小体，直径为 0.5～1 μm，一个或数个，是核的残余物质，亦可出现于晚幼红细胞中，此小体多见于溶血性贫血、巨幼细胞贫血、红白血病及其他增生性贫血。

（3）卡波特环：红细胞中的环形或 8 字形红色丝状物，为有核红细胞失核后核膜的遗迹。卡波特环与染色质小体往往同时出现，常含于嗜多色性红细胞中，见于溶血性贫血和铅中毒。

（4）有核红细胞：即幼稚红细胞，存在于骨髓中，正常成人外周血液中不能见到，1 周之内婴儿的血涂片可见到少量。在成人外周血涂片中出现有核红细胞属病理现象，最常见于各种溶血性贫血。由于大量红细胞破坏后，骨髓增生，除网织红细胞大量入血外，还有一些有核红细胞提前释放入血，这说明骨髓的调节功能良好；另一种可能是造血系统恶性疾患或其他部位的癌肿转移到骨髓，最常见于急、慢性白血病及红白血病。后者可见更早阶段的幼红细胞，并伴有形态上巨幼样变及其他畸变。

4. 红细胞沉降率测定

红细胞沉降率（ESR）又称血沉，指离体抗凝血静置后，红细胞在单位时间内沉降的速度。它受多种因素影响：①血浆中各种蛋白比例，小分子蛋白如清蛋白、卵磷脂等使血沉减慢，大分子蛋白如纤维蛋白原（Fg）、球蛋白、急性 C 反应蛋白（CRP）、胆固醇、甘油三酯等使血沉加快；②红细胞数量和形状，数量减少或直径越大血沉越快；反之数量增多或直径越小或球形红细胞使血沉减慢。血沉检查属于并非针对某种疾病的试验，但对机体有无炎症、有无活动性病变等有参考价值。

1）参考值：魏氏法，成年男性 0～15 mm/1 h，成年女性 0～20 mm/1 h。

2）临床意义

（1）增高：包括生理性和病理性增高。

生理性增高：妇女月经期，可能与子宫内膜破损及出血有关；妊娠 3 个月以上直至分娩血沉加快，这可能与生理性贫血及纤维蛋白原含量增加有关。

病理性增高：①炎症性疾病。急性细菌性炎症时，血中急性时相蛋白增多，如 α_1 - 抗胰蛋白酶（α_1 - AT）、α_2 球蛋白、CRP、转铁蛋白、纤维蛋白原等物质能促使红细胞聚集，使血沉加速。风湿热为变态反应性结缔组织炎症，活动期时血沉加快。慢性炎症如肺结核活动期时，血中纤维蛋白原及球蛋白增加，血沉明显加快。②组织损伤及坏死。较大的组织损伤如急性心肌梗死、肺梗死，或手术创伤可使血沉加快。③恶性肿瘤。增长迅速的恶性肿瘤可能因为血中 α_2 巨球蛋白、纤维蛋白原增加，肿瘤组织坏死，继发感染，贫血等使血沉加快。④各种原因所致的高球蛋白血症。如恶性淋巴瘤、系统性红斑狼疮（SLE）、类风湿关节炎、亚急性感染性心内膜炎等使血沉加快。慢性肾炎、肝硬化时，清蛋白减少，球蛋白增加，血沉加快。⑤贫血。贫血患者血红蛋白＜90 g/L时，血沉加快，并随着贫血加重而加快。⑥高胆固醇血症。如动脉粥样硬化、糖尿病、肾病综合征等可因血中胆固醇增高而使血沉加快。

（2）减慢：见于真性红细胞增多症和DIC。

二、白细胞计数

白细胞是外周血常见的有核细胞。不同的病理情况可引起白细胞发生数量和质量的改变。临床上检查白细胞计数及白细胞分类计数及其形态学改变，对各种疾病的诊断有着重要的参考价值。

白细胞计数有目视计数法和仪器计数法。

（一）原理

用白细胞计数稀释液（多用稀乙酸溶液），将血液稀释一定倍数并破坏红细胞后，滴入计数盘中，在显微镜下计数一定范围内的白细胞数，经换算即可求得每升血液中各种白细胞的总数。

（二）参考值

成人：$(4 \sim 10) \times 10^9/L$；

初生儿：$(15 \sim 20) \times 10^9/L$；

6月至2岁：$(11 \sim 12) \times 10^9/L$。

（三）临床意义

1. 增高

1）急性感染：急性化脓性感染所引起的急性全身性感染、局部炎症，以及一些细菌感染。

2）组织损伤：手术后、急性心肌梗死。

3）恶性肿瘤及白血病：急性、慢性粒细胞白血病，尤以慢性粒细胞白血病增高最多；各种恶性肿瘤的晚期，如肝癌、胃癌等。

4）其他：骨髓纤维化、真性红细胞增多症、尿毒症、酸中毒、某些药物中毒、烧伤等。

2. 减少

1）某些感染：细菌感染（如伤寒、副伤寒）、病毒感染（如流感、风疹、麻疹）。

2）某些血液病：再生障碍性贫血、急性粒细胞缺乏症、恶性网状细胞增多症。

3）脾功能亢进：各种原因所致的脾肿大，如肝硬化性门脉高压。

4）理化因素：放射性物质、X线、某些抗癌药、解热镇痛药等，可造成白细胞减少。

三、白细胞分类计数

循环血液中的白细胞包括中性粒细胞、嗜酸性粒细胞、嗜碱性粒细胞、淋巴细胞、单核细胞 5 种。通常白细胞总数高于 $10 \times 10^9/L$ 称白细胞增多，低于 $4 \times 10^9/L$ 称白细胞减少。白细胞的组成主要是中性粒细胞和淋巴细胞，并以中性粒细胞为主。在大多数情况下，白细胞的增多或减少，主要受中性粒细胞的影响，因此，白细胞增多或减少通常就与中性粒细胞的增多或减少有着密切关系和相同意义。现将各种类型的白细胞增多或减少的临床意义分述如下：

（一）中性粒细胞

1. 正常参考值

中性杆状核粒细胞 0.01 ~ 0.05；

中性分叶核粒细胞 0.50 ~ 0.70。

2. 临床意义

1）中性粒细胞增多：见于急性感染（尤其是革兰阳性球菌感染）、严重外伤、大面积烧伤、白血病及恶性肿瘤（如肝癌、胃癌）等疾病。在生理情况下，外周血白细胞及中性粒细胞一天内存在着变化，下午较早晨高，妊娠后期、剧烈运动后、饱餐或淋浴后、高温或严寒等均可使其暂时性升高。新生儿白细胞计数较高，平均为 $15 \times 10^9/L$ 左右，最高可在 $30 \times 10^9/L$ 以上，出生 3 ~ 4 天降至 $10 \times 10^9/L$ 左右，约保持 3 个月，然后逐渐降低至成人水平。

2）减少

（1）感染性疾病：特别是革兰阴性杆菌感染（如伤寒、副伤寒杆菌）、某些病毒感染性疾病及某些原虫感染（如疟疾和黑热病）等。

（2）血液系统疾病：引起白细胞减少的血液系统疾病较多，如再生障碍性贫血、非白血性白血病等，白细胞减少同时常伴血小板及红细胞计数减少。

（3）其他：理化损伤、单核巨噬细胞系统功能亢进、自身免疫性疾病等。

3）中性粒细胞的核象变化：中性粒细胞的核象是指粒细胞的分叶状况，它反映粒细胞的成熟程度，而核象的变化则可反映某些疾病的病情和预后。

（1）中性粒细胞的核左移：正常时外周血中中性粒细胞的分叶以 3 叶居多，杆状核与分叶核之间的正常比值为 1:13，如杆状核粒细胞增多，或出现杆状以前更幼稚阶段的粒细胞，称为核左移。核左移伴有白细胞总数增高者称再生性左移，表示机体的反应性强，骨髓造血功能旺盛，能释放大量的粒细胞至外周血中。常见于感染，尤其是化脓性细菌引起的急性感染，也可见于急性中毒、急性溶血、急性失血等。

杆状核粒细胞 >0.06，称轻度核左移。

杆状核粒细胞 >0.10，并伴有少数晚幼粒细胞者为中度核左移。

杆状核粒细胞 >0.25，并出现更幼稚的粒细胞时，为重度核左移，常见于粒细胞白血病或中性粒细胞白血病样反应。

（2）中性粒细胞的核右移：病理情况下，中性粒细胞的分叶过多，可分 4 叶甚至 5 叶以上，若 5 叶者超过 0.05 时，称为中性粒细胞的核右移。核右移是由于造血物质缺乏，使脱氧核糖核酸合成障碍，或造血功能减退所致。主要见于巨幼细胞贫血、恶性贫血和应用抗代谢药物治疗后。在炎症的恢复期，一过性地出现核象右移是正常现象，如在疾病进行期突然出现核右移的变化，则表示预后不良。

4）中性粒细胞常见的病理形态

（1）中性粒细胞的中毒性改变：严重化脓性感染、各种急性和慢性感染、大面积灼伤、恶性肿瘤等，均可使中性粒细胞产生中毒性改变。常见的有：细胞大小不等、中毒颗粒、空泡形成、核变性。

（2）巨多分叶核粒细胞：胞体较大，细胞直径可在 $16 \sim 25~\mu m$，核分叶常在 5 叶，甚至在 10 叶以上，常见于巨幼细胞贫血、抗代谢药物治疗后。

（3）棒状小体（Auer 小体）：在急性粒细胞或急性单核细胞白血病的幼稚细胞的胞质中可出现，它对急性白血病的诊断及急性白血病类型的鉴别有参考价值。

（4）球形包涵体（Dohie 体）：见于严重感染，如猩红热、白喉、肺炎、麻疹、败血症、灼伤等严重感染时。

（二）嗜酸性粒细胞

嗜酸性粒细胞与变态反应有关，并有吞噬抗原抗体复合物的作用。

1. 正常参考值

$0.005 \sim 0.050$。

2. 临床意义

1）嗜酸性粒细胞增多：外周血嗜酸性粒细胞计数大于 $0.5 \times 10^9/L$ 或大于 5% 称为嗜酸性粒细胞增多。见于变态反应性疾病、寄生虫病、湿疹、银屑病、慢性粒细胞白血病、嗜酸性粒细胞白血病、嗜酸性粒细胞肉芽肿等。

2）嗜酸性粒细胞减少：见于伤寒及副伤寒初期、大手术、烧伤等应激状态，或长期应用肾上腺皮质激素后，其临床意义不大。

（三）嗜碱性粒细胞

嗜碱性粒细胞主要参与特殊的免疫反应。

1. 正常参考值

$0 \sim 0.01$。

2. 临床意义

1）增多

（1）慢性粒细胞白血病、嗜碱性粒细胞白血病。

（2）某些转移癌及骨髓纤维化。

2）减少：无临床意义。

（四）淋巴细胞

淋巴细胞能产生和运载抗体，在防御病毒感染方面有重要作用。

1. 正常参考值

$0.20 \sim 0.40$。

2. 临床意义

1）淋巴细胞增多：指外周血淋巴细胞绝对值成人大于 $4 \times 10^9/L$、儿童大于 $7.2 \times 10^9/L$、4 岁以下的儿童大于 $9 \times 10^9/L$，常可见于：

（1）生理性增多：儿童期淋巴细胞较高，婴儿出生时淋巴细胞约占 35%，$4 \sim 6$ 天淋巴细胞可达 50%，至 $6 \sim 7$ 岁时，淋巴细胞比例逐渐减低，粒细胞比例增高，逐渐达正常成人水平。此为儿童期的淋巴细胞生理性增多。

（2）病理性增多：感染性疾病，主要为病毒感染如麻疹、风疹、水痘、流行性腮腺炎、传染性单核细胞增多症、传染性淋巴细胞增多症、病毒性肝炎、流行性出血热等。也可见于百日咳杆菌、结核分枝杆菌、布鲁氏杆菌、梅毒螺旋体（TP）等感染时。

（3）淋巴细胞性恶性疾病：急慢性淋巴细胞白血病、淋巴瘤白血病。

（4）其他：再生障碍性贫血、粒细胞减少症和粒细胞缺乏症时，由于中性粒细胞减少，淋巴细胞比例相对增多。

2）淋巴细胞减低：主要见于接触放射线、应用肾上腺皮质激素或促肾上腺皮质激素、烷化剂、抗淋巴细胞球蛋白后及免疫缺陷病、丙种球蛋白缺乏症等。

3. 异形淋巴细胞

异形淋巴细胞现认为是由 T 淋巴细胞受抗原刺激转化而来，少数为 B 淋巴细胞，正常人外周血中偶可见到，不超过 2%。根据细胞形态特点，异形淋巴细胞可分为：泡沫型、不规则型、幼稚型三型。

1）增多

（1）病毒感染性疾病，如传染性单核细胞增多症，异形淋巴细胞可在 10% 以上，另见于某些细菌感染、螺旋体病、立克次体病或原虫感染如疟疾等。

（2）药物过敏。

（3）输血、血液透析或体外循环术后。

（4）其他如免疫性疾病、粒细胞缺乏症、放射治疗等也可出现异型淋巴细胞。

2）减少：一般无临床意义。

（五）单核细胞

单核细胞具有游走性和吞噬作用，除吞噬细胞和异物外，又能吞噬原虫及具有类脂质包膜的结核分枝杆菌及麻风杆菌。

1. 正常参考值

0.03 ~ 0.08。

2. 临床意义

1）增多

（1）某些感染：伤寒、结核、疟疾、黑热病、亚急性细菌性心内膜炎。

（2）某些血液病：单核细胞白血病、淋巴瘤、骨髓增生异常综合征、恶性组织细胞病。

2）减少：一般无临床意义。

（刘霞）

第二节 贫血的实验室检查

红细胞疾病中，最常见和最重要的是贫血。贫血不是一种独立的疾病而是一种临床综合征。即使在发达国家，也有 1/3 以上的患者因为贫血需到医院就诊，可见贫血的发生率相当高，应引起充分重视。

一、铁代谢检测

（一）血清铁测定与血清总铁结合力测定

1. 血清铁（SI）测定

血清中的铁一部分与运铁蛋白结合，另一部分呈游离状态，检测后者的含量即为血清铁测定。受生理、病理因素影响较大，其敏感性、特异性均低于血清铁蛋白。

1）参考值：亚铁嗪显色法，男性 $11 \sim 30$ μmol/L；女性 $9 \sim 27$ μmol/L。

2）临床意义

（1）生理性变化：①女性比男性低；②6 周内的新生儿因溶血有暂时性血清铁升高，1 岁内比成人低，老年人血清铁趋向降低；③铁的需要量增加，如生长快速的婴儿、青少年，有月经或妊娠、哺乳期妇女，血清铁常降低。

（2）病理性变化

降低：①缺铁性贫血，铁的摄入不足或吸收障碍，如胃次全切除、胃酸缺乏影响铁的吸收、长期腹泻；铁丢失过多，如慢性失血，尤其是胃肠道、泌尿道出血，月经过多，长期献血；②感染或炎症、肝脏合成运铁蛋白减低、铁的转运机制障碍；③真性红细胞增多症，贮存铁减少、造血功能加强、血清铁降低。

增高：①红细胞产生或成熟障碍，如再生障碍性贫血、巨幼细胞贫血；②铁的利用降低，如铅中毒、维生素 B_6 缺乏、铜缺乏、慢性乙醇中毒；③红细胞破坏增加，如溶血，尤其是血管内溶血；④铁的吸收增加，如白血病、含铁血黄素沉着症、经常反复输血；⑤肝脏贮存铁释放和转运铁蛋白合成障碍，如急性病毒性肝炎、慢性活动性肝炎、肝硬化。

2. 血清总铁结合力（TIBC）测定

血液中的铁能与转铁蛋白结合，进行铁的转运。正常情况下血清铁仅能与 1/3 的转铁蛋白结合。凡能与 100 ml 血清中全部转铁蛋白结合的最大铁量（饱和铁）称为总铁结合力。大约 2/3 的转铁蛋白未与铁结合，未与铁结合的转铁蛋白称为未饱和铁结合力，其数值等于总铁结合力减去血清铁。血清总铁结合力较为稳定，但反映体内贮存铁的敏感性也低于血清铁蛋白。临床上同时检测血清铁、血清总铁结合力、转铁蛋白饱和度对鉴别缺铁性贫血、慢性病性贫血有意义。

1）参考值：亚铁嗪显色法，成年男性 $40 \sim 70$ μmol/L；女性 $54 \sim 77$ μmol/L。

2）临床意义

（1）生理变化：新生儿减低，2 岁以后与成人相同，女青年和妊娠期妇女也增高。

（2）病理变化

降低：①铁蛋白质减少，如肝硬化、血色病；②运铁蛋白丢失，如肾病、脓毒症；③运铁蛋白合成不足，如遗传性运铁蛋白缺乏症；④肿瘤、非缺铁性贫血、珠蛋白合成障碍性贫血、慢性感染。

增高：①运铁蛋白合成增加，如缺铁性贫血、妊娠后期；②铁蛋白从单核巨噬细胞系统释放增加，如急性肝炎、肝细胞坏死。

（二）血清转铁蛋白和转铁蛋白饱和度（TS）测定

转铁蛋白是一种能结合 Fe^{3+} 的糖蛋白，主要由肝细胞和巨噬细胞合成，分布于血浆、细胞外液、淋巴液及脑脊液等，机体内有转铁蛋白受体，可识别和结合转铁蛋白。临床上常以转铁蛋白饱和度（血清铁与总铁结合力的百分比）表示，但其敏感性、特异性较血清铁蛋白差。

1. 参考值

33%～35%；血清转铁蛋白浓度 2～4 g/L。

2. 临床意义

1）转铁蛋白增高：见于妊娠中、晚期及口服避孕药、反复出血、铁缺乏等，尤其是缺铁性贫血。

2）转铁蛋白减低：见于遗传性转铁蛋白减低症、营养不良、严重蛋白质缺乏、腹泻、肾病综合征、溶血性贫血、类风湿关节炎、心肌梗死、某些炎症及恶病质等。

3）转铁蛋白饱和度降低：血清铁饱和度小于 15%，结合病史可诊断缺铁，其准确性仅次于铁蛋白，比总铁结合力和血清铁灵敏，但某些贫血也可降低。增高见于血色病、过量铁摄入、珠蛋白生成障碍性贫血。

（三）血清铁蛋白（SF）测定

铁蛋白是蛋白质外壳即去铁蛋白和铁核心形成的复合物构成。铁蛋白的铁核心具有强大的结合铁和贮备铁的能力，以维持体内铁的供应和血红蛋白的相对稳定性。肝是合成铁蛋白的主要场所。在肝脏损伤或某些肿瘤（特别是急性白血病、霍奇金病、消化道肿瘤）患者，铁蛋白是一种急性期反应物，血清铁蛋白水平亦可升高。因此血清铁蛋白水平降低总是表明缺铁，但可产生假性升高。对缺铁性贫血的敏感度为 90%，特异度为 85%。

1. 参考值

RTA 法：男性 15～200 μg/L；女性 12～150 μg/L。

2. 临床意义

1）生理变化：在出生后 1 个月最高，男、女相同，3 个月后开始下降，9 个月时最低。十几岁时开始再现男、女差别，女性低于男性。妊娠时也有不同程度降低。

2）病理变化

（1）增高：①体内贮存铁增加，原发性（特发性）血色病、继发性铁负荷过大，如依赖输血的贫血患者。②铁蛋白合成增加，炎症或感染；恶性疾病，如急性粒细胞白

血病、肝肿瘤、胰腺癌；甲亢。③组织内的铁蛋白释放增加，肝坏死、慢性肝病、脾或骨髓梗死；恶性肿瘤，如镰刀细胞瘤。

（2）降低：①体内贮存铁减少，如缺铁性贫血、妊娠。②铁蛋白合成减少、维生素 C 缺乏等。

（四）可溶性转铁蛋白受体（sTfR）测定

铁在转运时需通过转铁蛋白和细胞表面的特异性转铁蛋白受体结合释放到细胞内。转铁蛋白受体是一种以非二硫键连接的跨膜糖蛋白，存在于血清或血浆当中的转铁蛋白受体是组织受体的分离形式，在细胞表面上的转铁蛋白受体的数目反映了与之相关的可供应的细胞铁的要求。目前铁蛋白主要用于评价体内贮存铁的耗尽或减少，sTfR 作为组织水平铁供应减少的一项指标。因而，sTfR 是提示缺铁性红细胞生成期的首选指标。

1. 参考值

$3.0 \sim 8.5$ mg/L。

2. 临床意义

缺铁早期和红系造血增加时，血清转铁蛋白受体水平可增高。并可预测贫血患者红细胞生成素治疗的反应。

二、溶血性贫血筛选检测

溶血性贫血（HA）是由于某种原因使红细胞存活期缩短，破坏增加，超过了骨髓代偿能力所引起的一类贫血。

（一）红细胞渗透脆性试验

红细胞渗透脆性试验是根据红细胞在低渗盐水溶液可逐渐胀大而破坏的原理来测定红细胞对不同浓度低渗盐水溶液的抵抗力。红细胞的表面积大而体积小者对低渗盐水抵抗力较大（脆性减低）；反之，则抵抗力较小（脆性增加）。

1. 参考值

开始溶血的 NaCl 浓度：$4.2 \sim 4.6$ g/L。

完全溶血的 NaCl 浓度：$2.8 \sim 3.2$ g/L。

2. 临床意义

1）脆性增加：正常红细胞表面积大，在低渗盐水中，红细胞体积可增加 70%，超过此限便会发生溶血。遗传性球形细胞增多症时，球形红细胞表面积与体积的比例下降，吸水膨胀能力较小，对低渗溶液特别敏感，脆性显著增加。自身免疫性溶血性贫血患者因有球形红细胞增加，故脆性亦增加。此类患者开始溶血的 NaCl 浓度 5.2 g/L，甚至在 6.8 g/L 以上。

2）脆性减低：见于低色素性贫血，如缺铁性贫血、海洋性贫血、某些肝脏疾病及脾切除后，红细胞的胞膜比例较大，脆性减低。

（二）红细胞孵育渗透脆性试验

红细胞在孵育过程中，葡萄糖消耗增加，使贮备的三磷酸腺苷（ATP）减少，导致需要能量的红细胞膜对阳性离子的主动传递受阻，造成钠离子在红细胞内集聚，细胞膨胀，孵育渗透脆性增加。

1. 参考值

未孵育：50% 溶血的 NaCl 浓度为 4.00~4.45 g/L。

37℃孵育 24 小时：50% 溶血的 NaCl 浓度为 4.65~5.9 g/L。

2. 临床意义

1）增加：见于遗传性球形红细胞增多症、遗传性椭圆形红细胞增多症、遗传性非球形红细胞溶血性贫血。

2）减低：见于地中海贫血、缺铁性贫血、镰状细胞性贫血、脾切除术后。

3. 注意事项

1）血液孵育时所用的试剂及试管均应消毒，试管应加塞。

2）试验中 pH 值及温度必须恒定，加肝素抗凝血 0.05 ml 的量必须准确。

3）每次试验应作正常对照。

（三）自身溶血及纠正试验

本试验测定红细胞在 37℃孵育 48 小时后，自发产生溶血的程度。遗传性非球形细胞溶血性贫血患者，由于细胞内酶缺陷，糖酵解途径发生障碍，不能提供足量 ATP，经孵育后逐渐发生溶血，称为自身溶血试验。在孵育过程中，加入葡萄糖或 ATP 作为纠正物，观察溶血是否有一定的纠正，称为纠正试验。

1. 临床意义

正常人血液孵育 48 小时后会发生轻微溶血，一般 <4.0%；加葡萄糖或 ATP 后溶血率更低（<0.6%）。遗传性球形细胞增多症在低渗盐水中溶血显著增强，加葡萄糖及 ATP 后溶血明显纠正。先天性非球形细胞溶血性贫血Ⅰ型［葡萄糖 - 6 - 磷酶脱氢酶（G - 6 - PD）缺乏症］，低渗盐水中正常或溶血稍增强，加葡萄糖及 ATP 后溶血部分纠正。先天性非球形细胞溶血性贫血Ⅱ型［丙酮酸激酶（PK）缺乏症］，低渗盐水中溶血显著增强，加葡萄糖后溶血不能纠正，加 ATP 后溶血明显纠正。PNH、自身免疫性溶血性贫血和药物性溶血等均不能被葡萄糖纠正。

2. 注意事项

应严格遵守无菌操作规程。

（四）热溶血试验

热溶血试验是指患者的红细胞在其自身的血清（含补体）中，于 37℃孵育后，由于葡萄糖分解产酸使血清酸化，从而导致有内在缺陷的红细胞溶解，产生溶血现象。

1. 参考值

正常人为阴性。

2. 临床意义

PNH 为阳性，正常人无溶血发生，其他溶血性贫血患者有不同程度的轻度溶血。

3. 注意事项

操作过程要避免发生溶血。

（五）蔗糖水溶血试验

蔗糖水溶血试验的原理是：蔗糖能通过 C3 前活化素系统激活补体经典途径，PNH 患者红细胞对激活的补体敏感，故易发生溶血（若无蔗糖也可用葡萄糖代替）。

1. 结果判定

阴性。

2. 临床意义

PNH 的本试验常为阳性。轻度阳性亦可见于部分巨幼细胞贫血、再生障碍性贫血、自身免疫性溶血性贫血和遗传性球形细胞增多症。此试验可作为 PNH 的筛选试验，阴性常可排除 PNH，阳性应再做 Ham 试验。对 PNH 的敏感性最高，特异性差。溶血度在 10% 以上定为阳性，阳性率为 90% ~91%。

（六）酸溶血试验（Ham 试验）

PNH 患者的红细胞由于膜蛋白缺陷，对补体敏感性增高，在酸化的正常血清中（pH 值为 6.6~6.8），经 37℃孵育，易破坏溶血。此法较敏感，假阳性较少。

1. 结果判定

阴性。

2. 临床意义

阳性主要见于 PNH，某些自身免疫性溶血性贫血发作严重时也可呈阳性。特异性高，为国内外公认的 PNH 确诊试验，但会产生假阴性，一般 PNH 患者的溶血度在 10% 以上，阳性率为 78% ~80%。

（七）冷溶血试验

冷溶血试验的原理是：阵发性冷性血红蛋白尿症（PCH）是一种自身免疫性溶血性贫血，患者体内产生一种冷反应性抗体（D-L 抗体）。这种抗体是一种 IgG，在 37℃ 下与红细胞不能牢固结合。当温度低至 20℃ 以下时，如有补体存在，D-L 抗体便能结合于红细胞表面，当温度再增高至 37℃ 时，由于一系列补体参与反应，使红细胞破坏发生溶血。

1. 结果判定

若第 1、第 2 管溶血，其余管不溶血，则为阳性。

2. 临床意义

本试验阳性见于某些自身免疫性溶血性贫血。

（八）变性珠蛋白小体检查

变性珠蛋白小体是一种变性血红蛋白颗粒，一般附着在细胞膜上，故又称为血红蛋白包涵体，当与某些碱性染料如耐尔蓝接触时即被染成紫色或蓝黑色小点，可在显微镜下进行观察。

主要临床意义：

1. 正常人

无变性珠蛋白小体或仅偶见几个（<0.01）细小变性珠蛋白小体。

2. 增高

见于 G-6-PD 缺乏所致的蚕豆病、伯氨喹类药物所致的溶血性贫血、不稳定血红蛋白病等。

（九）血红蛋白 H（HbH）包涵体检查

血液中加入煌焦油蓝染料在 37℃孵育后，HbH 因氧化变性而发生沉淀，被染成墨绿蓝色，呈颗粒状弥漫而均匀地分散在红细胞内。

1. 参考值

＜50%。

2. 临床意义

HbH 病患者阳性的红细胞可在 50% 以上，轻型地中海贫血时可偶见 HbH 包涵体。

3. 注意事项

1）观察结果时须注意与网织红细胞鉴别，后者的颗粒一般呈网状排列，红细胞基质完整，与煌焦油蓝混合后在 10～15 分钟即显现出来。HbH 一般要在 10 分钟后至 1 小时产生包涵体。

2）制片后应及时计数，如存放过久，HbH 包涵体可消失。

（十）高铁血红蛋白还原试验

正常红细胞的 G－6－PD 催化戊糖旁路使辅酶Ⅱ（NADP）变成还原型辅酶Ⅱ（NADPH），其脱氢通过亚甲蓝试剂的递氢作用而使高铁血红蛋白（Fe^{3+}）还原成亚铁血红蛋白（Fe^{2+}），通过比色可观察还原的多少。当 G－6－PD 缺乏时，高铁血红蛋白还原率下降。

1. 参考值

＞75%。

2. 临床意义

高铁血红蛋白还原率减低，见于蚕豆病和伯氨喹型药物溶血性贫血患者，由于 G－6－PD 缺陷，高铁血红蛋白还原率明显下降。

（十一）G－6－PD 荧光斑点试验

在 G－6－P 和 NADP 存在下，G－6－PD 能使 NADP 还原成 NADPH，后者在紫外线照射下会发出荧光。

1. 参考值

正常人有较强的荧光。

2. 注意事项

1）本法是直接测定 NADPH 的量，特异性较好。

2）每次或每批要有 G－6－PD 正常和缺陷者的标本作对照。

3. 临床意义

G－6－PD 缺陷者荧光很弱或无荧光；杂合子或某些 G－6－PD 变异体者则可能有轻到中度荧光。

（十二）血红蛋白 F（HbF）碱变性试验

HbF 抗碱变性的能力比血红蛋白 A（HbA）强，在碱性溶液中不易变性沉淀，其他 Hb 在碱性溶液中可变性而被沉淀剂沉淀，测定其滤液中 Hb 含量，即 HbF 的含量。

1. 参考值

成人小于 2%；新生儿 44.5%～85%，3 个月后逐渐下降，1 岁左右接近成人水平。

2. 临床意义

增高：β－地中海贫血患者抗碱血红蛋白明显增高，重型患者可在 80%～90%。急

1. 结果判定

阴性。

2. 临床意义

PNH 的本试验常为阳性。轻度阳性亦可见于部分巨幼细胞贫血、再生障碍性贫血、自身免疫性溶血性贫血和遗传性球形细胞增多症。此试验可作为 PNH 的筛选试验，阴性常可排除 PNH，阳性应再做 Ham 试验。对 PNH 的敏感性最高，特异性差。溶血度在 10% 以上定为阳性，阳性率为 90% ~ 91%。

（六）酸溶血试验（Ham 试验）

PNH 患者的红细胞由于膜蛋白缺陷，对补体敏感性增高，在酸化的正常血清中（pH 值为 6.6 ~ 6.8），经 37℃ 孵育，易破坏溶血。此法较敏感，假阳性较少。

1. 结果判定

阴性。

2. 临床意义

阳性主要见于 PNH，某些自身免疫性溶血性贫血发作严重时也可呈阳性。特异性高，为国内外公认的 PNH 确诊试验，但会产生假阴性，一般 PNH 患者的溶血度在 10% 以上，阳性率为 78% ~ 80%。

（七）冷溶血试验

冷溶血试验的原理是：阵发性冷性血红蛋白尿症（PCH）是一种自身免疫性溶血性贫血，患者体内产生一种冷反应性抗体（D－L 抗体）。这种抗体是一种 IgG，在 37℃ 下与红细胞不能牢固结合。当温度低至 20℃ 以下时，如有补体存在，D－L 抗体便能结合于红细胞表面，当温度再增高至 37℃ 时，由于一系列补体参与反应，使红细胞破坏发生溶血。

1. 结果判定

若第 1、第 2 管溶血，其余管不溶血，则为阳性。

2. 临床意义

本试验阳性见于某些自身免疫性溶血性贫血。

（八）变性珠蛋白小体检查

变性珠蛋白小体是一种变性血红蛋白颗粒，一般附着在细胞膜上，故又称为血红蛋白包涵体，当与某些碱性染料如耐尔蓝接触时即被染成紫色或蓝黑色小点，可在显微镜下进行观察。

主要临床意义：

1. 正常人

无变性珠蛋白小体或仅偶见几个（<0.01）细小变性珠蛋白小体。

2. 增高

见于 G－6－PD 缺乏所致的蚕豆病、伯氨喹类药物所致的溶血性贫血、不稳定血红蛋白病等。

（九）血红蛋白 H（HbH）包涵体检查

血液中加入煌焦油蓝染料在 37℃ 孵育后，HbH 因氧化变性而发生沉淀，被染成墨绿蓝色，呈颗粒状弥漫而均匀地分散在红细胞内。

1. 参考值

＜50%。

2. 临床意义

HbH病患者阳性的红细胞可在50%以上，轻型地中海贫血时可偶见HbH包涵体。

3. 注意事项

1）观察结果时须注意与网织红细胞鉴别，后者的颗粒一般呈网状排列，红细胞基质完整，与煌焦油蓝混合后在10~15分钟即显现出来。HbH一般要在10分钟后至1小时产生包涵体。

2）制片后应及时计数，如存放过久，HbH包涵体可消失。

（十）高铁血红蛋白还原试验

正常红细胞的G-6-PD催化戊糖旁路使辅酶Ⅱ（NADP）变成还原型辅酶Ⅱ（NADPH），其脱氢通过亚甲蓝试剂的递氢作用而使高铁血红蛋白（Fe^{3+}）还原成亚铁血红蛋白（Fe^{2+}），通过比色可观察还原的多少。当G-6-PD缺乏时，高铁血红蛋白还原率下降。

1. 参考值

＞75%。

2. 临床意义

高铁血红蛋白还原率减低，见于蚕豆病和伯氨喹型药物溶血性贫血患者，由于G-6-PD缺陷，高铁血红蛋白还原率明显下降。

（十一）G-6-PD荧光斑点试验

在G-6-P和NADP存在下，G-6-PD能使NADP还原成NADPH，后者在紫外线照射下会发出荧光。

1. 参考值

正常人有较强的荧光。

2. 注意事项

1）本法是直接测定NADPH的量，特异性较好。

2）每次或每批要有G-6-PD正常和缺陷者的标本作对照。

3. 临床意义

G-6-PD缺陷者荧光很弱或无荧光；杂合子或某些G-6-PD变异体者则可能有轻到中度荧光。

（十二）血红蛋白F（HbF）碱变性试验

HbF抗碱变性的能力比血红蛋白A（HbA）强，在碱性溶液中不易变性沉淀，其他Hb在碱性溶液中可变性而被沉淀剂沉淀，测定其滤液中Hb含量，即HbF的含量。

1. 参考值

成人小于2%；新生儿44.5%~85%，3个月后逐渐下降，1岁左右接近成人水平。

2. 临床意义

增高：β-地中海贫血患者抗碱血红蛋白明显增高，重型患者可在80%~90%。急性白血病、再生障碍性贫血、红白血病、淋巴瘤等也可轻度增高。

3. 注意事项

1）碱液浓度必须准确，其 pH 值必须大于 12，校准后最好是小份分装密闭保存，使用量和作用时间都必须十分准确。

2）本试验中所使用的半饱和硫酸铵有停止变性反应、降低 pH 值及沉淀蛋白的作用，必须准确配制，其 pH 值应为 3.0，最好小批量分装。

3）过滤用的滤纸应为化学试验用品，需统一规格不得随意更换，以免影响结果。

4）试验所用试管、吸管等仪器不可沾酸碱。

5）每次试验最好重复做 2 份。最好用正常人血和脐带血（HbF 含量高）作对照试验。

（十三）HbF 酸洗脱试验

HbF 抗酸能力较 HbA 强。经固定后的血片置酸性缓冲液中保温一定时间，只有含 HbF 的红细胞血红蛋白不被洗脱，再用伊红染色而呈鲜红色。

1. 参考值

成人小于 1%。

2. 临床意义

脐带血几乎所有的红细胞均呈鲜红色，为阳性；新生儿阳性率为 55%～85%；1 月后的婴儿为 67%；4～6 月后偶见；成人小于 1%。地中海贫血患者轻型者（杂合子）仅少数红细胞呈阳性，重型者（纯合子）阳性红细胞明显增多。遗传性 HbF 持续综合征患者，全部红细胞呈均匀淡红色的阳性红细胞，但比胎儿脐血弱。再生障碍性贫血及溶血性贫血也可出现数量较少的阳性红细胞。

3. 注意事项

1）血片制成后，在 2 小时内染色，否则可出现假阳性反应。要求涂片薄，细胞平铺分散。

2）缓冲液的 pH 值、温度、洗脱时间应准确，否则影响测定结果。

（十四）血红蛋白 S（HbS）溶解度试验

HbS 经连二亚硫酸钠还原去氧后，在磷酸盐溶液中溶解度降低而沉淀，其他 Hb 的溶解度高而不沉淀。过滤除去 HbS，测定滤液中剩余的 Hb，从而可算出 HbS 的含量。

1. 参考值

HbS（%）正常人为 0～12%。

2. 临床意义

HbS 增高见于镰型红细胞贫血患者。

（十五）血浆游离血红蛋白测定

血管内溶血时，血浆游离血红蛋白浓度增高。血红蛋白中亚铁血红素有类似过氧化物酶的作用，使邻—甲联苯胺氧化显色，呈蓝色，吸收峰在 630 nm；加强酸后（pH 值 1.5）终止反应后呈黄色，吸收峰在 435 nm。

1. 参考范围

<40 mg/L。

2. 临床意义

血浆游离血红蛋白的增加是血管内溶血的指征。蚕豆病、PNH、PCH、冷凝集素综合征等血浆游离血红蛋白明显增高。自身免疫性溶血性贫血、镰状细胞贫血及海洋性贫血等患者血浆游离血红蛋白水平轻度或中度增加。

（十六）血清结合珠蛋白（Hp）测定

血清 Hp 是血浆中一组 α_2 糖蛋白，由肝脏合成，其作用是运输血管内游离的血红蛋白至网状内皮系统降解。血管内溶血后，1 分子的 Hp 可结合 1 分子的游离血红蛋白，此种结合体很快地从血中被肝实质细胞清除。3 天后，血浆中 Hp 才复原。

1. 参考范围

500～1 500 mg/L。

2. 临床意义

1）各种溶血性贫血，无论血管内溶血或血管外溶血，血清中 Hp 含量都明显减低，甚至测不出，这是因为 Hp 可与游离血红蛋白结合，清除了循环血中的游离血红蛋白所致。如果血管内溶血超出 Hp 的结合能力，即可出现血红蛋白尿。

2）鉴别肝内和肝外阻塞性黄疸，前者 Hp 显著减少或缺乏，后者 Hp 正常或增高。

3）传染性单核细胞增多症、先天性结合珠蛋白血症等血清 Hp 可下降或缺如。

4）急性或慢性感染、结核病、组织损伤、风湿性和类风湿关节炎、恶性肿瘤、淋巴瘤、SLE 等血清 Hp 含量可增高，在此情况下，如测得 Hp 正常，不能排除溶血。

（十七）尿含铁血黄素试验（Rous 试验）

病理情况下（血管内溶血时）肾脏在清除游离血红蛋白过程中，血红蛋白大部分随尿排出，产生血红蛋白尿。其中的一部分血红蛋白被肾小管上皮细胞吸收，并在细胞内代谢成含铁血黄素，当这些细胞脱落至尿中时，可用铁染色法（普鲁士蓝反应）查出。

1. 结果判定

阴性。

2. 临床意义

用于诊断慢性血管内溶血，阳性主要见于 PNH，其他溶血性贫血也可呈阳性，反映近期曾有血管内血红蛋白尿；但急性血管内溶血初期，血红蛋白尿检查阳性，而 Rous 试验阴性。

（十八）血浆高铁血红素清蛋白试验

血浆中游离血红蛋白很易氧化为高铁血红蛋白，接着分解为高铁血红素。后者与血浆清蛋白结合形成高铁血红素清蛋白，是溶血的一种指标，但不敏感。

1. 结果判定

阴性。

2. 临床意义

鉴别血管内或血管外溶血，阳性见于各种原因所致的严重血管内溶血，结合珠蛋白与大量游离血红蛋白结合，而使结合珠蛋白消耗尽。

（十九）血红蛋白电泳检查及血红蛋白 A_2（HbA_2）测定

基本原理与血清蛋白电泳相同。

1. 参考值

HbA_2 的平均值为 2.3%；范围在 1.1% ~ 3.2%。

2. 临床意义

1）增高：HbA_2 增高是 β – 轻型地中海贫血的一个重要特征。

2）减低：缺铁性贫血及其他血红蛋白合成障碍性疾病。

3. 注意事项

1）应避免蛋白质物质玷污薄膜。

2）电泳时间及电流大小应严格控制。

（二十）抗人球蛋白试验

检测自身免疫性溶血性贫血的自身抗体（IgG）。分为检测红细胞表面有无不完全抗体的直接抗球蛋白试验（DAGT）和检测血清中有无不完全抗体的间接抗球蛋白试验（IAGT）。直接试验应用抗人球蛋白试剂（是完全抗体）可与红细胞表面多个不完全抗体的 Fc 段结合，起桥接作用而导致红细胞出现凝集现象。间接试验应用 Rh（D）阳性 O 型正常人红细胞与受检血清混合孵育，如血清中存在不完全抗体，红细胞致敏，再加入抗人球蛋白血清，可出现凝集。

1. 参考范围

直接、间接抗球蛋白均呈阴性反应。

2. 临床意义

1）阳性见于新生儿溶血病、自身免疫性溶血性贫血、SLE、类风湿关节炎、恶性淋巴瘤、甲基多巴及青霉素型等药物性溶血反应。

2）自身免疫性溶血性贫血大多属于温抗体型（即于 37℃ 条件下作用最强，主要为 IgG），但也有小部分属冷抗体型（主要为 IgM），故必要时应用于 4℃ 条件下进行试验，排除假阴性反应。

3）自身免疫性溶血性贫血大多为 IgG 型抗体，除了有 IgG 外，还有 IgG + C3 或 C3 型或极少数 IgG 亚型，IgA、IgM 型，故应使用广谱的抗人球蛋白血清进行试验，必要时须加用上述各种单价抗血清，以提高检出阳性率。

4）IAGT 主要用于 Rh 或 ABO 妊娠免疫性新生儿溶血病母体血清中不完全抗体的检测，很少用于自身免疫性溶血性贫血诊断。

（刘霞）

第三节 血液流变学检测

血液流变学是研究血液及其有形成分的流动性、变形性和聚集性的变化规律，以及医学应用的科学。血液流变学检测主要包括宏观及微观流变学检测。全血黏度和血浆黏度是宏观血液流变学检测的最重要指标。红细胞是血液中数量最多的细胞，对血液的流变特性影响最大，其变形性是微观血液流变学检测中最重要的指标。

（一）全血黏度测定

1. 原理

全血黏度的测定原理如下：

旋转式黏度计法：在两个共轴双圆筒、圆锥—平板或圆锥—圆锥等测量体的间隙中放入一定量的被检全血，其中一个测量体静悬，另一个则以某种速度旋转。由于血液摩擦力的作用，带动静悬测量体旋转一个角度，根据这一角度的变化可计算出全血黏度。

2. 参考值

因随所用仪器的不同而异，应建立所用仪器的参考值。

毛细血管黏度计测定法：①全血比黏度（ηb）：男性 3.43 ~ 5.07，女性 3.01 ~ 4.29；②血浆比黏度（ηp）：1.46 ~ 1.82；③血清比黏度（ηs）：1.38 ~ 1.66；④全血还原比黏度：5.9 ~ 8.9。

3. 临床意义

增高：见于冠心病、心肌梗死、高血压病、脑血栓形成、深静脉血栓（DVT）、糖尿病、高脂血症、恶性肿瘤、肺心病、真性红细胞增多症、多发性骨髓瘤、原发性巨球蛋白血症、烧伤等。

减低：见于贫血。

（二）血浆黏度测定

1. 原理

毛细管测定法：一定体积的受检血浆流经一定半径和一定长度的毛细管所需的时间，与该管两端压力差计算血浆黏度值。

2. 参考值

因随所用仪器的不同而异，应建立所用仪器的参考值。

3. 临床意义

血浆中含有各种蛋白质、脂类和电解质，其中蛋白质对血浆黏度影响最大。不同的蛋白质影响也不同，主要取决于蛋白质分子大小、形状及在血浆中的浓度。所以纤维蛋白原对血浆黏度影响最大，球蛋白次之，清蛋白影响最小。可采用毛细管黏度计、旋转式黏度计测量，前者测量精度较高。

所有引起血浆蛋白质及血脂异常增高的疾病均可导致血浆黏度升高，如巨球蛋白血症、多发性骨髓瘤、纤维蛋白原增多症、某些结缔组织病；此外，冠心病、急性缺血性中风、血管闭塞性脉管炎、慢性肺气肿、肝脏疾病、糖尿病及精神分裂症等也可见血浆黏度增高。

（三）红细胞变形性测定

1. 原理

微孔滤膜滤过法：用缓冲液将受检血液配制成一定容积的 10% 红细胞悬液，测定通过 5 μm 直径该孔膜所需的时间，与对比液通过的时间比较，计算出红细胞滤过指数，即红细胞变形性。红细胞滤过指数愈高，红细胞变形性愈差。

2. 参考值

红细胞滤过指数为 0.29 ±0.10。

3. 临床意义

正常红细胞能通过比其直径小得多的微血管，说明红细胞本身具有变形能力。此种变形能力使细胞在血液中可沿流动方向变形或定向，从而使其体积缩小，血液黏度下降。如果红细胞变形能力下降或丧失，在高切变速度范围内，增加了红细胞之间的摩擦力，而直接影响血液的流动性。高血压、冠心病、脑卒中、高脂血、糖尿病、肺心病、肝脏疾病、周围血管病、某些血液病及急性心肌梗死、休克、灼伤等疾病均可见红细胞变形能力异常。

（四）红细胞电泳时间测定

1. 原理

红细胞表面带负电荷，在电场中向正极移动，此即红细胞电泳。按$EPM = U/E$公式计算出红细胞电泳率（EPM），式中 U 为电泳速度（$\mu m/s$），E 为电场强度（V/cm）。

2. 参考值

红细胞自身血浆电泳时间为（16.5 ±0.85）秒。

3. 临床意义

红细胞电泳测定广泛用于研究红细胞表面结构，药物对红细胞作用的观察，以及细胞分离和细胞免疫的研究。

（刘霞）

第二章　血栓与止血检查

第一节　止血与凝血机制

一、正常止血机制

（一）血管壁的作用

1. 血管壁的结构

正常小血管的管壁是由内膜层（内皮细胞、基底膜）、中膜层（弹力纤维、平滑肌、胶原）和外膜层（结缔组织）构成的，以维持血管的舒缩性、通透性和脆性等功能。

2. 血管壁的止血作用

血管受损后，有平滑肌的血管，如小动脉和前毛细血管括约肌，首先由自主神经发生反射性收缩，使血流减慢或受阻；内皮细胞合成和分泌的血管性血友病因子（vWF），参与血小板的黏附，被活化的血小板释放血栓烷、5-羟色胺（5-HT）以及内皮细胞产生的内皮素-1、血管紧张素等活性物质，使血管收缩。与此同时，因子Ⅻ的激活和组织因子的释出，分别启动内源性和外源性凝血系统以加强止血作用。因此，血管的止血机制表现为：①血管的收缩；②血小板的激活；③凝血系统的活化；④局部血黏度的增高。

（二）血小板的作用

在正常的血液循环中，血小板并不与内皮细胞表面或其他细胞发生作用，而是沿着毛细血管内壁排列，维持其完整性，血管局部受损伤时，血小板的止血兼有机械性的堵塞伤口和生物化学性黏附聚集作用。首先，血小板迅速黏附于暴露的胶原纤维（血小板膜上的糖蛋白 Ⅰb-Ⅸ-Ⅹ，由 vWF 介导与胶原结合），此时血小板被激活，血小板形态发生改变，由正常的圆盘状态变为圆球形，伪足突起，血小板发生聚集，此为血小板第一相聚集，可促使血小板聚集的主要物质是胶原纤维，来自损伤内皮细胞的二磷酸腺苷（ADP）和已形成的微量凝血酶，激活的血小板释放多种活性物质，如血小板的 ADP 等，可加速血小板的聚集，变性成为不可逆的"第二相聚集"，形成白色血栓，构成了初期止血的屏障。与此同时，由血小板释放和激活的许多促凝物质参与血液凝固反应。血小板膜磷脂表面提供了凝血反应的场所，血小板第3因子在凝血过程多个环节中发挥重要作用：血小板合成释放的血栓烷 A_2（TXA_2）和 5-HT 使血管进一步收缩，血小板收缩蛋白则最终可使纤维蛋白收缩（血块收缩），使血栓更为坚固，止血更加彻底。

（三）血液凝固的作用

血管壁损伤时，除了血管收缩和血小板形成白色血栓达到初期止血的目的外，还需要血液凝固才能彻底止血。由于血管收缩，血流减慢，凝血因子在伤口附近被激活，受损的内皮细胞及释放出的组织因子及暴露的胶原纤维等，分别启动内外源性凝血途径，最后形成牢固的纤维蛋白凝块，将血细胞网罗其中成为红色血栓，从而起到持续止血作用。

正常止血过程是：①血管收缩；②血小板等有形成分的黏附和聚集；③血液凝固这三方面的有效结合。同时机体通过各种调控机制将这些止血过程限制在局部范围。一旦止血屏障建立，血管壁的抗凝作用和凝血过程所激活的纤溶系统以及其他抗凝物质则发挥主导作用。一方面，在未受损的血管部分，血流维持正常；另一方面，当受损血管修复后，该处的血凝块渐渐地溶解，局部血管再通。总之，正常止血的动态平衡就是保证与生命活动相容的止血过程。

二、正常凝血机制

（一）凝血因子

迄今为止，参与凝血的因子共有 14 个。其中用罗马数字编号的有 12 个（从 Ⅰ ~ ⅩⅢ，其中Ⅵ实质是Ⅴ的激活状态，故Ⅵ不再视为一个独立的凝血因子）。习惯上，前 4 个凝血因子常分别称为纤维蛋白原（因子Ⅰ）、凝血酶（因子Ⅱ）、组织因子（因子Ⅲ）和钙离子（因子Ⅳ）。至今尚未编号而参与凝血的蛋白是激肽释放酶原（PK）和高分子量激肽原（HMWK）。

（二）凝血机制

在生理条件下，凝血因子一般处于无活性的状态；当这些凝血因子被激活后，就产生了至今仍公认为的"瀑布学说"的一系列酶促反应。

凝血过程通常分为：①内源性凝血途径；②外源性凝血途径；③共同凝血途径。现已日益清楚，所谓内源性或外源性凝血并非绝对独立的，而是互有联系，这就进一步说明凝血机制的复杂性。

1. 内源性凝血途径

内源性凝血途径是指从因子Ⅻ激活，到 F Ⅸa – Ⅷa – PF$_3$ – Ca^{2+} 复合物形成后激活因子Ⅹ的过程。

当血管壁发生损伤，内皮下组织暴露，因子Ⅻ与带负电荷的内皮下胶原纤维接触就被激活为Ⅻa，少量Ⅻa 与 HMWK 可使 PK 转变为激肽释放酶，后者又可与 HMWK 一起迅速激活大量Ⅻa，Ⅻa 又同时激活因子Ⅺ，在此阶段无须钙离子参与。继之，因子Ⅺ与 Ca^{2+}一起激活 FⅨ，FⅨa 与 FⅧa 和 PF$_3$ 共同形成复合物，从而激活因子Ⅹ为Ⅹa。当因子Ⅸ、Ⅷ缺乏时则可见于各种血友病并有凝血时间延长。由于内源性凝血维持的时间长，因此在止血中更显重要。

2. 外源性凝血途径

指从因子Ⅶ被激活到因子Ⅹ激活为活性因子Ⅹ（FⅩa）的过程。

当组织损伤后，释放组织因子，它与钙离子和因子Ⅶ或激活的Ⅶ一起形成复合物，使因子Ⅹ激活为Ⅹa。组织因子与因子Ⅶ结合后可加快激活Ⅶ；Ⅶ和Ⅶa 与组织因子的结合有相同的亲和力；组织因子可与Ⅶa 形成复合物，后者比Ⅶa 单独激活因子Ⅹ增强 16 000 倍。外源性凝血所需的时间短，反应迅速。一般认为，血液凝固早期，首先启动外源性凝血。尽管维持时间短，但由于组织因子广泛存在于各种组织（以脑、肺、胎盘中含量最多），所以一旦进入血液，因其含有大量磷脂而极大地促进了凝血反应。

3. 共同凝血途径

从因子 X 被激活至纤维蛋白形成，是内源、外源凝血的共同凝血途径。

1）凝血活酶形成：复合物，即 $Xa-Va-PF_3-Ca^{2+}$ 复合物，称凝血活酶，也称凝血酶原酶。

2）凝血酶形成：在凝血酶原酶的作用下，凝血酶原转变为凝血酶。

3）纤维蛋白形成：纤维蛋白含有三对多肽链，其中 A 和 B 中含很多酸性氨基酸，故带较多负电荷，凝血酶将带负电荷多的纤维蛋白肽 A 和肽 B 中酸性氨基酸水解后除去，转变成纤维蛋白单体，能溶于尿素或溴化钠中，是可溶性纤维蛋白；同时，凝血酶又激活因子 XIII 转变为 XIIIa，后者使可溶性纤维蛋白单体发生交联而形成不溶的稳定的纤维蛋白，从而形成血凝块。至此凝血过程全部完成。

在整个凝血过程中，中心环节是凝血酶的形成，一旦产生凝血酶，即可极大加速凝血过程。但受损部位纤维蛋白凝块的形成又必须受到制约而不能无限制扩大和长期存在。这一作用由机体抗凝系统和纤溶系统调节控制。在凝血的过程中，除了正反馈作用外，同时也存在负反馈作用调节。其中之一是被称为组织因子途径抑制物的负调节作用。组织因子途径抑制物可与 FⅦa 和 FXa 形成无活性的复合物，从而隔断外源性凝血，可能这就是外源性凝血首先启动但维持时间较短的一个原因。

（王珊）

第二节 正常纤溶机制

一、纤溶系统组成及其特性

与纤溶有关的主要是纤溶酶原激活物、纤溶酶原（PLG）和纤溶酶抑制物。

（一）纤溶酶原激活物

1. 组织型纤溶酶原激活物（t-PA）

主要由血管内皮细胞合成。在纤维蛋白未形成时，t-PA 激活 PLG 的作用较弱，在已形成的纤维蛋白的局部，t-PA 激活 PLG 能力增强。t-PA 与纤溶酶原激活物抑制物-1（PAI-1）结合而被灭活。

2. 尿激酶型纤溶酶原激活物（u-PA）

由肾小管上皮细胞和血管内皮细胞等产生，可保持泌尿道畅通，可见于尿液、血液和组织。u-PA可分为 2 种类型：单链 u-PA（scu-PA）和双链 u-PA（tcu-PA）。纤溶酶（PL）可使 scu-PA 形成 tcu-PA。

3. 其他纤溶酶原激活物

1）内源激活系统：凝血接触相的Ⅻa、PK 和 K、HMWK、Ⅸa，此系统占总血浆纤溶活性的15％，可直接激活 PLG 为纤溶酶。K 可将 scu－PA 转变成为更有活性的 tcu－PA 形成。

2）外源激活系统：有链激酶（SK，β－溶血性链球菌的产物，用于溶栓治疗）、尿激酶（UK，由肾小管上皮细胞和内皮细胞产生，用于溶栓治疗）和葡萄球菌激酶。

（二）纤溶酶原和纤溶酶

1. 纤溶酶原

由肝合成。血液凝固时间，大量 PLG 被吸附于纤维蛋白网上，在 t－PA 或 u－PA 作用下，激活成 PL，溶解纤维蛋白。

2. 纤溶酶

其功能为：①降解 Fg 和 Fb。②水解多种凝血因子（Ⅴ、Ⅶ、Ⅹ、Ⅷ、Ⅺ、Ⅱ）、灭活 FⅤa 和 FⅧa。③使谷氨酸纤溶酶（原）转变为赖氨酸纤溶酶（原）。④水解补体等。

（三）纤溶酶抑制物

1. PAI

现至少已经认识4 种 PAI：PAI－1、PAI－2、PAI－3 和蛋白酶——连接素。其中：①PAI－1：由血管内皮细胞、单核细胞、吞噬细胞、平滑肌细胞和血小板合成，占总血浆 PAI 活性的60％，能有效抑制 t－PA 和 u－PA，也可抑制Ⅱa、FⅨa、F－Ⅺ、K 和 APC 活性。②PAI－2：来源于胎盘和单核、吞噬细胞，对 t－PA 作用较 PAI－1 弱；其抑制纤溶激活物的速度仅为 PAI－1 的 1/10，但能有效抑制 UK 的形成。正常人血浆中无 PAI－2，但在妊娠早期开始出现，并随妊娠期而增高，产后迅速减低或消失，因此，妊娠时高凝状态可能与 PAI－2 有关。

2. 纤溶酶抑制物

包括：①α_2 抗纤溶酶（α_2－AP）：又称 α_2－纤溶酶抑制物（α_2－PI），为肝合成的单链糖蛋白。也存在于血小板 α 颗粒中。α_2－AP 是 PI 主要且快速的抑制物，也抑制 FⅩa、Ⅺa、Ⅻa 和胰蛋白酶。②其他纤溶抑制物：AT、α_2 巨球蛋白等。

二、纤溶机制

纤溶过程也是一系列蛋白酶催化的连锁反应，通常分为两个阶段：①纤溶酶原被激活变成纤溶酶。②纤溶酶水解纤维蛋白（原）和其他蛋白质等。

（一）纤溶酶原激活途径

有三条途径可激活纤溶酶原：①内激活途径：内源性凝血途径使 PK 转变为 K，K 使 scu－PA 转变成 tcu－PA，tcu－Pa 使 PLG 激活为 PL。②外激活途径：血管内皮细胞中的 t－PA 裂解 PLG 形成 PL。外源激活途径：体外溶栓药物如 SK 和 UK，使 PLG 激活为 PL。

（二）纤维蛋白（原）降解机制

1. 纤维蛋白原降解

PL 首先作用于 Fg 的 β（B）链，降解出肽 Bβ1－42；随后，又作用于 α（A）C 末端，降解出碎片 A、B、C、H，剩余的 Fg 片段即为 X 碎片；X 碎片继续被 PL 作用，降解出 Y 碎片和 D 碎片，Y 碎片再继续被 PL 裂解为 D 碎片和 E 碎片。这些碎片及多聚体统称为纤维蛋白原降解产物（FgDP）。

2. 非交联纤维蛋白降解

1）纤维蛋白－1（Fb－1）的降解：在 PL 的作用下，Fb－1 中的 β（B）链上裂解出 Bβ1－42，然后又从 Aa 链裂解出 A、B、C、H 极附属物，最终先后降解出碎片 X'、Y'、D 和 E'。

2）纤维蛋白Ⅱ（Fb－Ⅱ）的降解：在 PL 的作用下，从 Fb－Ⅱβ（B）链上继续裂解出 Bβ15－42；然后又从 A 链上裂解出 A、B、C、H 极附属物，最终也降解出碎片 X'、Y'、D 和 E'。

3. 交链纤维蛋白降解

Fb－Ⅰ和 Fb－Ⅱ自行聚合的非交联纤维蛋白，FⅩⅢa 作用后，形成交联的纤维蛋白。后者在 PL 作用下，除降解出碎片 X'、Y'、D 和 E'外，还生成 D－D 二聚体和 γ－γ 二聚体、Aa 链极附属物（碎片 A、B、C、H）、复合物 1（DD/E）、复合物 2（DY/YD）和复合物 3（YY/DXD）等。这些碎片及多聚体统称为纤维蛋白降解产物（FbDP）。

（三）纤维蛋白（原）降解产物作用

FgDP 和 FbDP 统称为纤维蛋白（原）降解产物（FDPs）。FDP 具有组织纤维蛋白单体交联和聚合、竞争凝血酶的抗凝作用以及抑制血小板聚集的作用。即：①碎片 X（X'）：阻止 FM 的交联。②碎片 Y（Y'）：抑制 FM 的聚合及（或）抑制 FM 形成不溶性纤维蛋白。③碎片 D 和 E（E'）：碎片 D 抑制 FM 的聚合；碎片 E（E'）竞争凝血酶。

（王珊）

第三节 血栓与止血的常用筛选试验

一、血管壁检测

（一）出血时间（BT）测定

1. 原理

指皮肤受特定条件的外伤后，出血自行停止所需要的时间。该过程反映了皮肤毛细血管与血小板的相互作用，包括血小板活化和释放以及血小板聚集等反应。当与这些反应相关的血管和血液因素,如 vWF 因子等有缺陷时,出血时间可出现异常。

2. 参考值

1)Duke 法:1~3 分钟,超过 4 分钟为异常,目前已被弃用。

2)Ivy 法:2~6 分钟,超过 7 分钟为异常。

3)出血时间测定器法:6.9±2.1 分钟,超过 9 分钟为异常,目前推荐用此法作为 BT 的检测方法。

3. 临床意义

由于临床上由药物治疗引起的 BT 延长常见,故测定前应仔细询问患者用药情况,如是否服用阿司匹林、抗炎药、口服抗凝药及某些抗生素等。

1)出血时间延长:①血小板数量减少如特发性血小板减少性紫癜(ITP,血小板 $<50 \times 10^9/L$)、血栓性血小板减少性紫癜(TTP,可因药物、中毒、感染、免疫等原因所致);②血小板功能异常如血小板无力症;③血管壁及结构异常如遗传性出血性毛细血管扩张症、维生素 C 缺乏症;④血管性血友病(vWD)。

2)出血时间缩短:主要见于血栓前状态或血栓栓塞性疾病,如心肌梗死、脑血管疾病、DIC 的高凝血期、妊娠高血压综合征、糖尿病伴血管病等,均可因血管壁损害,血小板或凝血因子活性过度增强所致。

(二)血管性血友病因子抗原(vWF:Ag)测定

1. 原理

Laurell 免疫火箭电板法:在含 vWF 抗体的琼脂凝胶板中加入一定量受检血浆(含 vWF 抗原),在电场作用下泳动一定时间,出现抗原抗体反应形成的火箭样沉淀峰,其高度与受检血浆中 vWF 的浓度成正相关,计算血浆中 vWF:Ag 的含量。

2. 参考值

94.1%±32.5%。

3. 临床意义

1)减低:见于 vWD,是诊断 vWD 及其分型的指标之一。

2)增高:见于血栓性疾病,如心肌梗死、心绞痛、脑血管病变、糖尿病、妊高征、肾小球疾病、大手术后等。

(三)血浆 6-酮-前列腺素(PG)F_{1a} 测定

1. 原理

酶联法:将抗原包被酶标反应板,加入受检血浆或 6-酮-PGF_{1a} 标准品和一定量的抗 6-酮-PGF_{1a} 抗血清,作用一定时间后,再加入酶标记第二抗体,最后加入底物显色。根据显色程度(A 值)从标准曲线中计算出受检血浆 6-酮-PGF_{1a} 的含量。

2. 参考值

17.9±7.2 ng/L。

3. 临床意义

减低:见于血栓性疾病,如急性心肌梗死、心绞痛、脑血管病变、糖尿病、动脉粥样硬化、肿瘤转移、肾小球病变、周围血管血栓形成及 TTP 等。

（四）血浆血栓调节蛋白抗原（TM：Ag）测定

1. 原理

放射免疫法（RIA）：以 TM 单抗（或抗血清）包被聚苯乙烯放免小杯，受检血浆中的 TM 结合于包被的放免小杯上，加入 ^{125}I – 抗人 TM 单抗，根据结合的 ^{125}I 放射性强度计算出受检血浆中 TM 含量。

2. 参考值

血浆 TM：Ag 20 ~ 35 μg/L。

3. 临床意义

增高：见于糖尿病、DIC、TTP、SLE。此外，急性心肌梗死、脑血栓、肺栓塞（PE）和闭塞性脉管炎的部分患者也可增高。

（五）血浆内皮素 – 1（ET – 1）测定

1. 原理

酶联免疫吸附试验（ELISA）：用抗兔 IgG 单抗包被固相载体，加入兔抗 ET – 1 抗体，受检血浆或标准品、酶标记 ET – 1 抗体，然后加底物显色。根据 A 值从标准曲线上推算出受检血浆中 ET – 1 的含量。

2. 参考值

小于 5 ng/L。

3. 临床意义

增高：见于心肌梗死、心绞痛、原发性高血压、高脂血症、缺血性脑中风、肾衰竭、肺动脉高压、原发性醛固酮增多症、支气管哮喘、休克等。

二、血小板检测

（一）血小板计数

1. 原理

血小板计数（PC）是计数单位容积（L）周围血液中血小板的含量，可以采用镜下目视法，目前多用自动化血细胞分析仪检测。

2. 参考值

（100 ~ 300）×10^9/L。

3. 临床意义

1）生理性变化：正常人血小板计数一天内可有 6% ~ 10% 变化。一般变化规律为早晨较低，午后略高；春季较低，冬季略高；平原居民较低，高原较高；静脉血比毛细血管血高 10%；月经前降低，月经后升高；妊娠中晚期升高，分娩后即降低；运动后升高，休息后恢复。

2）病理性变化

（1）在临床上，除创伤之外，血小板减少是引起出血的常见原因。血小板数低于 $100×10^9$/L 称为血小板减少；当小于 $50×10^9$/L 时，可有出血症状。常见的疾病有：①血小板生成障碍，如急性白血病、再生障碍性贫血；②血小板破坏过多，如 ITP、脾功能亢进、SLE；③血小板消耗增多，如 DIC、TTP。

（2）血小板数超过 $400 \times 10^9/L$ 称为血小板增多；常见于①骨髓增生性疾病：慢性粒细胞白血病，真性红细胞增多症；②原发性血小板增多症；③急性大出血、急性溶血、急性化脓性感染；④脾切除术后。

（二）血小板平均容积和血小板分布宽度测定

1. 血小板平均容积（MPV）

MPV 代表单个血小板的平均容积。

1）参考值：$7 \sim 11$ fl。

2）临床意义

MPV 增高：造血功能抑制排除后，MPV 增加是造血功能恢复的首要表现；血小板破坏增加但骨髓代偿功能良好。

MPV 减低：见于骨髓造血功能不良，血小板生成减少者；MPV 随血小板数同时持续下降，可提示骨髓造血功能衰竭。

2. 血小板分布宽度（PDW）

反映血液内血小板容积变异的参数，以测得的血小板体积大小的变异系数表示。

1）参考值：$15\% \sim 17\%$。

2）临床意义：PDW 在正常范围内表明血小板体积均一性高，PDW 增高表明血小板体积大小相差悬殊。

（三）血小板黏附试验

血小板黏附试验（PAdT）的方法有多种。如玻球法、玻珠柱法和玻璃滤器法等。目前在临床上多采用玻珠柱法，现以此法为例介绍如下：

当血液通过一定量玻璃珠柱后，由于血小板黏着在玻璃珠上，以及形成的血小板聚集体被滞留在玻珠柱内，故通过玻珠柱后的血液中血小板数减低。比较通过玻珠柱前后的血液中血小板数之差，即可计算出血小板黏附百分率。

1. 参考值

转动法 $58\% \sim 75\%$；

玻珠法 $20\% \sim 60\%$。

2. 临床意义

增高：见于高凝状态或血栓形成性疾病，如心肌梗死发作、静脉栓塞或大动脉栓塞、高脂蛋白血症、动脉粥样硬化、高血压、糖尿病、某些癌肿手术后、口服避孕药后。

降低：见于血小板无力症、vWD、贮存池病、轻型血小板病、胶原无效性血小板病、Hermansky - Pudiak 综合征、巨大血小板综合征、May - Hegglin 异常、服用阿司匹林等药物后、肝病、尿毒症、白血病、血小板增多症、糖原贮积病（Ⅰ型）、先天性纤维蛋白原缺乏症及进食鱼油后。

（四）血小板聚集试验

在血管损伤以后，血小板与受损伤的组织接触，除引起血小板黏附于损伤部位以外，还促使血小板之间相互黏着，即血小板聚集。血小板聚集试验即加入一定量促血小板聚集剂后，观察血小板聚集的程度。血小板聚集试验有肉眼观察法和聚集仪测定法两种，前者简便但不够精确，后者精确但需要特殊的仪器。

1. 参考值

50% ~ 79% 。

2. 临床意义

1) 增高：见于手术后、糖尿病、静脉注射葡萄糖后、多发性硬化症、静脉血栓形成、急性心肌梗死、高β脂蛋白血症及吸烟后等。

2) 减低：见于血小板无力症（ADP、肾上腺素、胶原、凝血酶及花生四烯酸等诱导聚集消失）、轻型血小板病（5－HT、肾上腺素及低浓度 ADP 诱导聚集降低）；贮存池病（ADP 及肾上腺素诱导聚集的第一波正常，第二波减弱；胶原诱导聚集消失；花生四烯酸诱导聚集正常）；胶原无效性血小板病（胶原诱导聚集消失）；巨大血小板综合征（瑞斯托霉素诱导聚集消失，其他诱导聚集正常）；vWD（瑞斯托霉素诱导聚集降低）；其他继发性血小板功能障碍性疾病（如尿毒症、ITP、原发性血小板增多症、真性红细胞增多症）；使用某些抗血小板药物后（如阿司匹林、双嘧达莫、保泰松、吲哚美辛、右旋糖酐等）；放射性损伤（肾上腺素及胶原诱导聚集消失，ADP 诱导聚集减弱）。

（五）血块收缩试验

1. 原理

血块收缩试验（CRT）是在富含血小板血浆中加入 Ca^{2+} 和凝血酶，使血浆凝固形成凝块，血小板收缩蛋白使血小板伸出伪足，伪足前端连接到纤维蛋白束上。当伪足向心性收缩，使纤维蛋白网眼缩小，测定析出血清的体积可反映血小板血块收缩的能力。CRT 与血小板数量与质量、凝血酶原、纤维蛋白原和因子XIII浓度以及血小板数量有关，但主要反映了血小板的质量。

2. 参考值

血块收缩率 = ［血清（ml）/全血（ml）× （100% - Hct%）］ ×100%，其参考值为 65.8 ±11.0% 。

3. 临床意义

1) 血块收缩不良或血块不收缩：见于①血小板功能异常，如血小板无力症；②血小板数减少，当血小板数小于 $50 \times 10^9/L$ 时，血块收缩显著减退，如 ITP；③纤维蛋白原、凝血酶原的严重减少；④原发性或继发性红细胞增多症（由于血块内红细胞多、体积大，血块收缩受到限制）；⑤异常蛋白血症，如多发性骨髓。

2) 血块过度收缩：见于①先天性或获得性因子XIII缺乏症；②严重贫血（红细胞少血块收缩程度增加）。

（六）血小板相关免疫球蛋白（PAIg）测定

包括 PAIgG、PAIgM 和 PAIgA 测定。现以 PAIgG 测定为例。

1. 原理

ELISA：将抗人 IgG 抗体包被在酶标反应板孔内，加入受检血小板破碎液，再加入酶标记的抗人 lgG 抗体，与结合在板上的 PAIgG 相结合，最后加入底物显色，其深浅与血小板破碎液中 PAIgG 成正相关。受检者所测得的吸光度（A）可从标准曲线中计算出血小板破碎液中的 PAIgG 含量。

2. 参考值

PAIgG 为 0～78.8 ng/10^7 血小板；PAIgM 为 0～7.0 ng/10^7 血小板；PAIgA 为 0～2.0 ng/10^7 血小板。

3. 临床意义

1) PAIg 增高：见于 ITP、同种免疫性血小板减少性紫癜（多次输血、输血后紫癜）、药物免疫性血小板减少性紫癜、恶性淋巴瘤、慢性活动性肝炎、SLE、慢性淋巴细胞白血病、多发性骨髓瘤、Rvan 综合征、良性单株丙球蛋白血症等。90% 以上 ITP 患者的 PAIgG 增高；若同时测定 PAIgM、PAIgA 和血小板补体 3（PAQ），则阳性率可高达 100%。

2) 观察病情：经治疗后，ITP 患者的 PAIg 水平下降；复发后，则又可升高。

（七）血浆 β-血小板球蛋白（β-TG）和血小板第 4 因子（PF4）测定

用抗 β-TG 或抗 PF4 抗体包被酶标板，加入受检血浆，血浆中 β-TG 或 PF4 结合，再加入酶标记的抗 β-TG 或 PF4 抗体，最后加入底物显色，显色的深浅与受检血浆中 β-TG 或 PF4 的含量成正相关，从标准曲线中计算受检血浆中 β-TG 或 PF4 的含量。

1. 参考值

ELISA 法：β-TG 为（16.4±9.8）μg/L；PF4 为（3.2±2.3）μg/L。

2. 临床意义

β-TG 和 PF4 临床意义相同。

1) 增高：反映血小板被激活及其释放反应亢进，见于血栓前状态和（或）血栓性疾病，如心肌梗死、脑血管病变、尿毒症、妊高征、糖尿病、肾病综合征、DIC、静脉血栓形成等。

2) 减低：见于先天性或获得性贮藏池病（α 颗粒缺陷症）。

（八）血小板 P-选择素测定

P-选择素或称血小板 α-颗粒膜蛋白-140（GMP-140），是血小板在体内被激活后，P-选择素进入血浆内或融合到血小板膜表面上。利用抗 P-选择素的单抗定量测定受检血浆内 P-选择素的含量，可反映体内血小板的激活程度。

1. 参考范围

酶标法：血小板膜表面 P-选择素含量为（780±490）分子数/血小板；血浆中 P-选择素为（1.61±0.72）×10^{10} 分子数/ml。

2. 临床意义

血小板表面和血浆中 P-选择素增高，见于急性心肌梗死、心绞痛、糖尿病伴血管病变、脑血管病变、深静脉血栓形成、SLE、原发性血小板减少性紫癜、肾病综合征等。

（九）血小板促凝活性（PPA）测定

PPA 是指血小板膜上的磷脂酰丝氨酸与 FXa、FVa 结合，形成凝血酶原酶，后者使凝血酶原转变为凝血酶。

1. 参考范围

流式细胞术（FCM）测定血小板表面上的磷脂酰丝氨酸，正常人阳性率为30%。

2. 临床意义

1）减低：见于血小板第3因子缺陷症、血小板无力症、巨大血小板综合征、肝硬化、尿毒症、骨髓增生异常综合征（MDS）、异常蛋白血症、DIC、服用抗血小板药物、SLE、急性白血病等。

2）增高：见于血栓病和血栓前状态，胶原和凝血酶刺激后Annexin V的阳性率可高达89%。

（十）血浆血栓烷 B_2（TXB_2）测定

将 TXB_2 – 牛血清蛋白包被酶标反应板，加入受检血浆或 TXB_2 抗体。包被的 TXB_2 与受检血浆中的 TXB_2 或标准品中的 TXB_2 竞争性与 TXB_2 抗体结合，包被的 TXB_2 与抗体结合的量与受检血浆中 TXB_2 的含量成负相关。加入过量酶标记第二抗体，再加底物显色，根据吸光度（A值），从标准曲线中计算出受检血浆中 TXB_2 的含量。

1. 参考范围

ELISA法：（76.3±48.1）ng/L。

2. 临床意义

1）增高：见于血栓前状态和血栓性疾病，如心肌梗死、心绞痛、糖尿病、动脉粥样硬化、妊高征、深静脉血栓形成、肺梗死、肾小球疾病、高脂血症、大手术后等。

2）减低：见于环氧酶或 TXA_2 合成酶缺乏症、服用抑制环氧酶或 TXA_2 合成酶的药物，如阿司匹林等。

三、凝血因子检测

（一）凝血时间测定

离体静脉血与试管接触后，激活Ⅻ因子引发内源性一系列凝血因子的活化，最终形成不溶性纤维蛋白而致血液凝固，这一段时间称为凝血时间（CT）。因此该试验是内源系统的一种过筛试验。

1. 参考值

普通试管法为6～12分钟，目前少用，基本上已被活化部分凝血活酶时间（APTT）取代；硅管法为1.5～32分钟。

2. 临床意义

CT延长：见于多种先天性凝血因子缺陷（如血友病）；各种获得性凝血因子缺乏（如重症肝病、维生素K缺乏等）；血中循环抗凝物质增多以及原发或继发纤溶亢进。

CT缩短：见于各种原因所致的高凝状态。

（二）活化部分凝血活酶时间测定

1. 原理

APTT测定是通过体外标准时间内以接触因子激活物激活凝血因子Ⅻ（如白陶土、鞣酸等），以部分凝血活酶（脑磷脂）替代PF3，加入 Ca^{2+} 后观察血浆凝固所需的时间。APTT是最常用的内源性凝血因子的过筛试验。

2. 参考值

32～43 秒，较正常对照延长 10 秒以上为异常。

3. 临床意义

1）APTT 延长：可见于先天性凝血因子缺乏，如甲、乙、丙型血友病；后天性凝血因子缺乏，如严重肝病、维生素 K 缺乏、DIC、循环中抗凝物质增加等。

2）APTT 缩短：见于高凝状态。

（三）血浆纤维蛋白原（Fg）测定

1. 原理

1）Clauss 法（凝血酶法）：在被检血浆中加入凝血酶，血浆即凝固，其所需的时间长短与 Fg 含量的多少成负相关。被检血浆的 Fg 实际含量可从 Fg 国际标准品参比血浆测定的标准曲线中获得。

2）免疫法：①免疫火箭电泳法（Laurell 法），在含 Fg 抗血清的琼脂板中，加入一定量的受检血浆（抗原），在电场作用下，抗原抗体形成火箭样沉淀峰，峰的高度与 Fg 含量成正比。②ELISA 用抗 Fg 的单克隆抗体、酶联辣根过氧化物酶抗体显色、ELISA 检测仪检测血浆中 Fg 的含量。

3）比浊法（热沉淀比浊法）：血浆被磷酸二氢钾—氢氧化钠缓冲液稀释后，加热至 56℃，使 Fg 凝集，比浊测定其含量。

4）化学法（双缩脲法）：用亚硫酸钠溶液将血浆中 Fg 的沉淀分离，然后以双缩脲试剂显色测定。

2. 参考值

2～4 g/L。

3. 临床意义

1）Fg 增加：见于感染及无菌炎症，如肺炎、肺结核、胆囊炎、肾炎、风湿性关节炎、恶性肿瘤、放射治疗、肾病等。

2）Fg 减少：见于先天性纤维蛋白原缺乏症、重症肝病（急性黄色肝萎缩、肝硬化）、DIC。

（四）血浆凝血酶原时间测定

1. 原理

血浆凝血酶原时间（PT）测定是在被检血浆中加入 Ca^{2+} 和组织因子（组织凝血活酶），观测血浆的凝固时间。它是反映外源性凝血系统各凝血因子总的凝血状况的筛选实验。

2. 参考值

1）凝血酶原时间：11～13 秒，应同时测定正常对照值。患者测定值超过正常对照值 3 秒以上为异常。

2）凝血酶原比值（PTR）：即被检血浆的凝血酶原时间/正常血浆的凝血酶原时间，参考值为 1.0±0.05。

3）国际标准化比值（INR）：即 PTR^{ISI}，参考值为 1.0±0.1。ISI 为国际敏感度指数，ISI 越小（小于 2.0），组织凝血活酶的敏感性越高。

3. 临床意义

PT 延长（或比值增高）：见于肝脏实质性损伤（肝硬化、肝脏弥漫性损伤）；应用抗凝药物、维生素 K 缺乏；恶性贫血、急性白血病、肾病、DIC、先天性凝血酶原缺乏症、先天性纤维蛋白缺乏症。

PT 缩短（或比值降低）：见于心肌梗死、脑血栓形成；DIC 的早期。

四、纤溶活性检测

（一）血浆组织型纤溶酶原激活物活性（t-PA：A）测定

血浆优球蛋白含有吸附于纤维蛋白上的 t-PA，它使 PLG 转变为 PL，PL 可使发色底物（S-2251）释出硝基苯胺（pNA）而显色，显色的深浅与受检血浆中 t-PA 含量与活性呈正相关。所测得的 A 值，可从标准曲线计算受检血浆中 t-PA：A 活性。

1. 参考范围

发色底物法：0.3~0.6 活化单位/ml。

2. 临床意义

1）增高：表明纤溶活性亢进，见于原发性纤溶症、继发性纤溶症（如 DIC）等。

2）减低：表明纤溶活性减弱，见于血栓前状态和血栓性疾病，如动脉血栓形成、深静脉血栓形成、高脂血症、口服避孕药、缺血性脑卒中等。

（二）血浆尿激酶型纤溶酶原激活剂活性（u-PA：A）测定

在琼脂糖中加入 Fg、PLG 和 Ca^{2+}，便可形成含 PLG 的纤维蛋白复合物凝胶板，然后在凝胶板孔中再加大 UK。UK 作用于 PLG，使其转变为 PL，PL 使纤维蛋白溶解，形成圆形透明斑，空斑直径的大小与 UK 的对数值成正比关系。

1. 参考范围

凝胶空斑法：正常人为 0。

2. 临床意义

使用 UK 做溶血栓治疗时，血浆中 UK 水平升高。测定 u-PA：A 可作为 UK 监测方法之一。在原发性和继发性纤溶亢进时，u-PA：A 也升高。

（三）血浆纤溶酶原活性（PLG）测定

受检血浆中加 SK 和发色底物（S-2251），受检血浆中的 PLG 在 SK 的作用下，转变成 PL，后者作用于发色底物，释出对 pNA 而显色。显色的深浅与纤溶酶的水平呈正相关，通过计算求得血浆中 PLG：A 的含量。

1. 参考范围

发色底物法：75%~140%。

2. 临床意义

1）PLG:A 增高表示纤溶活性减低，见于血栓前状态和血栓性疾病。

2）PLG:A 减低表示纤溶活性增高，见于原发性纤溶症、继发性纤溶症和先天性 PLG 缺乏症。

（四）优球蛋白溶解时间

1. 原理

血浆优球蛋白组分中含有 Fg、PLG 和纤溶酶原激活物等，但不含纤溶酶抑制物。受检血浆置于醋酸溶液中，使优球蛋白沉淀，经离心除去纤溶抑制物，将沉淀的优球蛋白溶于缓冲液中，再加入适量 Ca^{2+} 溶液（加钙法），Fg 转变成纤维蛋白凝块，观察凝块完全溶解所需时间，即为优球蛋白溶解时间（ELT）。

2. 参考值

加钙法为（129.8 ±41.1）分钟；加酶法为（157.5 ±59.1）分钟。

3. 临床意义

纤维蛋白凝块在 70 分钟内完全溶解，表明纤溶活性增强，见于原发性纤溶和继发性纤溶，如手术、应激状态、创伤、休克、变态反应、前置胎盘、胎盘早剥、羊水栓塞、恶性肿瘤广泛转移、急性白血病和晚期肝硬化等。

纤维蛋白凝块完全溶解时间延长，表明纤溶活性减低，见于血栓前状态、血栓性疾病和应用抗纤溶药等。

（五）血浆鱼精蛋白副凝固试验

1. 原理

血浆鱼精蛋白副凝固试验（3P 试验）是在受检血浆中加入鱼精蛋白溶液，如果血浆中存在可溶性纤维蛋白单体（SFM）与 FDP 的复合物时，则鱼精蛋白使其解离释出 SFM，后者自行聚合成肉眼可见的纤维状物，此为阳性反应结果。

2. 参考值

阴性。

3. 临床意义

3P 阳性见于 DIC 的早、中期，但在恶性肿瘤、上消化道出血、外科大手术后、败血症、肾小球疾病、人工流产、分娩等也可出现假阳性。

3P 阴性见于正常人、晚期 DIC 和原发性纤溶症，也有假阴性。

（六）血浆凝血酶时间

1. 原理

受检血浆中加入"标准化"凝血酶溶液，测定开始出现纤维蛋白丝所需的时间，即为血浆凝血酶时间（TT）。

2. 参考值

手工法 16～18 秒，受检 TT 值超过正常对照值 3 秒以上为延长。

3. 临床意义

延长见于低（无）纤维蛋白原血症和异常纤维蛋白原血症；血中 FDP 增高（如 DIC）；血中有肝素或类肝素物质存在（如肝素治疗中、SLE 和肝脏疾患等）。

（七）血浆纤维蛋白（原）降解产物测定

1. 原理

胶乳凝集法：受检血浆加入 FDP 抗体包被的胶乳颗粒悬液，如果血液中 FDP 的浓度超过或等于 5 μg/ml，便于胶乳颗粒上的抗体结合，胶乳颗粒发生凝集。根据受检血浆的稀释度可计算出血浆 FDP 的含量。

2. 参考值

小于 5 mg/L。

3. 临床意义

增高见于原发性纤溶症、DIC、恶性肿瘤、急性早幼粒细胞白血病、肺梗死、DVT、肾脏疾病、肝脏疾病、器官移植的排斥反应、溶栓治疗等。

（八）D-二聚体

1. 原理

D-二聚体（D-D）是交联纤维蛋白（Fb）特异的降解产物，它的生成或增高反映了凝血和纤溶系统的激活。在全血或血浆中，采用针对 D-D 的抗体可以很容易地检测 D-D 含量。近十年来，已建立了多种有价值的 D-D 的检测方法。早在 20 世纪 80 年代末 90 年代初期，人们发现 D-D 对临床上疑诊为静脉血栓栓塞症（VTE）的患者高度敏感，但不特异。在这些患者中，当血浆 D-D 浓度低于某一临界值（通常为 500 μg/L）时，其阴性预测值大于 90%，由此可以作为排除 VTE 的筛选试验。近年来，随着方法学的不断进步，建立多种适用于急诊的简单快速的敏感方法，D-D 检测的临床应用越来越广泛。大量研究已经充分证实了 D-D 在排除诊断下肢 DVT 和 PE 中的应用价值，已将其作为首选筛选指标之一。最近，D-D 检测的应用已深入到 DIC、心血管疾病、激素替代治疗、恶性肿瘤以及抗凝治疗领域。

1）D-D 的生成：在各种病理和生理状态下，凝血系统的激活导致 Fb 的生成，而 Fb 的生成又可激活纤溶系统，引起 PL 的生成和 Fb 的降解。在交联 Fb 的降解过程中，生成了一系列的特异降解产物，其中包括 D-D。

凝血系统的激活导致凝血酶生成，凝血酶结合于纤维蛋白原的中央结构域，释放纤维蛋白肽 A（FPA）和纤维蛋白肽 B（FPB），生成纤维蛋白单体和多聚体。在活化 FⅩⅢ 的作用下，生成交联的纤维蛋白。纤溶酶降解交联纤维蛋白，生成多种交联的纤维蛋白降解产物（FbDPs），其中包括 D-D 和其他片段。

2）D-D 的检测方法

（1）主要是基于胶乳凝集原理的定性或半定量试验以及基于 ELISA 原理的定量测定，也有一些方法采用免疫浊度原理或免疫荧光原理。

（2）Liatest 定量试验可在 20 分钟内完成。临界值为 500 ng/ml 时，其对 VTE 的敏感性和阴性预测值（NPV）分别为 35% 和 96%。如果仅对近端 DVT 而言，其 NPV 可达 100%。Liatest 与经典 ELISA 法有很好的相关性（$r = 0.98$）。

2. 参考值

阴性。

3. 临床意义

1）D-D 在排除诊断下肢 DVT 和 PE 中的应用价值，已将其作为首选筛选指标之一。

2）D-D 在心血管疾病的意义：D-D 的升高与动脉粥样硬化的发生和严重程度有关，也可作为急性心肌梗死后复发的预测指标。D-D 和脂蛋白（a）都分别是动脉粥样硬化的独立影响因于。

3）D－D在恶性肿瘤中的意义：恶性肿瘤患者大多伴有凝血和纤溶的异常，血浆D－D往往升高，且与浸润密切相关。

4）D－D对术后抗凝治疗的指导意义：研究表明，D－D水平可用以调整低相对分子质量肝素（LMWH）的用量。

5）其他引起D－D升高的因素：在脑血管意外、溶栓治疗后、严重感染、脓毒血症、坏疽、先兆子痫、甲状腺功能减退、慢性肝病、结节病等情况，常有机体凝血和纤溶系统的激活，也可见D－D升高。

（王珊）

第四节　血栓与止血检查项目的选择和应用

一、筛选试验的选择和应用

（一）一期止血缺陷

一期止血缺陷是指血管壁和血小板缺陷所致出血性疾病，选用PC和BT作为筛选试验。根据筛选试验的结果，大致分为以下四种情况：

1. BT和PC都正常

除正常人外，多数是由单纯血管壁通透性和（或）脆性增加所致的血管性紫癜所致。临床上常见于过敏紫癜、单纯性紫癜和其他血管性紫癜等。

2. BT延长，PC减少

多数是由血小板数量减少所致的血小板减少性紫癜。临床上多见于原发性或继发性血小板减少性紫癜。

3. BT延长，PC增多

多数是由血小板数量增多所致的血小板增多症。临床上多见于原发性或继发性血小板增多症。

4. BT延长，PC正常

多数是由血小板功能异常或某些凝血因子缺乏所致的出血性疾病。如血小板无力症、贮藏池病以及低（无）纤维蛋白原血症、vWD等。

（二）二期止血缺陷

二期止血缺陷是指凝血因子缺乏或病理性抗凝物质存在所致的出血性疾病。选用APTT和PT作为筛选试验，大致有以下四种情况：

1. APTT和PT都正常

除正常人外，仅见于遗传性和获得性因子XIII缺乏症。获得性因子XIII缺乏症常由严重肝病、肝脏肿瘤、恶性淋巴瘤、白血病、因子XIII抗体、自身免疫性溶血性贫血和恶性贫血等引起。

2. APTT 延长，PT 正常

多数是由内源性凝血途径缺陷所引起的出血性疾病，如血友病 A、血友病 B、因子XI缺乏症、血循环中有凝血因子（如因子Ⅷ）抗体存在；DIC 时可见因子Ⅷ、Ⅸ、XI和Ⅻ减低；肝脏疾病时可见因子Ⅸ、XI和Ⅻ减少。

3. APTT 正常，PT 延长

多数是由外源性凝血途径缺陷所引起的出血性疾病。如遗传性和获得性因子Ⅶ缺乏症。

4. APTT 和 PT 都延长

多数是由共同凝血途径缺陷所引起的出血性疾病。如遗传性和获得性因子Ⅹ、Ⅴ、凝血酶原（因子Ⅱ）和纤维蛋白原（因子Ⅰ）缺乏症。此外，临床应用肝素治疗时，APTT 也相应延长；应用口服抗凝剂治疗时，PT 也相应延长。

（三）纤溶活性亢进性出血

纤溶活性亢进性出血是指纤维蛋白（原）被降解所引起的出血。可选用 FDP 和 D – D 作为筛选试验，大致有下列四种情况：

1. FDP 和 D – D 均正常

表示纤溶活性正常，临床的出血症状可能与原发性或继发性纤溶症无关。

2. FDP 阳性，D – D 阴性

理论上只见于纤维蛋白原被降解，而纤维蛋白未被降解，即原发性纤溶。实际上这种情况多数属于 FDP 的假阳性，见于肝病、手术后大出血、重症 DIC、纤溶初期、剧烈运动后、类风湿因子（RF）阳性、抗 Rh（D）抗体存在等。

3. FDP 阴性，D – D 阳性

理论上只见于纤维蛋白被降解，而纤维蛋白原未被降解，即继发性纤溶。实际上这种情况多数属于 FDP 的假阴性，见于 DIC、静脉血栓、动脉血栓和溶栓治疗等。

4. FDP 和 D – D 都阳性

表示纤维蛋白原和纤维蛋白同时被降解，见于继发性纤溶，如 DIC 和溶栓治疗。

二、出血性疾病诊断试验的选择和应用

（一）血小板功能异常性疾病

遗传性或获得性血小板功能异常性疾病，可选用多种血小板功能试验进行诊断和鉴别诊断。

（二）血友病类出血性疾病

血友病和因子XI缺乏症：血友病类出血性疾病通常包括血友病 A、血友病 B 和凝血因子XI缺乏症，也可包括 vWD。

（三）肝病出血

肝病出血的原因甚为复杂，除涉及血小板异常外，主要与以下几个方面有关：

1. 凝血因子和抗凝因子的合成减少

当肝细胞受损或坏死时，肝细胞合成凝血因子（除钙离子外的其他血浆凝血因子）

和抗凝因子（AT、Hc－Ⅱ、PC、PS 等）的能力减低，这些因子的血浆水平降低，导致凝血和抗凝血平衡的失调。

2. 凝血因子和抗凝因子的消耗增多

肝病常并发原发性纤溶或 DIC，此时血浆中纤溶酶水平增高，纤溶酶不仅可以水解纤维蛋白（原），而且可以水解多个凝血因子（FⅧ、Ⅸ、Ⅹ、Ⅺ、Ⅻ），同时也消耗了大量抗凝因子。因此，这些因子的血浆水平进一步降低。

3. 抗凝物质和血 FDP 增多

肝病时，肝细胞合成肝素酶的能力减低，使肝素类抗凝物质不能及时被灭活而在循环血液中积累。此外，高纤溶酶血症致使纤维蛋白（原）降解，产生的 FDP 水平增高，FDP 具有抗凝作用。

诊断肝病时，对观察病情和判断预后有价值的指标是：因子Ⅶ：C 和Ⅱ：C 减低，先于肝功能异常，可作为肝病早期诊断的指标之一；Fg 和因子Ⅴ：C 减低，反映肝病严重，或进入肝硬化；异常凝血酶原增高是诊断原发性肝癌的参考指标之一；因子Ⅷ：C 和 vWF：Ag 水平越高，反映肝病越严重；因子Ⅷ：C 降低提示并发 DIC；因子ⅩⅢa：Ag、AT 水平低于 35% 或 PLG 的水平低于 20% 时提示预后不佳；肝病时常呈多个因子的联合变化，故需综合分析。

（四）原发性纤溶症

原发性纤溶是由于纤溶酶原激活物（t－PA，u－PA）增多导致纤溶酶活性增强，后者降解血浆纤维蛋白原和多种凝血因子，使它们的血浆水平及其活性降低。虽称"原发性"，但常见于：引起纤溶酶原激活物（t－PA，u－PA）增多或活性增强的疾病，如胰腺、前列腺、甲状腺等手术或过度挤压时；引起纤溶抑制物（PAI－1、α_2－AP）减少或活性降低的疾病，如严重肝病、恶性肿瘤、中暑、冻伤和某些感染等。

三、血栓性疾病诊断试验的选择和应用

（一）血栓前状态

血栓前状态也称血栓前期，是指血液有形成分和无形成分的生化学和流变学发生某些变化。在这一病理状态下，血液有可能形成血栓或血栓栓塞性疾病。诊断血栓前状态的试验可从以下三方面进行：

1. 筛选试验

APTT 可能缩短；PT 可能缩短；Fg 测定可能增高；血小板聚集试验的聚集率可能增高；血液黏度测定一般增高。

2. 常用试验

血管性血友病因子抗原（vWF：Ag）增高反映血管内皮细胞损伤；β－血小板球蛋白（β－TG）增高反映血小板被激活；可溶性纤维蛋白单体复合物（SFMC）增高反映凝血酶活性增强或形成增多；抗凝血酶活性（AT：A）减低反映凝血酶的活性增强；FDP 和 D－D 增高反映纤溶酶活性增强。

3. 特异试验

血栓调节蛋白（TM）和（或）内皮素－1（ET－1）增高反映血管内皮细胞受损；

P - 选择素和（或）11 - 去氢血栓素 B_{12} 增高反映血小板被激活；凝血酶原片段1 + 2（F1 + 2）和（或）FPA 增高反映凝血酶活性增强或其形成增多；组织因子增高反映外源凝血途径活性增强；凝血酶—抗凝血酶复合物（TAT）增高反映凝血酶活性增强；Bβ1 - 42 片段和（或）Bβ15 - 42 片段增高反映纤溶酶活性增强；纤溶酶—抗纤溶酶复合物（PAP）增高反映纤溶酶活性增强。

（二）易栓症

易栓症包括易引起血栓栓塞的抗凝因子缺陷、凝血因子缺陷、纤溶成分缺陷以及代谢障碍等疾病。

（王珊）

第三章 输血检验

输血医学是现代医学的重要组成部分，它是围绕将献血者血液输给患者进行救治这一中心，进行开发、应用、研究，从而保证临床输血的安全性和治疗效果的科学。随着与输血相关的临床医学、免疫学、分子生物学、遗传学、病毒学、细胞生物学、低温生物学等学科的相互交叉和渗透，输血医学的发展为这些学科的进展提供了新的动力，而这些学科的发展又使输血学不断拓展新的领域。

第一节 免疫血液学基础

一、红细胞血型系统

血型是人类血液的主要特征之一，表达了产生抗原 — 抗体系统的遗传特性。狭义上指红细胞抗原的差异，广义上包括红细胞、白细胞，血小板、血浆等血液各成分的抗原的不同。1900 年 Landsteiner 根据红细胞表面上存在的特异性抗原，将人的红细胞分为 A、B、O 3 种类型。1902 年 Von Decastello 和 Sturli 发现了第 4 种血型，即 AB 型，也是 ABO 血型系统中最少的一种血型。ABO 血型在临床输血上有极其重要的意义。

（一）细胞血型抗原

1. 红细胞血型抗原的分类及统一命名

国际输血协会（ISBT）成立了 ISBT 红细胞表面抗原命名术语委员会，于 1995 年颁布了分类和命名方法，至今已将所发现的人类红细胞血型抗原分成 25 个血型系统、11个集合和高低两个频率组。包括有近 270 个红细胞血型抗原的 25 个血型系统的名称、血型系统的符号和抗原数、控制这些抗原的基因名称及所在染色体的定位。并在之后进行了三次更新，分别报告了委员会在奥斯陆（1998 年）、维也纳（2000 年）和温哥华（2002 年）会议的决议。

2. 红细胞血型抗原的生化结构

红细胞抗原的生化结构有两组基本类型：一组类型的血型抗原的决定簇是结合到蛋白或脂上的碳水化合物（多糖），这些血型抗原的特异性是由碳水化合物（多糖）所决定，负责这些抗原的基因，编码一个中间体分子，大多是酶，可转移糖分子到蛋白或脂上而产生抗原的特异性，由暴露在红细胞表面的蛋白表达抗原，属于这一组的抗原有ABO、Lewis、Hh、P、Ii 等。另一组类型的抗原的特异性是由蛋白的氨基酸序列所决定，由基因直接控制抗原的多态性，大多数的血型抗原属于这组结构类型。

3. 血型抗原的基因学说

被 ISBT 认可的血型系统中，每个系统都会有一个或一个以上的抗原，这些抗原由1~3 个单基因紧密连锁的同源基因所编码，例如，MNS、Rh、Chido - Rogers。所有的基因名称以及所在染色体位点，一些表达不同血型系统抗原的基因可处于同一染色体上，有些甚至是连锁的，但是它们之间通常有着可测的重组率。其他涉及血型多态性的基因结构，包括有单个核苷酸的缺失、整个基因的缺失、插入以及紧密连锁的同源基因的遗传物质的改变等。在不同的种族、民族、地区和人群中，血型抗原频率的分布可以不同，即使是同一血型抗原，其基因结构也可能存在差别，这在非分泌型 se 基因、SHD 基因等均有报道。

4. 红细胞抗原的生物功能和进化

应用血型抗原的分子结构和血型基因多态性的研究成果，尤其是经过与相似结构的其他功能性分子的比较及类推，或通过一些血型抗原所在的已知功能的蛋白的提示，推断了许多血型抗原可能具备的生物功能。但是，大多数的血型系统都存在抗原全无的表现型（null 型），具有这种表现型的红细胞上，缺少相应的血型蛋白以及血型抗原，可这类表现型通常是健康人，因此认为尽管血型抗原可显示出重要功能，但这些功能在红细胞上或在其他组织上，可能大多是多余的，在它们缺乏时，其他的结构能执行这些生物功能，关于这一切还有待进一步研究。

（二）红细胞血型抗体

血型抗体是在血型抗原物质刺激下形成，并能与该抗原发生特异性结合反应的免疫球蛋白（简称 Ig）。免疫球蛋白是血液、组织液和分泌液中的一类糖蛋白，血清电泳时抗体活性主要在 γ-球蛋白区，也有少量可延伸到 β 区及 α_2 球蛋白区。免疫球蛋白不耐热，在 60~70℃被破坏，能被多种蛋白酶水解，使抗体活性破坏。

1. IgG

人体的总血清免疫球蛋白中 IgG 约占 75%，且亦发现于血管外液内。它是 2 条重链与 2 条轻链的单独基本的免疫球蛋白单位，有 4 个 IgG 分子亚类（IgG_1、IgG_2、IgG_3 及 IgG_4），其相对的 IgG 分子浓度依次为 60%~70%、14%~20%、4%~8% 及 2%~6%。

IgG 有结合补体的能力，其能力由强至弱依次为 IgG_3、IgG_1、IgG_2。IgG_4 不能以经典路径使补体固定，但可在替代路径中参与。

2. IgM

IgM 约占人体总血清免疫球蛋白的 10%，并以 5 个基本免疫球蛋白单位组成的五聚体特征出现，且有一个额外的短多肽链，称为 J 链。

IgM 是胎儿免疫系统成熟时最早出现的免疫球蛋白，且是原发性抗体反应早期产生的主要类别。IgM 大部分存在于血液内（80%），而血管外 IgM 仅为 20%；IgG 在血管内、外各为 50%。IgM 与 IgG 都是在 B 细胞表面上所表现的主要免疫球蛋白。

3. IgA

分泌液中的主要免疫球蛋白为 IgA。在唾液、泪液、支气管分泌液、鼻黏膜、前列腺液、阴道分泌液及小肠黏膜分泌液中，IgA 主要以双聚体存在，不仅包括 J 链，且亦有上皮细胞起源的多肽链，称为分泌链。IgA 在这些分泌液中的浓度大，推想这种免疫球蛋白的主要功能是阻止外来病原体进入身体的免疫系统。聚集的 IgA 能经替代活化途径激活补体。在人类有两种抗原不同的亚类，命名为 IgA_1 及 IgA_2。

（三）红细胞抗原和抗体的鉴定

在常规的血型血清学鉴定中，大多采用三种肉眼可见的特异性反应，即：凝集反应、沉淀反应和溶血反应，其中以特异性的凝集反应最为重要，应用也较普遍。随着现代分子生物技术的发展，采用 DNA 技术，直接对血型抗原的基因做检测，然后判断血型抗原的表型，已成为血型抗原鉴定的先进技术。

实验室中常采用的有代表性的技术如下：

1. 生理盐水法

IgM 抗体在盐水介质中，能直接凝集相应抗原的红细胞，通常在22℃以下反应性较强，但有的 IgM 抗体（如抗 kell 及抗 D）在37℃也有较大活性，这些抗体有重要的临床意义，用蛋白水解酶法或抗球蛋白试验也能检出这些抗体。

2. 清蛋白凝集试验

采用人血清蛋白的溶液作为胶体介质代替生理盐水，能增强 IgG 抗体的凝集反应，通常使用22%或30%牛血清蛋白。

3. 低离子强度试验（LISS）

抗原和抗体在低离子强度的条件下能加速反应，增加红细胞凝集的强度。

4. 蛋白水解酶的方法

使用蛋白水解酶能增强多数红细胞血型抗体的反应性，特别是对 Rh 和 Kidd 等血型系统的抗体，能有助于抗体的有效检出，但由于蛋白水解酶对 M、N、S、Fy^a 及 Fy^a 抗原的决定簇有破坏作用，不利于这些抗原的抗体检出。蛋白水解酶技术在血型血清学中的应用通常分一步法和二步法两种。酶的一步法是在被检血清和红细胞的反应系统中，直接加入蛋白水解酶液，置37℃水浴中孵育后离心观察凝集反应结果。酶的二步法是指先将红细胞在37℃中使用酶液处理，然后经洗涤和配置成红细胞悬液与被检血清反应，经37℃孵育后，离心观察反应结果。

5. 抗球蛋白试验

分为直接法和间接法两种。直接法通常用于检查受检者红细胞在机体内是否被抗体致敏，在新生儿溶血病、溶血性输血反应、自身免疫性溶血性贫血等诊断试验中以及药物致敏红细胞的检查中常见使用。间接法是证实红细胞在体外被抗体结合的试验，是检查血清中抗体特异性或红细胞抗原的重要手段，通常用于未知抗体的检出及确认、交叉配合试验以及红细胞抗原如 Duffy、Kell 和 Kidd 等血型抗原的鉴定试验。

（四）ABO 血型系统

ABO 血型在输血工作中是最重要的，因为在缺少该抗原的个体中存在很强的同种凝集抗体。ABO 血型抗原不仅存在于红细胞表面，而且还广泛存在于消化道，皮肤上皮细胞，呼吸道，泌尿系统以及人的体液中包括眼泪、尿液、消化液、乳液、羊水、体腔液及卵巢囊肿液中。

1. ABO 血型抗原与抗体的特性

ABO 血型分类原则：红细胞上有 A 抗原、血清中有抗 B 者称为 A 型；红细胞上有 B 抗原、血清中有抗 A 者称为 B 型；红细胞上有 A 和 B 抗原、血清中无抗 A 和抗 B 者称为 AB 型；红细胞上无 A 和 B 抗原、血清中有抗 A 和抗 B 者称为 O 型。

2. ABO 血型表现的频率

ABO 血型鉴定比较容易，A、B、O 血型在中国分布特点为：从北向西南的方向，B 基因频率逐渐下降而 O 基因频率升高。云南、贵州、四川和长江中下游地区，A 基因频率升高。广东、广西、福建、台湾地区，O 基因频率较其他地区高。

在不同人种中，ABO 血型分布有差异。Mourant 等资料表明，在欧洲北部和西南非洲地区，O 基因频率比较高；居住在南美洲和中美洲的印第安人，O 基因和 A 基因频率都比较高；在欧洲，A 基因频率最高，向亚洲方向逐渐降低；欧洲人，A_2 基因频率高于亚洲人；大洋洲土著人，A 基因频率较高；B 基因在亚洲频率最高，在欧洲频率最低。

3. ABO 亚型

ABO 血型有数种亚型，A 和 B 亚型红细胞与 A 和 B 型红细胞主要区别不仅表现在细胞膜上抗原决定簇数量上，也表现在抗原性质上，这些细胞与标准抗 A、抗 B 血清反应较弱，有时肉眼几乎看不到凝集。

A 亚型有 A_1，A_2，A_3，Ax，Aint，Abantu，Ael，Am，Ay，A（B）等。特点：与抗 A 血清凝集弱、混合外观，甚至不凝集。

A_1 亚型：红细胞膜上含有 A 抗原和 A_1 抗原，血清中只含抗 B 抗体，A_1 亚型和 A_1B 亚型约占 A 亚型的 80%。

A_2 亚型：只含有 A 抗原，血清中除了含抗 B 抗体外，还含有抗 A_1 抗体，有 1% ~ 8% A_2 亚型血清中含有抗 A 抗体，能够凝集 A_1 型及 A_1B 型红细胞。A_2 亚型和 A_2B 亚型约占全体 A 亚型的 20%。A_1 亚型红细胞凝集力大于 A_2 亚型红细胞凝集力。

A_3 亚型：A_3 红细胞与抗 A 和抗 AB 血清反应呈典型的混合视野凝集现象。

Ax 亚型：Ax 红细胞不与抗 A 反应，只与 O 型人抗 A_1B 反应，Ax 可以和一些单克隆抗体反应。

Ael 亚型：Ael 红细胞不与抗 A 和抗 AB 反应，用吸收放散试验能证实其红细胞上有 A 抗原。

Aint 亚型：Aint 与抗 A_1 反应比 A_1 较弱，与 H 反应强度较强。

总之，除 A_1 及 A_2 亚型外，其余的 A 亚型与高效价抗 A 或 O 型血清只能发生在显微镜下可见的微弱凝集，甚至不凝集，需用吸收放散试验检测红细胞表面的 A 抗原，或用吸收抑制试验证明唾液中 A 型物质存在才能鉴别。

B 亚型有 B_2，Bx，Bm，Bel，B_5，B（A）等。特点：与抗 B 血清凝集弱、混合外观，甚至不凝集。

AB 亚型：由于有 A 和 B 亚型存在，故有 AB 亚型存在。AB 亚型中有些有不规则抗体，22% ~ 35% 的 A_2B 亚型血清中含有抗 A_1 抗体，它能凝集 A_1 型及 A_1B 型的红细胞。

O 亚型（Oh 型）：在孟买人中发现有一种红细胞膜上没有 H 抗原的 O 型人（又叫孟买血型），其红细胞不被抗 A 及抗 B 和抗 H 血清凝集，其血清中含有抗 A 及抗 B 和强烈的抗 H 抗体，该型人的血清能凝集所有 O 型人的红细胞，此型患者只能输 O 亚型同型血。

1）A_1、A_2 亚型鉴定：利用抗 A_1 血清与 A_1 型红细胞发生凝集，而不与 A_2 型红细胞凝集的特性，可区分为 A_1 型与 A_2 型。

（1）材料

①抗 A_1 标准血清。

②受检者 2% 红细胞悬液。

③标准 A_1 和 A_2 型 2% 红细胞悬液，作对照用。

（2）操作

①取玻片 1 张，两端标记 A_1 和 A_2。

②两端均加抗 A_1 血清各 1 滴。

③A_1 端加 2% A_1 红细胞悬液 1 滴。

④A_2 端加 2% A_2 红细胞悬液 1 滴。

⑤另取 1 张玻片，加抗 A_1 血清 1 滴，再加 2% 受检者红细胞悬液 1 滴。

⑥用玻棒或牙签将上述滴加物混匀，室温下 10 分钟观察结果。

（3）结果判断：如 A_1 型对照红细胞凝集，A_2 型对照红细胞不凝集，受检者红细胞凝集，判为 A_1 亚型，受检者红细胞不凝集，则为 A_2 亚型。

新生儿 ABO 抗原较弱，不宜做亚型鉴定。

2）A_3、A_4、A_m、A_x、A_3B、A_4B、B_3、A_m、B_x 等亚型鉴定：对于这类亚型的鉴定，除了做常规 ABO 血型鉴定外，还要测定其唾液中血型物质和应用吸收放散试验等方法综合鉴定 A、B 亚型。

4. ABO 血型鉴定和交叉配血试验

1）ABO 血型鉴定：通常用盐水凝集法检测红细胞上存在的血型抗原，以及血清中存在的血型抗体，依据抗原抗体存在的情况判断血型。常规的方法包括正向定型与反向定型，前者是用已知抗体特异性的血清检查红细胞的抗原，后者是用已知血型的红细胞检查血清中抗体，凡出现凝集者为阳性，红细胞呈散在游离状态为阴性。具体操作及结果判断如下：

试管法：①取洁净小试管 3 支，分别标明抗 A、抗 B 和抗 A、B，用滴管分别加抗 A、抗 B 和抗 A、B 分型血清各 2 滴于试管底部，再以滴管分别加入受检者 5% 红细胞盐水悬液 1 滴，混合。②另取洁净小试管 3 支分别标明 A、B 和 O 型细胞，用滴管分别加入受检者血清 1~2 滴于底部，再分别以滴管加入 A、B 和 O 型 5% 试剂红细胞悬液 1 滴混匀。③立即以 1 000 r/min 离心 1 分钟。④将试管轻轻摇动，使沉于管底的红细胞浮起，先以肉眼观察有无凝集（或溶血）现象，如肉眼不见凝集，应将反应物倒在玻片上，再以低倍镜检查。⑤观察结果时，既要看有无凝集，更要注意凝集强度，此有助于 A、B 亚型以及类 B 或 cisAB 的发现。

玻片法：①取清洁玻片一张（或白瓷板一块），用蜡笔划成方格，标明抗 A、抗 B 和抗 A、B，分别用滴管滴加抗 A、抗 B 和抗 A、B 分型血清 1 滴，再加受检者 5% 红细胞悬液 1 滴，混合。②另取洁净玻片一张（或白瓷板一块），标明 A 细胞、B 细胞和 O 型细胞，分别加红细胞悬液 1 滴。③将玻片（或白瓷板）不断轻轻转动（室温 18 ~ 22℃），使血清与细胞充分混匀连续约 15 分钟，以肉眼观察有无凝集（或溶血）反应。如以玻片做试验时，也可用低倍镜观察结果。

ABO 血型试验结果的判断：见表 3 - 1。

表 3-1　ABO 血型正反定型结果

| 分型血清 + 受检者红细胞 | | | 受检者血型 | 受检者血清 + 试剂红细胞 | | |
抗 A、B	抗 A	抗 B		O 细胞	A 细胞	B 细胞
+	+	-	A	-	-	+
+	-	+	B	-	+	-
-	-	-	O	-	+	+
+	+	+	AB			-

正反定型不一致的原因常见于：一般有技术问题或红细胞和血清本身问题，常见以下几种原因：

①分型血清效价太低、亲和力不强。

②红细胞悬液过浓或过淡，抗原抗体比例不适当，使反应不明显误判为阴性反应。

③受检者红细胞上抗原位点过少（如亚型）或抗原性减弱（如白血病或恶性肿瘤）等。

④受检者血清蛋白紊乱（高球蛋白血病）或试验时温度过高，常引起细胞呈缗钱状排列。

⑤受检者血清中缺乏应有的抗 A 或抗 B 抗体，如丙种球蛋白缺乏症。

⑥各种原因引起的红细胞溶解，误判为不凝集，部分溶血时，可溶性血型物质中和了相应的抗体。

⑦有细菌污染或遗传因素引起多凝集或全凝集。

⑧血清中有意外抗体，如自身抗 I，常干扰定型。

⑨老年人血清中抗体水平大幅度下降。

2）交叉配血试验：交叉配血是在输血前必做的试验，其做法系使供血者红细胞与受血者血清反应（主侧交叉配血）和受血者红细胞与供血者血清反应（次侧交叉配血），观察两者是否出现凝集的试验。其目的是检查受血者与供血者是否存在血型抗原与抗体不合情况。

交叉配血中最重要的是 ABO 血型配合，必须 ABO 血型相同，且交叉配血无凝集才能输血。多年来一直沿用室温盐水配血法，这种方法的主要缺点是只能检查出不相配合的完全抗体，而不能检查出不相配合的不完全抗体，所以仅可以满足大部分输血者 ABO 血型配血要求。而除 ABO 系统以外的其他血型系统的抗体或多次接受输血患者及多次妊娠的妇女产生的抗体绝大多数为 IgG，在盐水介质中不能凝集红细胞。检查不完全抗体常用方法有抗人球蛋白法、蛋白酶法及胶体介质法等，这些方法也还存在某些缺点。为了输血安全及操作方便，必须改良配血方法。最近提出的用聚凝胺配制的试剂可以检查出 IgM 与 IgG 两种性质的抗体，能发现可引起溶血性输血反应的绝大多数抗体。

5. ABO 血型系统的临床意义

1）输血：血液是人类赖以生存的重要成分。循环血量不足或血细胞的减少（大失血或贫血）均会发生临床症状，甚至危及生命，此时输血是治疗与抢救生命的重要措施。输血前必须检查血型，选择血型相同的供血者，进行交叉配血完全相合才能输血。

2）母婴 ABO 血型不合引起的新生儿溶血病，主要是依靠血型血清学检查来诊断。

3）器官移植时受者与供者也必须 ABO 血型相符合才能移植，血型不符极易引起急性排异反应，导致移植失败。

4）ABO 血型与疾病之间的联系也有一些报道，某些看来与造血系统无关的疾病实际上可能与红细胞血型抗原有关，但这方面的临床实用意义不大。

（五）Rh 血型系统

Levine 和 Stetson 于 1939 年在一例新生儿溶血病的胎儿母亲的血清中，发现了一种抗体，当她输入 ABO 血型相同丈夫的血液后，不料产生了严重的溶血性输血反应。于是进一步用她的血清与其他 ABO 血型相同的血液做试验，结果该抗体能凝集约 80% 的 ABO 配合的供体血液。1940 年 Landsteiner 和 Wiener 以恒河猴的红细胞免疫家兔和豚鼠，发现产生的抗体能凝集猴红细胞以及大约 85% 的供体红细胞。他们把被这种抗恒河猴抗体凝集的红细胞称为 Rh 阳性，其余 15% 不凝集的红细胞称为 Rh 阴性。Wiener 和 Peters 在 1940 年指出，抗 Rh 抗体可以在输过 ABO 血型相容的人的血清中发现。Levine 等又发现胎母之间的 Rh 血型不合，能引起新生儿溶血病。从此对 Rh 血型系的研究逐渐广泛和深入。事实上，后来证明了家兔抗 rhesus 的血清与人的抗 Rh 血清并不相同，但人们始终称人的抗体为抗 Rh，为尊重 Landsteiner 和 Wiener 的发现，将家兔抗 rhesus 抗体称为抗 LW。

人们现在称抗 Rh 抗体为抗 D，相应的抗原为 D 抗原，红细胞上缺乏 D 抗原的人是 Rh 阴性，有 D 抗原的人为 Rh 阳性。自发现了抗 D 后，又发现了抗 D 以外的一些抗体，如现称为抗 C、抗 E、抗 c 和抗 e 等，它们既能与一部分 Rh 阳性红细胞起反应。又能与一部分 Rh 阴性红细胞起反应，逐渐证实了存在相对应于这些抗体的抗原所形成的复杂的血型系，现称为 Rh 型系，该血型系在输血治疗和胎母免疫引起的新生儿溶血病的临床医学中，已被证实有很重要的意义。

1. Rh 血型的遗传及命名

当最初的抗 Rh 抗体（现称抗 D）发现后不久，有学者又发现了几种非典型的抗体。而遇到一些较为复杂的反应，有些抗体仅同一部分 Rh 阴性红细胞发生反应，同时也与一部分 Rh 阳性红细胞发生反应（现称抗 C、抗 E 等）。1944 年，Fisher 在 Race 协助下，根据上述各种抗体对多数红细胞的反应情况，从统计学的角度进行详尽地分析，并提出费雷理论。目前对 Rh 血型遗传的另一对立学说为 Wiener 理论。此外，还有 Rosenfield 的数字命名法。

由于 Rh 血型系的复杂性，目前存在三种命名法，其中两种是根据不同的遗传学。

CDE 命名法由 Fisher 和 Race 提出，认为 Rh 基因是三个基因的复合物，每条染色体上有三个基因位点相互连锁，每个基因决定一个抗原，基因和基因产物使用相同的名称。列出了 Fisher 和 Race 假说的主要 Rh 基因或基因复合物及其产物。

Rasenficla 等根据表型提出了数字命名法。将抗原按数字编号，红细胞上有某抗原的用正数表示，缺乏某抗原用负数表示。ISBT 红细胞抗原命名专业组对数字命名法做了肯定和规范。列出各种细胞用 5 种抗血清检查的反应结果，并用三种命名法表示表型。

2. Rh 表型及基因型

依据 Fisher – Race 的理论，Rh 血型里应有 6 种抗体，但抗 D 抗体至今还未发现。目前常用 5 种 Rh 抗血清与受检者红细胞做凝集试验。但若没有抗 e（或抗 c）血清，通常用 4 种抗血清可检查 Rh 系统血型，一般常用抗 C、抗 c、抗 D 及抗 E。

3. Rh 抗原与抗体

1）Rh 血型的抗原：Rh 血型抗原的强度仅次于 ABO 血型的 A、B 抗原。Rh 血型阴性的人有 50% ~75% 通过输血治疗或妊娠可使红细胞上 D 抗原免疫而产生抗 D。Rh 血型抗原中，抗原的强度依次为 D > E > C > c > e，都显示剂量效应，即遗传方式上，同质结合子比异质结合子强。

Rh 系统有许多复合抗原，如 CD（Rh22）、ce（f 或 Rh6）、Ce（Rh7）及 cE（Rh27）。这些复合抗原与抗 CE 血清反应时，C 和 E 必须同在一个染色体上方显凝集。抗 CE 对于 CDE 或 CdE 均显凝集，而对于 cDE 或 CDe、cdE 或 Cde 均不显凝集。有的血清，则 c、e 在一个染色体上即发生凝集，而 c、e 不在一个染色体上时就不起作用，这种现象称为位置效应（表 3 – 2）。

表 3 – 2 抗 ce、CE、cE 的位置效应

红细胞	抗 ce	抗 Ce	抗 CE	抗 cE
Cde/cDE 或 Cde/cdE	–	+	–	+
CDE/cDe 或 CdE/cde	+	–	+	–

2）Rh 血型抗体：绝大多数 Rh 抗体是免疫抗体，可以通过输血治疗和妊娠后产生。一般在初次免疫后 2 ~6 个月出现。对 Rh（D）初次免疫的人，经过再次免疫后，在 3 周内抗体浓度可达高峰。但也有约 30% 的 Rh 阴性的人，经 Rh 阳性抗原免疫后仍不产生抗 D，这些免疫抗体属于 IgG 或 IgM。

Rh 阴性血型者，通过接受 Rh 阳性血液，一般约有 50% 者可经输血免疫产生抗 D 抗体。临床常见的几种 Rh 抗体如下：

1）抗 D 抗体：抗 D 抗体是最为常见的抗 Rh 抗体，有 IgM 和 IgG 两种抗体。Rh 阴性者或弱 D（D"）型可通过输血或妊娠而产生。

2）抗 C 抗体：纯粹的抗 C 血清，需要由表现型 ccDEe 型或 ccDEE 的人血清制备。

3）抗 E 抗体：有时可天然产生，在室温中反应较好，但常见的是免疫抗体，最适温度为 37℃。

4）抗 c 抗体：抗 c 抗体单独存在非常少见，多为 cE、ce 等复合体。抗 c 抗体常见于 D 阳性人的血清里，因为 D 阴性的人缺 c 抗原，故产生抗 c 抗体的机会就很少。本抗体通常由表现型 CDe/CDe 的人血清制备。

5）抗 e 抗体：单独存在也很少见到，是很稀有的抗体，因为缺乏 e 抗原的人占的百分比比较小，所以绝大多数人不能产生抗 e 抗体。

4. Rh 血型的变异型

D" 和部分 D：

D" 这个名词首先是由 Stratton 在 1946 年发现一个 D 抗原只与少数抗 D 血清起反应而得来的。D" 曾被细分为"高效级"和"低效级"D"，"高效级"D" 是指 D 抗原可被一些抗 D 直接凝集，而"低效级"D" 是指只能通过抗球蛋白试验才能检出的 D 抗原。

D" 被认为纯粹是 D 抗原的量的变化，即每个红细胞上正常 D 抗原位点单纯性地减少。因此，本质上是没有 D" 抗原和抗 D" 的。所以在 1990 年，D" 的术语被弱 D 所替代。

5. Rh 血型系统鉴定

虽然 Rh 血型系统中有许多抗原，但常规只用抗 D 血清检查有无 D 抗原，粗略地分为 Rh 阳性及阴性两类。当有特殊需要，如家系调查、父母权鉴定、配血不合等情况时才需用抗 C、抗 c、抗 E、抗 e 等标准血清，做全部表型测定。鉴定所采用的方法，依抗体的性质而定，如系完全抗体可用生理盐水凝集试验；如系不完全抗体则应用胶体介质法、木瓜酶（或菠萝蛋白酶）法或抗人球蛋白法进行检查。

6. 临床意义

Rh 血型系统是除 ABO 血型系统以外第二重要的系统，它可以引起溶血性输血反应和新生儿溶血病。

1）RH 血型与输血：Rh 阴性患者如果输入了 Rh 阳性血液，就会刺激患者产生免疫性抗体，2~5 个月抗体即可在患者的血浆中检出，当第二次接受 Rh 阳性血液时，因患者体内已有相应抗体，即可发生严重的溶血反应。Rh 阴性妇女如果孕育过 Rh 阳性胎儿，当接受 Rh 阳性血液时有可能发生溶血性输血反应。据调查，白种人 Rh 阴性约占 15%，我国汉族人中 Rh 阴性不到 1%，少数民族中 Rh 阴性比例有的较高，苗族为 12.3%，塔塔尔族为 15.81%，所以在输血时应格外注意 Rh 血型问题。

2）Rh 血型与新生儿溶血病：Rh 阴性母亲孕育了 Rh 阳性胎儿后，胎儿的红细胞在胎盘屏障有小的渗漏时，可进入母体，刺激母体产生免疫性抗体，此种抗体因分子量小，可通过胎盘进入胎儿体内破坏胎儿的红细胞。第一胎时因免疫性抗体效价较低多不发生溶血反应，但再次妊娠后，免疫性抗体的效价会进一步上升而导致新生儿溶血。如果 Rh 阴性产妇曾接受过 Rh 阳性血液，那么在第一次孕育 Rh 阳性胎儿时就可能发生新生儿溶血。

二、其他血型系统

（一）白细胞抗原系统

白细胞抗原可分为白细胞本身特有的以及与其他血液成分共有的两大类，后者包括 HLA 抗原及某些红细胞血型抗原。

HLA 是 1954 年 Dausset 首先在人类白细胞上发现的，称为人类白细胞抗原（HLA）。HLA 系统是人类最主要的组织相容复合物（MHC），这些抗原不仅是白细胞特有，而且存于其他许多组织上，在调节抗体免疫反应、破坏表达外来抗原的靶细胞方面有重要作用。HLA 又称移植抗原，通过 HLA 配型能提高移植物的存活率，它作为一种遗传标记已用于有关疾病及人类遗传学的研究。在临床输血学中，对 HLA 的研究有助于提高成分输血的疗效及防止输血反应。总之，HLA 的研究已广泛应用于基础医学、临床医学、预防医学、法医学、社会医学等诸方面。

（二）血小板抗原及抗体

人类血小板表面具有复杂的血型抗原，这些抗原是由遗传因素决定的，通常分为血小板非特异性和特异性抗原。非特异性抗原与红细胞血型、HLA 抗原有关；特异性抗原由血小板特有的抗原决定族组成，表现出血小板独特的遗传多态性，不存在于其他细胞和组织。

给患者反复输注血小板，可于血清中产生血小板同种抗体，当输入血小板后，可产生抗原体的免疫反应症状，输入的血小板也会迅速破坏。血小板产生的抗体主要是针对血小板特异抗原和 HLA 抗原，反应严重时可产生输血后血小板减少症，或称输血后紫癜。新生儿患者可发生一种新生儿免疫性血小板减少症，系由胎儿与母亲血小板型不合所致，类似新生儿溶血病之发病机制。

（王珊）

第二节　成分输血

成分输血是用物理的或化学的方法把全血分离制备成各种较浓和较纯的制品以供临床输用。血液成分包括血细胞成分和血浆成分等。血细胞成分有红细胞、白细胞、血小板；血浆成分有清蛋白、免疫球蛋白以及其他凝血因子。本节主要叙述用物理方法根据血细胞在血液中比重不同制备的各种血液成分，包括红细胞、白细胞、血小板、血浆和冷沉淀等类制品。随着科学的发展和技术的进步，血液成分制备方法目前可分为两种，一种为手工制备；另一种是用血细胞分离机从单一献血者采集高度浓缩的某种成分，而将其他成分回输给献血者。

目前临床上各种血液成分制剂的应用主要是对缺少的血液成分进行补充，仅仅是一种替代性疗法。近年来，临床实践表明血液成分制剂也可用于疾病的治疗，即非替代性输血，例如：①输血能改善和提高肾移植的存活率；②大剂量静脉输注免疫球蛋白对输血后紫癜和自身免疫性中性粒细胞减少症有一定疗效；③采用输血浆治疗溶血性尿毒综合征（HUS）也可获得较满意的疗效。

一、红细胞制品

（一）浓缩红细胞、洗涤红细胞、冰冻红细胞

1. 浓缩红细胞（也称压积红细胞）

细胞体积占 70% ~75%，仍含少量血浆，可直接输用，也可加等渗盐水配成红细胞悬液备用。主要用于血容量正常而须补充红细胞的贫血。如长期慢性贫血，特别是老

年人或合并有心功能不全的贫血患者以及儿童慢性贫血、多次输血后产生白细胞凝集抗体而有发热反应的贫血。浓缩红细胞分离后应在 24 小时内使用。

2. 洗涤红细胞

红细胞经等渗盐水洗涤 3 次后，再加入适量等渗盐水，含抗体物质少，适用于脏器移植术后患者、尿毒症以及血液透析后高血钾的患者。

3. 冰冻红细胞

可长期保存，为稀有血型者保存部分红细胞和已被致敏及需长期输血治疗的患者。

（二）红细胞输注的指征

1. Hb 浓度

患者输血前的 Hb 浓度对决定是否输注红细胞有重要的参考价值。

1）急性贫血：Hb > 100 g/L 可以不输血；Hb < 70 g/L 应考虑输血；Hb 在 70 ~ 100 g/L 之间时根据心肺代偿功能、有无代谢率增高及年龄等因素决定输血与否。

2）慢性贫血：Hb < 60 g/L 应考虑输红细胞。

2. 其他

Hb 浓度对决定输血十分重要，但不是决定性指标，应根据具体病情综合分析判断。综合分析疾病的种类、患者的年龄及一般情况、创伤程度及外科手术过程、失血量及速度、引起贫血的原因等；有无冠状动脉疾病、充血性心力衰竭、肺部疾病、外周血管疾病及影响心排出量增加的药物治疗等情况。

（三）红细胞输注的剂量

1. 根据病情而定，成人一般输注约 7 ml/kg 全血制备的红细胞可提升 10 g/L Hb 和血细胞比容 0.03，一个 60 kg 体重的成人输注 2 U 悬浮红细胞可提升 10 g/L Hb 和血细胞比容 0.03。

2. 儿童一般输注 6 ml/kg 全血制备的红细胞可提升 10 g/L Hb 和血细胞比容 0.03。

3. 外科手术患者 Hb 达到 100 g/L 以上即可；一般病情稳定的慢性贫血患者，每 2 周输注 400 ml 全血或由其制备的红细胞，使 Hb 在 60 g/L 以上即可。

（四）红细胞输注的输注速度

1. 一般成人为 200 ml/h 或 1 ~ 3 ml/（kg·h）。

2. 心血管疾病患者及儿童患者速度应慢，以 1 ml/（kg·h）为宜。

3. 急性失血患者输注速度宜快，但开始输血速度宜慢，观察体温、脉搏、呼吸和血压，15 分钟后，如一切正常可适当加快输注速度。

二、血小板

（一）血小板输注的适应证及禁忌证

1. 适应证

血小板输注用于预防和治疗血小板减少或血小板功能缺失患者的出血症状，恢复和维持人体的正常止血和凝血功能。血小板输注并不适用于所有的血小板减少的情况，在某些情况下可能并不适宜输注血小板。

适应证如下：

1）急性血小板减少，如体外循环、大量失血、严重感染。

2）血小板功能障碍性疾病，如血小板无力症、巨大血小板综合征、血小板型血管性假血友病及药物、肝肾疾病等引起的血小板功能异常等。

3）血小板生成障碍所致的血小板减少性疾病，如再生障碍性贫血、骨髓衰竭、淋巴瘤、白血病等。

4）预防性输注血小板，如大手术、严重创伤、宫内大出血等。

5）骨髓移植或反复长期输血小板的患者。

6）大面积挤压伤所致的DIC。

2. 相对禁忌证

1）TTP：该病患者血小板计数极低，可能是由于血栓的形成造成血小板的大量消耗所致。

2）免疫性血小板减少：如原发性血小板减少性紫癜或ITP患者，体内存在血小板自体抗体，输入的血小板会很快被破坏，经常输注血小板不但效果差，而且容易引起同种免疫反应，使以后真正需要输注血小板挽救生命时产生血小板输注无效。

3）药物诱发的血小板减少和脾功能亢进、菌血症等引起的血小板减少：除非发生威胁生命的大出血，一般不输注血小板，因这类患者输注的血小板可能大量滞留在脾内或很快从循环中清除，不仅可能起不到提高患者血小板计数的作用，而且增加了发生同种免疫和其他输血不良反应的风险。

（二）血小板输注的剂量、方法和注意事项

1. 输注剂量

取决于患者输血前血小板计数和预期要达到的血小板计数以及临床情况。

2. 输注方法

1）除冰冻血小板需要冰冻保存外，其他各种血小板制品均要求在（22±2）℃连续水平振荡条件下保存。不能长时间静置，更不能放在4℃血库冰箱保存。

2）从血库或输血科取来的浓缩血小板应立即输用，输血前应轻摇血袋混匀，严格检查血小板制品中有无凝块及细菌生长等异常情况。

3）血小板输注时不能用小孔径滤器（如40 μm 滤器），这会阻滞部分血小板而影响输注效果。

4）输注血小板速度宜快，以患者可以耐受的最快速度输入。

5）要求ABO同型输注。

3. 注意事项

一般浓缩血小板内红细胞含量大于5 ml 时不会引起溶血反应，但应ABO同型相输。红细胞含量 >5 ml 时应做ABO交叉配血试验，有条件时还应做血小板血型配合试验。

（三）特殊血小板制品的临床应用

目前临床应用的特殊血小板制品有少白细胞血小板、辐照血小板和洗涤血小板等。少白细胞血小板制品是采用新型的血液成分单采机或将采集的血小板经白细胞过滤器滤除白细胞制备而成，其主要目的是为了预防非溶血性发热反应、HLA 同种免疫和嗜白细胞病毒（如 CMV、HLTV）的感染。辐照血小板和洗涤血小板是在单采血小板的基础上分别进行辐照、洗涤等处理制备而成，辐照血小板主要是为了预防输血相关性移植物抗宿主病（TA - GVHD），洗涤血小板主要用于对血浆蛋白过敏的患者。

三、粒细胞

白细胞可分为粒细胞、淋巴细胞和单核细胞，粒细胞又分为中性粒细胞、嗜酸性粒细胞和嗜碱性粒细胞。中性粒细胞是白细胞中数量最多且最重要的细胞，它起源于骨髓多能干细胞。多能干细胞经增殖分化为原始粒细胞，然后继续分化为早幼粒细胞、中幼粒细胞和晚幼粒细胞，晚幼粒细胞逐渐成熟为杆状核及分叶核粒细胞。从中幼粒细胞阶段，胞质内逐渐形成特异性颗粒，根据特异性颗粒可将粒细胞分为中性粒细胞、嗜酸性粒细胞和嗜碱性粒细胞。

（一）粒细胞输注的适应证

浓缩粒细胞输注的不良反应和并发症多，其适应证要从严掌握。一般认为，应用时要同时具备以下三个条件，且充分权衡利弊后才考虑输注，即：①中性粒细胞绝对值低于 $0.5 \times 10^9/L$；②有明确的细菌感染；③强有力的抗生素治疗 48 小时无效。另外，如果患者有粒细胞输注的适应证，但预计骨髓功能将在几天内恢复，则不需要输注粒细胞。

对于化疗、放疗、药物或毒物等因素引起骨髓抑制的粒细胞减少或缺乏患者，应在积极预防和控制感染的基础上，使用有助于恢复骨髓造血功能的细胞因子、生物或化学药物；多数患者能在短期内恢复正常的造血功能，粒细胞计数回升；应避免盲目冒险地进行粒细胞输注。

（二）输注粒细胞的剂量和方法

1. 剂量

由于粒细胞在人体内的寿命较短，一般要求每次输入的粒细胞量应大于 1.0×10^{10}。

2. 方法

一般要求每天输注 1 次，连续 4～6 天，直到感染得到控制，骨髓造血功能恢复为止。输注时，使用 Y 形标准输血器缓静脉滴注，1～2 小时输注完毕。

3. 注意事项

1）本制品输注前必须做血型交叉配合试验。

2）制备后应尽快输注，以免减低其功能。

3）如果成年患者有明确指征需要输注粒细胞时，也应尽可能选择单个供者的单采粒细胞制品，不主张使用从全血中手工分离的浓缩粒细胞制品。但对于有明确输注指征的婴幼儿患者，需要粒细胞的治疗剂量小，可考虑使用手工法制备的浓缩粒细胞制品。

（三）不良反应

1. 非溶血性输血发热反应、寒战、皮疹等，减慢输注速度到 2 ml/min，可减轻反应，严重反应时必须停止输注。

2. 病毒感染，特别是 CMV 感染和人类嗜 T 淋巴细胞病毒（HTLV）感染。

3. 肺部并发症，呼吸困难，甚至出现肺水肿，其发生率占 19%～57%。

4. 移植物抗宿主病，尤其在免疫缺陷、联合化疗或骨髓移植时。

5. 同种免疫，由于粒细胞有较强的抗原性，输后可产生同种免疫。

四、血浆

血浆是血液的非细胞成分，占全血容积的 55%～60%，含有数百种组分，其中包括水分、蛋白质、非蛋白含氮化合物、糖类、脂类和无机物等，仅蛋白质类就有 100 多种。根据血浆蛋白功能的不同可分为七类：清蛋白、免疫球蛋白、补体、凝血因子及纤溶蛋白、蛋白酶抑制物、转运蛋白和尚未确定功能的蛋白。

（一）血浆的制备

1. 新鲜液体血浆

全血采集后，于 6 小时内分离的血浆称为新鲜液体血浆，含有全部血浆蛋白质和凝血因子，并包括不稳定的 V 因子和 Ⅷ 因子。一般选用重离心力低温（4℃）离心机，以 5 000 r/min 离心 7 分钟取出血袋，将上层呈草黄色的液体移入另一空袋内即可。这种制剂适合于基层单位，原则上是立即输用，不得保存。

2. 新鲜冰冻血浆（FFP）

新鲜全血采集后，6～8 小时在 4℃ 离心后，将血浆分出，并迅速在 −30℃ 以下冰冻成块即制成，其有效期为 1 年，超过有效期可改为普通冰冻血浆，继续贮存 4 年，使用时须加以融化。

3. 普通液体血浆

全血在保存期中任何时间或过期 5 天内，经离心或自然沉淀，分出上层血浆即为普通液体血浆。该血浆保存不得超过 24 小时。这种制剂凝血因子含量较低，血浆中钾离子和血红蛋白含量均极高，易产生纤维蛋白凝块，且有细菌污染的可能，故临床使用极少。

4. 普通冰冻血浆

制备同普通液体血浆，立即于 −20℃ 以下冰箱贮存。这种制剂来源有两条途径：①普通液体血浆；②FFP 保存到期后继续冰冻保存血浆，从采血日算起，保存期为 5 年，含有稳定的凝血因子。

（二）适应证

1. 单纯凝血因子缺乏的补充，如甲型血友病缺乏 Ⅷ 因子，乙型血友病缺乏 Ⅸ 因子，当患者病情较轻时可输 FFP，当病情较重，用量较大时，最好输 Ⅷ 因子或 Ⅸ 因子制剂，可防止循环超负荷的危险，也可选用冷沉淀。

2. 肝病患者凝血功能障碍。肝病患者因凝血因子合成减少，可导致活动性出血，尤其急性肝衰竭患者发生出血，需要补充所有凝血因子，这时应用 FFP 最合适。

3. 因大量输血后出血者，大量输血后可引起稀释性血小板减少，而产生出血，凝血因子明显低下，这时应首选输注浓缩血小板，其次选用 FFP，更为合理。

4. 口服抗凝剂过量引起出血者，华法林和双香豆素这些双香豆类抗凝剂使用过量，可致 Ⅱ、Ⅶ、Ⅸ、Ⅹ 因子减少，使肝脏合成维生素 K 严重不足，而引发出血。此时应立即静脉注射维生素 K 治疗，6~12 小时无效，改为 FFP 治疗。

5. DIC 是很多疾病的一种并发症，引发大量出血，最有效的止血方法是输全血或 FFP。

6. 抗凝血酶Ⅲ（ATⅢ）缺乏，先天性或获得性 ATⅢ缺乏，均可发生出血。

7. 免疫缺陷综合征，无论是原发性或继发性免疫缺陷患者，应首选免疫球蛋白制剂治疗，也可使用 FFP 治疗。

8. 大面积烧伤者，蛋白漏出较多，引起血液浓缩症，宜选用血浆或清蛋白制剂。

9. 治疗性血浆置换术，可选用 FFP、清蛋白、晶体液作为置换液。

（三）输注血浆的禁忌证

1. 血浆过敏

对于曾经输血发生血浆蛋白过敏患者，应避免输注血浆，除非在查明过敏原因后有针对性地选择合适的血浆输注。

2. 扩容

血浆用于扩容的效果较差，临床上有许多更加安全有效的扩容制品，如代血浆、清蛋白等，因此不主张使用血浆进行扩容。

3. 补充清蛋白

对于肝硬化腹水、肾病综合征、营养不良及恶性肿瘤恶病质等患者，血浆中的清蛋白浓度低，不仅不能有效提高患者血浆清蛋白浓度，或达到减少腹水的作用，而且可能增加钠水潴留和发生输血不良反应的风险。

4. 增强免疫力

尽管血浆中含有一定量的免疫球蛋白，但并不可能通过输注血浆达到提高患者非特异性免疫力的作用，反而还可能增加存在免疫缺陷病的患者被感染风险。对于需要输注外源性免疫球蛋白患者，应选用免疫球蛋白制品。

5. 严重心肾功能不全患者

血浆有一定扩容作用，严重心功能不全或血容量低的婴幼儿患者，输注血浆后可能加重循环负荷引起心力衰竭，如果需要补充凝血因子时宜首选浓缩制品。血浆中含有一定量的蛋白，严重肾功能不全患者需要严格控制蛋白入量，盲目输注可能加重病情。

（四）剂量和方法

1. 用于补充凝血因子

剂量：10~20 ml/kg，可提高凝血因子 25%~50%，大手术或大出血患者可提高剂量至 60 ml/kg。

2. 用于维持血浆胶体渗透压、扩充血容量

一般在血容量损失 50%~80% 时输注，使血浆胶体渗透压维持在 20 mmHg* 以上（此时血浆总蛋白为 52 g/L，或血浆清蛋白为 30 g/L）。

3. 输注方法

静脉输注。

---

* 1 mmHg = 0.133 kPa。

4. 输注速度

以 5 ~ 10 ml/min 为宜。

5. 输注原则

一般同型相输（同型指 ABO、Rh 都要同型），不需交叉配血。

（五）血浆输注不良反应和注意事项

1. 不良反应

1）存在同种异体抗原和抗体问题：由于个体的遗传基因型不同，血细胞和血浆蛋白的抗原不同，输入血浆后，机体会产生相应的抗体。

2）引起过敏反应：最常见是荨麻疹和非溶血性发热反应。

3）引起心力衰竭和低钙血症：输注 FFP 剂量过大或速度过快时，可使心脏负荷过重而导致心力衰竭。由于 FFP 中含有枸橼酸盐抗凝剂，枸橼酸盐与人体血浆中的钙离子发生反应，生成枸橼酸钙而消耗了血中的钙，导致低钙血症。

4）有传播疾病的危险。

2. 注意事项

1）冰冻血浆应在 35 ~ 37℃ 恒温水箱内快速融化，边融化边摇动血袋，不能在室温下自然融化，以免大量纤维蛋白析出。

2）冰冻血浆融化后须立即输注，不可再冰冻，10℃ 放置不超过 2 小时，4℃ 保存不得超过 24 小时。

3）输入量过大、速度过快会使心脏负荷加重而致心力衰竭，心、肾功能不全者更应注意输注剂量和速度。

4）融化后的血浆为黄色、半透明，并有少量悬浮的血小板和白细胞，如果发现血浆有颜色异常、气泡、凝块时不得输注。

5）缺 IgA 的患者应选择无 IgA 的供血者血浆输注。

五、冷沉淀

冷沉淀主要成分：Ⅷ因子（比 FFP 浓缩 10 倍）、ⅩⅢ因子、Fg、纤维结合蛋白（Fn）、vWF 及Ⅸ、Ⅺ、Ⅱ、Ⅴ、Ⅹ因子等。

（一）制备、成分和保存

1. 制备

将 FFP 放入 1 ~ 6℃ 的水溶液中融化，待其融化尚剩少量冰碴时取出，在 4℃ 以 2 000 r/min 离心 15 分钟，移去上层血浆，剩下不溶解的白色沉淀物即为冷沉淀（内含少量血浆）。

2. 成分

冷沉淀含有大量的血浆凝血因子。一般国内以 200 ml 新鲜全血的血浆作为 1 个制备单位，重单位冷沉淀（20 ~ 30 ml）中含 80 ~ 120 U 因子Ⅷ，FFP 中含 20% ~ 30% 的因子Ⅻ及 40% ~ 70% 的 vWF、250 mg 左右的 Fg，还含有 Fn、免疫球蛋白及 ABO 异型凝集素等。因此，使用 ABO 血型相配的冷沉淀较为合理。

3. 保存

冷沉淀一般在 −18℃ 以下冰冻保存，有效期为 1 年。

（二）适应证

1. 主要用于儿童及成人甲型血友病患者。

2. 血管性假血友病。

3. 先天性或获得性纤维蛋白缺乏症。

4. 手术后伤口渗血。

5. 也可用于改善尿毒症患者的血小板功能。

6. 严重创伤、大面积烧伤、严重感染、白血病，以及肝功能衰竭引起的血浆 Fn 低下者。

7. DIC 等患者的治疗。

8. 凡 Fg 低于 0.8 g/L 时，可输注冷沉淀替代治疗。

（三）剂量及用法

1. 应用冷沉淀治疗血管性假血友病时，一般以每 10 kg 体重 2 U 计算，每天 1 次，3~4 天。如手术患者发生迟发性出血时，应连续输注 7~10 天。血小板型血管性血友病输注冷沉淀无效，可输注浓缩血小板。

2. 甲型血友病患者应用剂量按每袋 2 U 冷沉淀中含 FⅧ100 U 计算。一般轻度出血每千克体重可输 10~15 U；中重度出血时，每千克体重可输注 50 U。维持用药的天数视病情而定，短则 3 天，长则可达 14 天，剂量可减半。

3. FⅧ因子缺乏症患者伴有出血时，以每 10 kg 体重输 2 U，2~3 周输 1 次，即可达到止血目的。

4. 纤维蛋白缺乏症患者，成人每次输注 16 U 冷沉淀，使血中纤维蛋白原水平维持在 0.5~1.0 g/L 为宜。

冷沉淀 −30℃ 可保存 1 年，输注时，在 37℃ 环境中以最短的时间融化，一般不超过 10 分钟，以患者能耐受的最快速度输注。输注量多时，也可数袋汇总，并用生理盐水稍加稀释，经输血器输入体内。

（四）注意事项

1. 冷沉淀融化时的温度不宜超过 37℃，以免引起 FⅧ活性丧失。若冷沉淀经 37℃ 加温后仍不完全融化，提示纤维蛋白原已转变为纤维蛋白，则不能使用。

2. 由于冷沉淀在室温下放置过久可使 FⅧ活性丧失，故融化后必须尽快输用，因故未能及时输用，不应再冻存。

3. 因冷沉淀中不含凝血因子Ⅴ，一般不单独用于治疗 DIC。

六、血浆蛋白制品

（一）清蛋白制品

清蛋白是从乙型肝炎疫苗全程免疫后的健康人血浆中，用低温乙醇法或依沙吖啶法制备的。清蛋白的 pH 值多为中性，它的钠离子含量与血浆相同或略高些，但钾离子含量较低，不含防腐剂。清蛋白经 60℃、10 小时加热处理以灭活可能存在的病毒，热处理过程中加入辛酸钠或乙酰色氨酸钠作为稳定剂。清蛋白溶液相当稳定，于 2～6℃ 保存，有效期为 5 年。输注清蛋白的主要作用是维持胶体渗透压。

1. 清蛋白制品输注的适应证

1）循环血容量减少：如低血容量性休克、感染性休克、成人型呼吸窘迫综合征、烧伤等。

2）低蛋白血症：如肝移植、急性肝功能衰竭、外科手术、肠道恶性肿瘤、心脏分流术、肾病综合征等。

3）其他：如血浆交换（吉兰—巴雷综合征、新生儿红细胞增多症、新生儿高胆红素血症）、透析（血液透析、腹膜透析等）、腹水和原发性清蛋白缺乏症等。

2. 禁忌证

对输注清蛋白制品有过敏或降压反应者、心脏病、血浆清蛋白水平正常或偏高等的患者应慎用。

3. 剂量与用法

1）剂量：一般因严重烧伤或失血导致的休克，可以使用清蛋白 5～20 g，每隔 4～6 小时重复使用 1 次。在慢性肝、肾疾病导致的低清蛋白血症，可以每日注射 5～10g，直至水肿消失，人血清蛋白浓度恢复正常。

2）用法：不同厂家生产的清蛋白制品使用方法上有一定差异，使用前应仔细阅读产品说明书。一般清蛋白制品都配备有专用的稀释液，也可自行根据所需的浓度加入适量生理盐水进行配制。清蛋白的输注，一般不需要使用输血器。输注的速度应根据病情需要进行调节，需要紧急快速扩容时输注速度应较快。一般情况下，患者血容量正常或轻度减少时，5% 的清蛋白输注速度为 2～4 ml/min，25% 的清蛋白输注速度为 1 ml/min，儿童及老年患者酌情减慢。

4. 不良反应

1）热原反应：少见，临床多表现为寒战、发热，可进行对症处理；其主要原因是清蛋白生产过程中热原处理不彻底。如果输注同一批号清蛋白有多个患者出现热原反应，应通知厂家进行调查。

2）过敏反应：少见，临床多表现为皮肤瘙痒、荨麻疹，其主要原因是患者对清蛋白制品中残余的其他蛋白过敏。

3）低血压：罕见，多为一过性表现，其主要原因是清蛋白中存在激肽释放酶原激活物（PKA），激活激肽系统产生缓激肽所致。

5. 注意事项

1）不主张清蛋白用于补充营养：在一定条件下，临床上也使用清蛋白作为静脉营养剂。但是，清蛋白半衰期长（约 20 天），所含氨基酸释放缓慢，且色氨酸含量低，完全禁食的患者，输入的清蛋白也只有 45% 进入蛋白代谢库。因此，不主张常规用于静脉内补充蛋白质。

2）不主张单纯用于纠正低蛋白血症：对于肝硬化代偿期、肾病综合征等患者，不应单纯采用输注清蛋白的方法来纠正低蛋白血症。肝硬化代偿期患者无严重腹水及影响其他脏器功能时，并不需要输注清蛋白。盲目地输注清蛋白，可能抑制机体自身清蛋白的合成。肾病综合征患者，输入的清蛋白迅速从肾丢失，没有明确输注指征时也不应盲目使用。

3）不能盲目使用清蛋白扩容：急性失血引起血容量不足时，机体启动自体输液机制代偿补充血容量，将组织液动员到循环血液中，血流动力学随之发生改变，为保证重要器官血液灌注，部分组织灌注不足。如果在没有晶体盐溶液充分扩容、恢复组织灌注和纠正组织细胞脱水的情况下，先输注清蛋白、代血浆或血浆提高血浆胶体渗透压，则可以加重部分组织灌注不足和组织细胞脱水，甚至导致组织器官功能衰竭。

4）不能过量输注清蛋白：外源性清蛋白输入过量，使得血浆清蛋白浓度大于55 g/L，循环血液处于高渗状态，可导致组织细胞脱水、血容量过度增加和循环负荷过重，严重时可导致心功能衰竭。应根据病情计算患者需要的剂量和输注速度，以便减少副反应。

（二）免疫球蛋白制品

免疫球蛋白是人体接受抗原（细菌、病毒或异种蛋白质等）刺激后，由血浆细胞产生的一类具有免疫保护作用的蛋白质。它能特异地与刺激其产生的抗原结合形成抗原抗体复合物，从而阻断抗原对人体的有害作用。

免疫球蛋白分为 IgG、IgA、IgM、IgD 和 IgE 5 种。它们在血清中的含量（IgG 70%~80%、IgA 15%~20%、IgM 7%、IgD 和 IgE 极微）、分子量、沉降系数和半存活期等性质都各不相同。IgG、IgA、IgM、IgD 和 IgE 半存活期分别为 25 天、6 天、5 天、2.8 天和 1.5 天。

在血清中能发现所有类型的免疫球蛋白。血清中对于每一种免疫球蛋白的平均浓度都依年龄而发生改变，性别仅有微小变化。在出生时体内所有类型的免疫球蛋白都存在并有其功能。

目前临床上主要应用的 IgG 是由浆细胞产生的，合成速度取决于抗原的刺激，其合成率为 33 mg/（kg·d）。IgG 45%分布于血管内，55%分布在其他体液内。

1. 免疫球蛋白制品的种类

1）正常人免疫球蛋白：正常人免疫球蛋白即肌内注射免疫球蛋白（IMIG）。国内也曾称丙种球蛋白，如标签上无特殊注明者均属此种。它是从上千人份混合血浆中提纯制得的，含有多种抗体，而特异性抗体含量则因批号不同而异。国内一般应用 10% 免疫球蛋白。这种制品主要含 IgG，具有抗病毒、抗细菌和抗毒素的抗体，而 IgA 和 IgM 的含量甚微。由于正常人免疫球蛋白抗补体活性高只能供肌内注射，禁止静脉注射。

2）静脉注射免疫球蛋白（IVIG）：是采用胃酶消化、化学修饰、离子交换层析等进一步处理制备的适宜静脉输注的免疫球蛋白，多为冻干粉剂，可配置成5%或10%的溶液使用，适宜静脉注射。静脉注射IgG能使循环中的抗体水平迅速升高，同时也使运用大剂量IgG治疗某些疾病成为可能。临床上允许的 IVIG 的抗补体活性标准应≤50% CH_{50}/mg IgG。

IVIG 的主要作用是补充免疫抗体和进行免疫调节。此外对预防和治疗病毒和细菌感染也有好的效果。

3）特异性免疫球蛋白：特异性免疫球蛋白与普通免疫球蛋白的区别是原料血浆来

自己知血中有特定的抗体并且滴度较高的供者（免疫血浆），而后者是来源于大量的普通正常人血浆。特异性免疫球蛋白具有一般免疫球蛋白所有的生物学活性。由于其是预先用相应的抗原免疫供血者，然后从含有高效价的特异性抗体的血浆中制备而得，故比普通免疫球蛋白所含特异性抗体高，对某些疾病的治疗优于普通免疫球蛋白。

2. 适应证

1）原发性免疫缺陷性疾病：如抗体缺陷综合征、高 IgM 综合征、成人免疫缺陷综合征、低球蛋白血症、联合免疫缺陷综合征、侏儒症免疫缺陷和 X 染色体伴性淋巴细胞增生综合征等患者，若每年有 3 次以上呼吸道、消化道或泌尿道感染，可考虑使用免疫球蛋白制品，以帮助提高机体免疫力。

2）获得性免疫缺陷：如骨髓移植、肾移植、肝移植后以及新生儿感染、严重烧伤、白血病、多发性骨髓瘤、病毒感染等患者，可考虑使用免疫球蛋白制品，以提高机体免疫力和抗感染能力。

3）自身免疫性疾病：如 ITP、SLE、自身免疫性溶血性贫血、血小板输注无效、重症肌无力等，可大剂量注射 IVIG 进行辅助治疗，进行免疫封闭。

4）特异性被动免疫：各种特异性免疫球蛋白制品，如抗 RhD、抗乙肝、抗狂犬病、抗破伤风等特异性免疫球蛋白，可相应用于各种特殊情况下的被动免疫治疗。

5）其他疾病：IVIG 也可用于川崎病、干性角膜结膜炎综合征、小儿难治性癫痫和原因不明的习惯性流产等辅助治疗。

3. 剂量与用法

1）IMIG：仅可用于肌内注射，禁止用于静脉注射。肌内注射后吸收缓慢，在组织酶的降解作用下活性逐渐降低。临床上可根据预防和治疗的需要，给予 1 次肌内注射 0.3 ~ 0.6 g，必要时加倍。

2）IVIG：可配成 5% 或 10% 的溶液使用。剂量：100 mg/kg，每 3 ~ 4 周静脉注射 1 次，一般提高患者 IgG 水平在 2 ~ 4 g/L 即可。静脉注射开始时要低速，前 30 分钟为 0.01 ~ 0.02 ml/min，如无不良反应，可将输注速度提高到 0.02 ~ 0.04 ml/min。

3）特异性免疫球蛋白：国内常用的有抗乙肝、抗破伤风、抗 RhD 免疫球蛋白，其使用剂量可参考有关产品的说明书。

注意事项：IVIG 应单独输注，不可与其他溶液混合。输注中应仔细监视患者，特别是免疫缺陷患者的血压、脉搏、体温和呼吸等变化。IVIG 引起的反应往往发生在较快输注时，大多数是温和的，减慢速度反应可消失。

4. 不良反应与预防措施

IMIG 最常见的反应是注射部位的疼痛和硬结，也可有荨麻疹、皮肤发红、头痛和发热等。严重的全身性反应是少见的，其发生率只占 IMIG 的 1/1 000。IVIG 输注副反应率为 1% ~ 15%。主要为过敏反应和非过敏反应两类。

1）非过敏反应：IVIG 输注后 15 ~ 30 分钟发生，包括热原反应，少数病例有全身症状，肌肉痛，发冷发热，头痛，下背部疼痛，恶心呕吐，血压改变，心动过速，呼吸短促，胸部压迫感，也可能出现在输注结束，并持续数小时。此类反应可能是输注速度快，特别是开始时太快，降低输注速度可以防止发生反应。还有可能是 IgG 聚合物或免疫复合物激活补体释放过敏素或血管活性蛋白酶、炎性细胞因子以及内毒素等污染所致。

2）过敏反应：IVIG 引起的过敏反应极为罕见，但反应较严重。典型症状为输后数秒至数分钟内，患者面部潮红、呼吸急促、胸闷、低血压，甚至休克或死亡。这种情况主要发生于选择性 IgA 缺乏者，其血清中存在 IgA 的抗体。尤其是同型特异性 IgE 抗体，禁忌输注 IVIG。按反应严重性可分为三种：轻度出现于输注后 30 分钟内，表现为腰背痛、皮肤潮红和畏寒，一般可自行缓解；中度表现为支气管痉挛和喘鸣；重度则极少，见如溶血性贫血等。由于这些反应的潜在危险，在医疗实践中尤应注意。

3）其他：慢性肾功能衰竭的患者，大剂量 IVIG 输入后可能导致一过性血肌酐水平升高。透析阶段的肾功能衰竭患者，禁忌输注免疫球蛋白；动脉粥样硬化的患者，大剂量 IVIG 输入可能诱发血栓形成；可干扰疫苗接种，尤其是接种活疫苗会影响主动免疫抗体产生。故要求最后一次输注 IVIG 和疫苗接种的间隔至少应为 3～4 个月。

输注过程中出现不良反应，可以暂停输注或降低流速，大多数症状减轻或消失。或根据症状采用对症药物治疗。预先给予氢化可的松或抗组胺的药物，是消除一些不良反应的有效手段。

（三）各种凝血因子制品

在某些病理情况下，机体可以缺乏某些凝血因子而造成出血。因此，凝血因子缺陷病补充治疗应根据缺乏的凝血因子来选择特定的凝血因子浓缩剂。

目前，凝血因子浓缩剂已广泛地用于治疗先天性缺乏这些凝血因子的患者，如甲型和乙型血友病及 vWD 等。

1. 因子Ⅷ浓缩剂

因子Ⅷ（FⅧ）浓缩剂又称抗血友病球蛋白（AHG），是从 2 000～30 000 个供者的新鲜混合血浆中分离、提纯获得的冻干凝血因子浓缩剂。与冷沉淀相比，因子Ⅷ浓缩剂活性高，储存和输注方便，过敏反应少，目前的病毒灭活工艺保障了患者安全。近年来，基因重组的 FⅧ（rFⅧ）制品也开始应用于临床。

因子Ⅷ浓缩剂的适应证如下：

1）血友病 A 患者出血的治疗：所需使用的 AHG 量由以下因素决定：①患者原有的 FⅧ：C 水平；②损伤的严重程度；③出血部位；④抑制物存在与否；⑤其他止血机制是否完善；⑥患者的血浆容量。输注的间隔决定于 FⅧ 的半寿期。

2）血友病 A 患者的手术治疗：由于长期、反复的出血，血友病 A 患者往往存在诸如关节畸形、内脏血肿等并发症。在充足的 FⅧ 替代治疗情况下，手术治疗可以顺利进行。

3）vWD 的治疗：该病由于缺乏 vWF 对 FⅧ 的保护作用，导致Ⅷ：C 水平下降。FⅧ 的补充可以改善患者的止血状态。部分中纯制品，由于含有一定数量的 vWF，对 vVD 的效果更佳。

4）血友病 A 出血的预防：在小儿患者，定期给予 FⅧ 制品，可以有效地预防出血和关节病变的发生。

5）FⅧ抗体产生的治疗：各种原因导致患者体内产生针对 FⅧ 的抗体，需要大剂量的 FⅧ配合免疫抑制品进行治疗。

2. 凝血因子Ⅸ浓缩剂

凝血因子Ⅸ（FⅨ）是由人体肝脏合成的正常凝血途径中重要的凝血因子之一。FⅨ的缺乏见于各种疾病，如乙型血友病、肝衰竭等，可表现为明显的出血倾向。富含FⅨ的浓缩剂是常用的制剂之一，具有广泛的临床用途。其适应证包括乙型血友病、维生素K缺乏症、严重的肝功能不全和DIC等。对有血栓性疾病和易栓症等患者应禁用，对存在FⅨ抗体的患者也应慎用。

3. 凝血酶原复合物（PCC）

本品是混合人血浆制备而成的冻干制品，含有维生素K依赖性凝血因子Ⅱ、Ⅶ、Ⅸ和Ⅹ，并带有少量蛋白。目前制备的产品均已经病毒灭活处理，并添加肝素，以保证减少病毒的传染、DIC、血栓性栓塞并发症的发生。其主要适用于乙型血友病、先天性或获得性凝血酶原和因子Ⅱ、Ⅶ、Ⅸ、Ⅹ缺乏症、肝功能障碍导致的凝血功能紊乱等。使用前加30 ml注射用水溶解后立即快速静滴，在该品使用期间禁用氨基己酸纤溶抑制剂，以免发生血栓性栓塞并发症。

4. 纤维蛋白原制品

目前应用的纤维蛋白原制品主要有两类：注射用和外用。在我国，注射用纤维蛋白原制品主要为冻干人纤维蛋白原，适应证主要有：①先天性无或低纤维蛋白原血症；②继发性纤维蛋白原缺乏；③DIC；④原发性纤维蛋白溶解症等。

外用纤维蛋白原制品，有纤维蛋白膜、纤维蛋白泡沫或海绵、纤维蛋白胶（FS）等。目前FS在外科领域得到了广泛应用。

FS又称为纤维蛋白黏合剂，是一种由纯化并经病毒灭活的人纤维蛋白原和凝血酶所组成的复合制剂，市场上的纤维蛋白胶都由病毒灭活过的纯化的人纤维蛋白原、人凝血酶和氯化钙溶液组成。纤维蛋白原制剂中含有一定量的凝血因子ⅩⅢ。一些FS产品中还附有一定量的纤溶抑制剂牛抑肽酶，以防止纤维蛋白的过早降解。因具有不透气，不透液体，能生物降解，促进血管生长和形成，局部组织能生长和修复等优点而广泛应用于外科领域，如用于止血、封合伤口、促进伤口愈合等。

FS不能直接注入血管或组织，以免发生血管内栓塞，危及生命；也不适用于动脉大出血的止血处理；此外，含有牛抑肽酶的FS制品不适用于对异种蛋白过敏的患者。

5. 抗凝血酶（AT）

AT是体内重要的抗凝蛋白，对多个以丝氨酸蛋白酶为活性中心的凝血因子均具有抑制作用，后者在肝素存在的情况下大大加强。AT浓缩剂是采用肝素琼脂凝胶亲和层析技术从血浆中分离纯化制备的血浆蛋白制品。其适应证包括先天性AT缺乏症、外科手术、围产期、DIC和获得性AT缺乏症等。血浆AT水平正常和超过正常范围时，不必使用AT制剂，对AT制剂过敏者也应慎用。

（四）其他血浆蛋白制品

1. α_2 巨球蛋白

它是正常人血浆中的一种中等含量的血浆蛋白，含量为2～3 g/L，体内半存活期为135小时；它是纤维蛋白溶酶、凝血酶、胰蛋白酶、糜蛋白酶等多种蛋白水解酶的光谱抑制剂。它的生物活性为：①有提高动物辐射存活率，促进造血组织放射损伤后恢复再生的能力。②抑制肿瘤生长。③参与凝血与抗凝血的平衡。④清除循环中内源性及外源性蛋白水解酶的能力。

临床使用的 α_2 巨球蛋白是从健康人血浆制备的，浅黄色透明液体，蛋白浓度为 5%，每瓶装量为 5 ml，含 α_2 巨球蛋白的量相当于 200 ml 全血，适用于治疗放射性损伤，包括放射性皮肤溃疡、放射性脊髓病和放射性纤维性病变等。一次深部肌内注射 5ml，第一个月隔日 1 次，其后每周 1~2 次，疗程视实际情况而定。

2. Fn

它是一种高分子的糖蛋白，是目前已知的最重要的调理蛋白之一，能与衰老细胞、组织碎片、纤维蛋白复合物、纤维蛋白、细菌等结合，并促进巨噬细胞吞噬这些颗粒性物质。它在血浆中含量为 0.3 g/L，半衰期为 72 小时。Fn 注射液可耐受 60℃，10 小时加热，无传播肝炎的危险，在临床可用于治疗败血症、DIC、严重烧伤、急性呼吸窘迫综合征、肝功能衰竭等获得性 Fn 缺乏症，通过调理作用清除循环中的外来物、疱疹性角膜炎所致的上皮损伤、异体骨髓移植等。

3. α_1 – AT

α_1 – AT 是一种相对分子量为 52 000 的糖蛋白，其主要生理功能是抑制中性粒细胞弹性酶。其制剂主要用于治疗 α_1 – AT 缺乏患者。最常用的方法是静脉注射。目前，还采用人血浆 α_1 – AT 喷雾治疗。

4. 其他

目前，正在临床应用的制品还有：Cl – 酯酶抑制剂被用于治疗遗传性血管神经性水肿；α_1 – AT 被用于治疗肺气肿；转铁蛋白被用于治疗先天性无转铁蛋白血症、缺铁性贫血和抗感染。还有蛋白 C 浓缩剂等，在临床上也有相应适应证。

（邹红霞）

第三节 输血并发症及其防治

输血可发生各种不良反应和并发症，严重者甚至危及生命。但是，只要严格掌握输血指征，遵守输血操作规程，大多数的输血并发症是可以预防的。

一、溶血性输血反应

主要因输注异型血而引起。血型是按照红细胞表面是否存在某种特殊的抗原来划分的。目前已发现人类红细胞上抗原有 400 多种，据此将血型划分为 20 多种。其中以 ABO 血型系统和 Rh 血型系统最为重要。ABO 血型不合输血引起的溶血反应最严重，其次为 Rh 血型不合。

（一）溶血反应的分类

根据破坏的红细胞不同，溶血反应可分成两类：

1. 输入红细胞的溶血反应

①即刻反应：输血后即刻（输入 10～15 ml）出现严重的溶血反应，以 ABO 血型不相容最为常见。②延迟性反应：输血不相容后 1～2 周，才发现溶血反应。常发生在过去曾输过血或妊娠后体内已形成抗体的患者，特别是 Rh 阴性患者接受过 Rh 阳性血后，或 Rh 阴性母亲怀有 Rh 阳性胎儿后，体内产生 Rh 抗体，再次输注 Rh 阳性血时，引起记忆反应，造成红细胞破坏。

2. 受血者红细胞的溶血反应

输入的血液中含有抗受血者红细胞表面抗原的抗体，输血后引起受血者红细胞的破坏，如 O 型血输给 A、B 或 AB 型患者。由于输入抗体被患者血浆稀释，每个红细胞只被少量抗体包围，所以红细胞破坏少，出现的输血反应较轻。

（二）溶血反应发生机制

不相容血型的血输入后，抗体与红细胞表面抗原结合，继而激活补体系统，引起红细胞膜破坏，血红蛋白释放，并引起一系列变化：①红细胞破坏后，血红蛋白大量释放，出现溶血性黄疸。②激活内源性凝血系统、血小板和白细胞，触发 DIC。③大量血红蛋白在肾小管内沉积堵塞，加之休克、脱水、DIC 等引起肾血流量减少，肾小球滤过率降低。抗原抗体反应激活某些血管活性物质，引起肾皮质微循环血管收缩，血液淤滞形成纤维蛋白栓塞，导致急性肾功能衰竭。④大量红细胞破坏而出现贫血。

（三）临床表现

症状轻重取决于溶血程度。一般输入 10～15 ml 异型血液即可产生症状，严重时可短期内引起死亡。典型症状是在输入少量血液后，突然感到头痛、头胀、心前区紧迫感、腰背部剧痛，很快出现寒战、高热、恶心、呕吐、呼吸急促，患者焦虑不安，继之大汗淋漓、面色苍白、皮肤潮冷，转入休克。严重者很快昏迷死亡。如休克得到有效救治，则患者可出现黄疸、血红蛋白尿以及急性肾功能衰竭的表现。

溶血性反应诊断并无困难，溶血后组胺样物质释放，腰背部剧痛和心前区紧迫感是早期症状，要特别警惕。全麻下有不能解释的手术区渗血及低血压，应首先想到溶血性反应的可能，可立即抽血观察血浆颜色。输血后很快出现血红蛋白尿，亦为溶血性输血反应的重要依据。当怀疑有溶血反应时，应立即停止输血，核对血型并重新做交叉配血试验。

（四）处理

1. 一般处理

发现或可疑有溶血反应，应立即停止输血，更换全部输血器，即使是残余少量不合血也应避免输入，并严密观察体温、血压、脉搏、尿色、尿量和出血倾向。

2. 维持血容量，防止休克的发生和发展

1）立即皮下或肌内注射肾上腺素 0.5～1 mg，必要时可将肾上腺素 0.1～0.5 mg 加入生理盐水 10 ml 中静脉注射。或肌注或静注地塞米松 5 mg。

2）血容量不足时可首先补充血容量，一般可输血浆、右旋糖酐或 5% 清蛋白液来补充血容量，以维持血压。

3）低血压时，如无血容量不足，可酌情使用升压药，一般选用多巴胺 20～60 mg 加于 5% 葡萄糖液 500 ml 中静滴。禁用能使肾动脉强烈收缩的升压药如去甲肾上腺素和血管紧张素等。

4）当溶血原因已查明时，可输同型新鲜血液，以补充凝血因子及纠正溶血性贫血。

3. 保护肾功能

由于抗原抗体反应，血循环中过量的游离血红蛋白、低血压、尿 pH 值减低等原因，引起肾皮质微循环血管收缩，血流淤滞，形成纤维蛋白栓塞等，可致肾小管缺血、坏死，进而引起急性肾功能衰竭。因此，保护肾功能是抢救重点之一。

1）应用渗透性强效利尿剂：在补充血容量，血压稳定的情况下，一般先用 20% 甘露醇 250 ml 快速滴注，15～30 分钟内滴完，如 2 小时后尿量不足 100 ml，可再注射一次。若尿量每小时少于 10 ml，且其原因与血容量不足有关，则应先纠正血容量，再给 20% 甘露醇 250 ml，于 30 分钟内输完。甘露醇可每 4～6 小时注射一次，若 24 小时内仍无尿或少尿，则不应再用，以防水中毒。还可应用利尿合剂（普鲁卡因 1 g、氨茶碱 0.25 g、维生素 C 3 g、25% 葡萄糖液 500 ml）、呋塞米、依他尼酸钠等利尿药物。

2）碱化尿液：以 5% 碳酸氢钠 200～250 ml，静脉点滴，24 小时可达 1 000 ml，甚至尿液碱化（pH 值 8～9），以防血红蛋白在肾小管内沉积及防治代谢性酸中毒。但应注意勿过量，以免引起中毒和肺水肿。

3）输血、补液、维持血容量。

4）硬膜外浸润麻醉亦具有增加肾血流量之作用。

4. 肾上腺皮质激素的应用

不可作为常规治疗药物，只有在休克期，可大量应用数日，一般不超过 3 天。

5. 防止 DIC

如前所述，红细胞大量破坏，磷脂类物质及抗原抗体复合物能始动凝血，引起 DIC，使血液凝固性增高，且可促进肾功能衰竭。因此，临床上应注意观察有无 DIC 的各种症状、体征，并做有关实验室检查，避免 DIC 病理过程进一步发展。若患者创面及皮肤广泛出血，又有 DIC 消耗性低凝血期的实验室证据，则在应用肝素、低分子右旋糖酐、双嘧达莫静脉滴注的同时，输入血浆或全血，以补充凝血因子。若有继发性纤溶的实验室证据，则加用抑制纤溶药物。

6. 肾功能衰竭的治疗

1）应准确记录出入液体量，严格限制水的摄入，纠正水、电解质紊乱。

2）休克期度过后，后期如有尿闭、氮质血症或高血钾等肾功能不全症状出现，治疗重点在于促进肾功能恢复。①少尿期限制水分摄入，每日补液量控制在 800 ml 左右。②注意纠正水、电解质和酸碱平衡的紊乱等。

二、发热反应

发热反应为最常见的输血不良反应。多发生于反复输血或多次妊娠的受血者，体内产生抗白细胞或血小板抗体引起的免疫反应为其主要原因，一些细胞因子包括白介素（IL）–1、IL–6、IL–8，肿瘤坏死因子（TNF）–α等起增强或协同作用。患者的相关情况如代谢速度、受体表达、抗细胞因子抗体等，在非溶血性发热反应（NHFTR）的发生中也是一个重要因素。临床一般表现为寒战、高热、皮肤潮红、头痛等，有时伴有恶心或呕吐，症状多在输血后1小时发生，持续1~2小时自行消退。但其他输血反应有时也可首先表现为发热。

预防有赖于严格执行无致热原技术与消毒技术，对已有多次输血史者输血前可肌注哌替啶50 mg或异丙嗪25 mg，或选用洗涤红细胞，也可采用一次性去白细胞输血器移除大多数粒细胞和单核细胞。如已出现发热反应时要立即减慢输血速度，严重者应停止输血，并适当应用退热药物，如阿司匹林等。

三、过敏反应

受血者在仅输入了几毫升血或血浆后出现咳嗽、支气管痉挛、呼吸窘迫、过敏性休克等症状，受血者或献血员常有过敏史。

1. 发生原因

受血者为过敏体质，体内有反应素，输入的血液中含有受血者敏感的反应原。或献血员血浆中含有过敏性抗体（如青霉素抗体），经输血进入受血者体内，使受血者（如正在用青霉素）发生过敏反应。也可见于血浆中缺乏IsA的受血者，因输血产生相应抗体，当再次输血时可发生过敏反应。

2. 处理办法

停止输血，注射抗过敏药。对多次输血有过敏反应者，改输洗涤红细胞或少白细胞的红细胞，输前口服或肌注抗过敏药。

四、细菌污染反应

血液在体外被细菌污染，或由于其他原因使细菌随输血而进入受血者体内，引起一系列反应，严重者输入少量血（10 ml）即可发生寒战、发热、显著低血压、腹痛、恶心、呕吐、腹泻、感染性休克、DIC，甚至死亡。感染性休克病死率较高，可在50%以上，反应轻重与细菌量、类别有关。一次性塑料输血袋的应用使得细菌污染的反应减少，但是输注贮存于室温的血小板浓缩剂时要特别注意防止细菌污染。

五、大量输血后的并发症

主要有循环负荷过重、空气栓塞、酸碱平衡失调、枸橼酸盐中毒、高钾血症、含铁血黄素沉着和出血倾向等。酸碱平衡失调主要原因是输入大量的库存血，导致酸中毒。枸橼酸盐中毒和高钾血症主要原因是在大量输血的同时大量输入了枸橼酸盐和钾。由于患者肝功能不全、持久休克或处在低温麻醉下，枸橼酸盐不能及时代谢，则与钙结合，而使血钙减少，导致血压下降、手足抽搐、心律失常、震颤，甚至心跳停止。由于库血中 K^+ 增多，可导致心肌功能障碍或产生心搏骤停的严重后果。出血倾向主要有两个原因所致：①抗原抗体反应激活凝血系统，引发DIC。②因库血中缺乏有活性的血小板及因子 V、因子Ⅷ和因子Ⅺ，导致出血倾向。

（胡影）

第四节 输血相关传染病

输血相关疾病，又称输血传播的疾病，或输血传染病，是指受血者通过输入含病原体的血液或血液制品而引起的疾病。输血相关疾病一般有明显的症状和体征。如果只是病原体存在于体内，而受血者无明显症状与体征时，此种状态称病原体携带状态，或输血传播的感染，或输血相关感染。受血者此时为无症状病原体携带者。广义上讲，输血相关感染应包含输血相关疾病和无症状感染。由于输血相关疾病和输血相关感染的检测方法相同，有时临床上也难以严格区分。

一、输血相关传染病的种类

通过输血传播的疾病与感染已知有 20 多种，其中最严重的是艾滋病、乙型肝炎和丙型肝炎。输血相关传染病的病原体及其引起的相关疾病如下（表 3 - 3）。

表 3 - 3 输血相关疾病与病原体

病原体名称	英文简称	引起的输血相关疾病或感染
乙型肝炎病毒	HBV	乙型肝炎，HBV 感染
丙型肝炎病毒	HCV	丙型肝炎，HCV 感染
丁型肝炎病毒	HDV	丁型肝炎，HDV 感染
人类免疫缺陷病毒 1 型和 2 型	HIV - 1/2	艾滋病，HIV 感染
人类嗜 T 淋巴细胞病毒 Ⅰ型和Ⅱ型	HIV - Ⅰ/Ⅱ	成人 T 细胞白血病/T 淋巴瘤（ATL）和 HTLV - T 相关脊髓病（HAM）/热带痉挛性下肢瘫（TSP）
梅毒螺旋体	TP	梅毒
巨细胞病毒	CMV	巨细胞病毒感染（CMV 感染）
Epstein - Barr 病毒	EBV	传染性单核细胞增多症，EBV 感染
人类微小病毒 B19	HPV B19	再生障碍性贫血危象，传染性红斑，胎儿肝病
疟原虫	PLD	疟疾
西尼罗病毒	WNV	西尼罗病毒病、西尼罗热
埃博拉病毒	Ebola Virus	埃博拉出血热
变异克雅病朊毒体	Prp	变异克雅病、人类疯牛病

二、输血相关疾病的预防和控制

（一）严格筛选献血者

包括对献血者的既往医学史调查，一般体格检查和严格的血液检验。在调查询问中，应特点注意排除高危人群献血。血液检验涉及输血相关疾病的一些项目，我国目前规定有：乙型肝炎表面抗原（HBsAg），丙型肝炎病毒抗体（抗－HCV），艾滋病病毒抗体（抗－HIV），梅毒试验和丙氨酸氨基转移酶（ALT）共5项。随着科学技术的发展，今后还将增加一些检验项目，如 HBV、HCV 与 HIV 的核酸检测等。

（二）加强采血和血液制品制备的无菌技术操作

采血、血液成分制备和血浆蛋白分离过程复杂，发生细菌和病毒污染的机会很多，一定要严格按照技术操作规程进行。国家有关部门、中国药品生物制品检定所和全国血液质量管理委员会均颁布了一些有关输血方面的技术标准，必须遵循。

（三）对血液制品进行病毒灭活

对血液制品的病毒灭活是保证输血安全的另一道防线。虽然对献血者严格筛选和血液加工中严格操作，可大大提高血液质量和安全度，但不能完全控制病毒传播。对血液制品进行病毒灭活，可以最大限度上保证输血安全。现有资料表明，人血白蛋白经60℃、10 小时加热可灭活病毒，无传播肝炎的危险性。Cohn 氏低温乙醇法制备的 IMIG 一般也无传播肝炎的危险性。

（四）严格掌握输血适应证

输血有可能发生一系列不良反应与相关疾病的传播，要严格掌握输血适应证。在确定需要输血时要选择适当的血液成分或血液制品。一般认为自身输血是比较安全的，应当提倡。经验证明，保存血比新鲜血安全，例如4℃保存72 小时以上的血无传播梅毒危险，4℃保存2 周以上的血，也可减少疟疾和 HTLV 感染传播的危险。

（五）加强消毒和工作人员的自身防护

在医疗卫生防疫部门和输血系统工作的人员，特别是直接参加实验、手术、创伤处理和直接接触病原体的工作人员应特别注意自身保护，除了注意穿防护衣，戴防护镜、手套和防止尖锐物体刺伤外，应加强工作室和器械消毒工作，做好污染的废弃物处理。这不仅是为了保护工作人员自身，也是为了保护其他人，如献血者、受血者和周围人员。

消毒效果受很多因素的影响，如微生物的种类与污染程度，消毒剂的种类与剂量，消毒时的温度、湿度、酸碱度，干扰物质的存在与否，消毒物品的穿透条件等，应充分了解这些因素，以提高消毒效果。

（邹红霞）

第四章 骨髓细胞形态学检查

骨髓是人体重要造血器官。细胞形态学主要研究血细胞量与质的变化，从而诊断与造血系统有关的疾病。临床上凡遇无名热、恶病质、体重锐减、出血倾向、血细胞明显增多、减少或形态异常、不明原因之肝脾淋巴结肿大，以及怀疑有原虫病等，均可通过骨髓细胞形态学检查，提供诊断及鉴别诊断依据。

目前认为，人的各种血细胞均起源于骨髓中生成的全能造血干细胞（THSC）。它是造血组织中一类目前尚无形态学特征描述的功能细胞，具有高度自我更新能力且具有多向分化的能力，在一定条件下可分化成骨髓系多能干细胞（MPSC）和淋巴系多能干细胞（LPSC）。多能干细胞在细胞系特异性的造血调控因子的参与调控下，还可向各系列祖细胞分化，然后经过增殖、发育和成熟，成为形态上可分辨的各系血细胞。

第一节　血细胞形态

一、血细胞的生成、发育规律

（一）血细胞的生成

血细胞的生成过程可划分为 3 个连续的阶段，即造血干细胞、造血祖细胞和形态学上可辨认的各系原始幼稚细胞阶段，然后进一步成熟为具有特定功能的各系血细胞终末细胞。造血干细胞包括全能干细胞（TSC），以及由其分化的骨髓系干细胞和淋巴系干细胞。干细胞的增殖和分化受到造血微环境、造血细胞生长因子和白细胞介素，以及神经和体液因子的调控，其中造血微环境的调控占重要地位。在具有细胞系特异性的造血生长因子的参与调控下，诱导干细胞向各系祖细胞分化。骨髓系干细胞可分化为红系、粒—单核系、巨核系、嗜酸性粒系等细胞。红细胞生成素诱导干细胞向红系祖细胞分化，并能刺激红系祖细胞增殖分化、促进幼红细胞分化成熟和启动血红蛋白的合成；粒—单核系集落刺激因子（GM - CSF）诱导向粒—单核系祖细胞分化，在不同的调控条件下，诱导增殖分化为粒细胞和单核细胞。单核细胞进入各种组织中转变为组织细胞，后者细胞内如已有吞噬物质，称为吞噬细胞；巨核细胞集落刺激因子（Meg - CSF）和血小板生成素诱导巨核系祖细胞的分化，促使巨核系祖细胞的形成、增殖，以及促进巨核细胞的成熟和血小板的生成。淋巴系干细胞分化为 T 淋巴系和 B 淋巴系祖细胞，然后形成 T 淋巴细胞、B 淋巴细胞。B 淋巴细胞受到丝裂原和抗原的刺激，可转化为原免疫细胞，并进一步转变为浆细胞。

（二）血细胞发育过程中形态学演变的一般规律

血细胞的发育有一定规律性，而细胞发育阶段的划分无非是便于识别细胞的人为措施，掌握这些规律有助于正确地辨认各种血细胞。

1. 细胞体积

胞体由大变小，而巨核细胞的发生则由小变大，早幼粒细胞较原粒细胞稍大。胞体大小变化的同时常发生胞形变化，如巨核细胞、单核细胞、浆细胞，从圆形或椭圆形变为不规则形。

2. 细胞质

①量：由少量逐渐增多，但淋巴细胞变化不大；②颜色：由深蓝变浅染、甚至淡红，红细胞系最终变为橘红色；③颗粒：从无颗粒（原始细胞）→嗜天青颗粒（早幼粒细胞）→特异性颗粒（中性、嗜酸性和嗜碱性颗粒），但红细胞质内一般无颗粒。

3. 细胞核

①大小：由大变小，由规则变为不规则，甚至分叶，但巨核细胞核则由小变大，红细胞核变小，核型规则最后消失；②染色质：由细致疏松逐渐变为粗糙、致密或凝集成块，着色由浅变深；③核仁：由有到无，经清晰、模糊不清至消失；④核膜：由不明显变为明显。

4. 细胞核/细胞质比值

由大变小，即由核大质少到核小质多。巨核细胞则相反。

以上所述为正常情况下血细胞发育过程中形态变化的一般规律。病理情况下细胞发育紊乱，可不符合上述演变规律，如出现核浆发育不平衡或畸形细胞等现象，这些异常有助于对病理性细胞的识别及鉴别诊断。

二、正常血细胞形态

在光学显微镜下瑞特染色的血细胞形态。

（一）粒细胞系统

1. 原始粒细胞

胞体直径 10~18 μm，圆形或类椭圆形。胞核较大，约占细胞的 2/3 以上，圆或类椭圆形，居中或略偏位，核染色质呈细粒状，排列均匀、平坦如一层薄纱，无浓集，核膜较模糊。核仁 2~5 个，较小，清楚，呈淡蓝或无色。胞质量少，呈透明天蓝色，绕于核周，无颗粒，过氧化物酶染色阴性，但后期有时也可呈阳性反应。

2. 早幼粒细胞

胞体直径 12~20 μm，较原粒细胞大，圆或椭圆形。胞核大，圆或类椭圆形，位于中央或偏位。核染色质开始聚集，较原粒粗糙，核仁可见或消失。胞质量较多，呈淡蓝、蓝或深蓝色，浆内含大小、形态和多少不一的紫红色非特异的天青胺蓝颗粒，分布不均。过氧化物酶染色阳性。

3. 中幼粒细胞

1）中性中幼粒细胞：胞体直径 10~18 μm，圆形。胞核椭圆形或一侧开始扁平，可能出现凹陷，占细胞的 2/3~1/2，染色质聚集呈索块状，核仁消失。胞质量多，染淡红，偏淡蓝色，内含中等量、大小较一致的特异的中性颗粒。

2）嗜酸性中性粒细胞：胞体直径 15~20 μm，胞核与中性中幼粒细胞相似。胞质内充满粗大、均匀、排列紧密、橘红色的特异的嗜酸性颗粒，颗粒内含有酸性磷酸酶（ACP）、芳香硫酸酯酶和过氧化物酶，都是初级溶酶体。

3）嗜碱性中幼粒细胞：胞体直径 10~15 μm。胞核椭圆形，轮廓不清楚，核染色质较模糊。胞质内及核上含有数量不多、排列零乱、大小不等的紫黑色特异的嗜碱性颗粒。

4. 晚幼粒细胞

1）中性晚幼粒细胞：胞体直径 10 ~ 16 μm，呈圆形。胞核明显凹陷呈肾形、马蹄形、半月形，但其核凹陷程度一般不超过核假设直径的一半。核染色质粗糙，排列更紧密，核仁消失。胞质量多，染浅红色，充满中性颗粒。

2）嗜酸性晚幼粒细胞：胞体直径 10 ~ 16 μm，胞核在中央或偏一侧，呈肾形或椭圆形。胞质充满着嗜酸性颗粒，其颗粒粗大呈橘红色，大小一致，但有时见到深褐色或紫棕色颗粒。

3）嗜碱性晚幼粒细胞：胞体直径 10 ~ 14 μm。胞核固缩呈肾形，轮廓模糊。胞质内及核上含有少量、分布不均的嗜碱性颗粒。

5. 杆状核粒细胞

1）中性杆状核粒细胞：胞体直径 10 ~ 15 μm，圆形。胞核凹陷程度超过核假设直径的一半，核径最窄处大于最宽处 1/3 以上，形态弯曲成带状，粗细均匀，核染色质粗糙呈块状，也可见核呈"S"形、"U"形或"E"形，核两端钝圆染深紫红色。胞质充满中性颗粒。

2）嗜酸性杆状核粒细胞：胞体直径 11 ~ 16 μm，圆形。胞核与中性杆状核粒细胞相似。胞质充满着粗大的橘红色嗜酸性颗粒。

3）嗜碱性杆状核粒细胞：胞体直径 10 ~ 12 μm。胞核呈模糊杆状。胞质内及胞核上含有紫黑色、大小不匀、数量较少的嗜碱性颗粒。

6. 分叶核粒细胞

1）中性分叶核粒细胞：胞体直径 10 ~ 14 μm，圆形。胞核分叶状，叶与叶之间有细丝相连或完全断开，或者虽未断开，但有粗而明显的切痕。核常分 2 ~ 5 叶，核染色质浓集或呈较多小块，染深紫红色。胞质丰富，染淡红色，浆内分布着细小紫红色中性颗粒。

2）嗜酸性分叶核粒细胞：胞体直径 11 ~ 16 μm。胞核多分为 2 叶。胞质充满着粗大呈橘红色嗜酸性颗粒。

3）嗜碱性分叶核粒细胞：胞体直径 10 ~ 12 μm，胞核可分 3 ~ 4 叶或分叶不明显，常融合呈堆集状。胞质嗜碱性颗粒呈紫黑色，大小不一，分布不均，常掩盖在核上，以致核的形态看不清，有时很难确定为哪一个阶段细胞。

（二）红细胞系统

1. 原始红细胞

胞体直径 15 ~ 20 μm，圆形或椭圆形，边缘常有钝角状或瘤状突起。胞核圆形、居中或稍偏于一侧，约占细胞直径的 4/5，核染色质呈颗粒状，比原始粒细胞粗而密，核仁 1 ~ 2 个，大小不一，染浅蓝色。胞质量少，深蓝色，不透明，有油画蓝感，在核周围常形成淡染区。

2. 早幼红细胞

胞体直径 10 ~ 18 μm，圆形或椭圆形。胞核圆或椭圆形，占细胞 2/3 以上，居中或稍偏位，核染色质可浓集成粗密的小块，较原红细胞粗糙，核仁模糊或消失。胞质量多，染不透明蓝或深蓝色，仍可见瘤状突起及核周淡染区。

3. 中幼红细胞

胞体直径 8 ~ 15 μm，圆形。胞核圆形或椭圆形，约占细胞的 1/2，核染色质凝聚成索条状或块状，其中有明显空隙，宛如打碎墨砚感，核仁完全消失。胞质内血红蛋白形成逐渐增多，嗜碱性物质逐渐减少，因含不等量血红蛋白，可呈不同程度的嗜多色性。

4. 晚幼红细胞

胞体直径 7 ~ 10 μm，圆形。胞核圆形，居中或偏位，占细胞 1/2 以下，核染色质聚集成数个大块或凝缩成紫黑色团块状。胞质量较多，浅灰或浅红色。

5. 网织红细胞

为晚幼红细胞刚脱核的分化阶段，但仍属未成熟红细胞，胞质内仍含嗜碱物质。在正常血液内占 0.5% ~ 1.5%，直径 8 ~ 9 μm。用煌焦油蓝做活体染色时，可在该细胞内看到蓝色网状、线状或颗粒状网织结构，此种结构越多，表示细胞越不成熟。

6. 红细胞

正常红细胞平均直径 7.2 μm，形态呈双面微凹之圆盘状，中央较薄，边缘较厚，染色后呈淡红略带紫色，中央部分淡染，无核。

（三）单核细胞系统

1. 原始单核细胞

胞体直径 15 ~ 20 μm，圆或椭圆形。胞核较大，圆形、类圆形。核染色质纤细，呈疏松网状，结构不清晰，核仁 1 ~ 3 个。胞质较其他原始细胞丰富，呈灰蓝色，不透明，边缘不规则，有时可见伪足状突出。

2. 幼稚单核细胞

胞体直径 15 ~ 25 μm，圆形，不规则形。胞核圆或不规则形，呈扭曲折叠状，有凹陷或切迹，核染色质较原始单核细胞粗糙疏松，呈丝网状，核仁隐匿或无。胞质较多，染灰蓝色，可见细小染紫红色的天青胺蓝颗粒。

3. 单核细胞

胞体直径 12 ~ 20 μm，圆或不规则形，但常可见钝伪足。胞核形态不规则，常呈肾形、马蹄形、"S" 形、分叶形、笔架形，并有明显的扭曲折叠。核染色质较细致，疏松呈丝网状或条索状。胞质量多，染灰蓝色和淡粉红色，半透明如毛玻璃样。浆内见更多细小的、分散均匀的灰尘样紫红色天青胺蓝颗粒，有时偶见空泡。

4. 巨噬细胞

单核细胞进入组织内变成巨噬细胞，定居于组织的特异性巨噬细胞可有不同名称，如肝的库普弗细胞等。静止性巨噬细胞原称组织细胞。胞体大小变异甚大，直径 20 ~ 80 μm，被激活后可在 100 μm 以上，外形不规则。胞核圆形、椭圆形、肾形、马蹄形，或不规则形，核染色质呈粗糙海绵状，分布不均匀，可有明显核仁，多为 1 ~ 2 个。胞质丰富，嗜碱，呈灰蓝色，内含天青胺蓝颗粒，空泡多见，可含有大量吞噬物。

（四）淋巴细胞系统

1. 原始淋巴细胞

胞体直径 $10 \sim 18$ μm，圆或椭圆形。胞核大，位于中央或稍偏一侧，圆或椭圆形，核染色质细致，呈颗粒状，但比原粒细胞稍粗，排列匀称，核膜浓厚，界限清晰，核仁多为 $1 \sim 2$ 个，染淡蓝色，由于其周围的染色质浓染呈围堤状而常清晰可见。胞质极少，呈淡蓝色，透明，核周界明显，无颗粒。

2. 幼稚淋巴细胞

胞体直径 $10 \sim 16$ μm。胞核圆或椭圆形，偶有小的凹陷，核仁模糊不清或消失，核染色质仍较细致。胞质较少，淡蓝色，偶有少许深染紫红色天青胺蓝颗粒。

3. 淋巴细胞

1）大淋巴细胞：胞体圆形，直径 $12 \sim 15$ μm。胞核椭圆形稍偏一侧，核染色质排列紧密而均匀，浓染呈深紫红色。胞质较多，呈清澈的淡蓝色，可有少量大小不等的天青胺蓝颗粒。

2）小淋巴细胞：胞体圆形，直径 $6 \sim 9$ μm，胞核圆形或有小切迹，核染色质聚集紧密成大块状，结块的边缘不清楚，染紫红色。胞质量很少，颇似裸核，如可见，呈淡蓝色，一般无颗粒。

（五）浆细胞系统

1. 原始浆细胞

胞体直径 $14 \sim 18$ μm，圆或椭圆形。胞核圆形，占细胞的 2/3 以上，居中或偏位，核染色质呈粗颗粒网状，染紫红色，核仁 $2 \sim 5$ 个。胞质量多，染深蓝色，不透明，核附近较淡染，无颗粒。

2. 幼稚浆细胞

胞体直径 $12 \sim 16$ μm，多呈椭圆形。胞核圆或椭圆形，占细胞 1/2，居中或偏位，核染色质较原始浆细胞粗糙紧密，开始聚集，染深紫红色，核仁基本消失，有时隐约可见。胞质量多，染深蓝色，不透明，通常近核处有淡染色区，有时可有空泡及少数天青胺蓝颗粒。

3. 浆细胞

胞体直径 $8 \sim 15$ μm，圆或椭圆形。胞核明显缩小，较圆，可占细胞 1/3 以下，偏于细胞一侧，核染色质浓密成块，常排列成车轮状，无核仁。胞质丰富，染蓝色或红蓝相混的蓝紫色，有泡沫感，核的外侧常有明显的淡染区，浆内常有小空泡，偶见少数天青胺蓝颗粒。

（六）巨核细胞系统

1. 原始巨核细胞

胞体直径 $15 \sim 30$ μm，圆形或不规则形。胞核较大，圆形，不规则，核染色质呈深紫褐色或浓紫红色，粗大网状，排列紧密，可见核仁 $2 \sim 3$ 个，染淡蓝色，且不清晰。胞质量较少，不均匀，边缘不规则，染深蓝色，无颗粒，核周着色浅淡。

2. 幼稚巨核细胞

胞体明显增大，直径 $30 \sim 50$ μm，外形常不规则。胞核不规则，有重叠或扭转，呈肾形或分叶状，核染色质呈粗颗粒状或小块状，排列紧密，核仁可有可无。胞质量增多，常有伪足状突出，染蓝色或浅蓝色，近核处呈淡蓝色或浅粉红色，出现少量天青胺蓝颗粒。

3. 巨核细胞

1）颗粒型巨核细胞：胞体甚大，直径 40 ~ 70 μm，有时可达 100 μm，其形态不规则。胞核较大，形态不规则，常层层叠叠、多叶扭曲或分叶状等，核染色质较粗糙，排列紧密呈团块状，紫红色，无核仁。胞质极丰富，染粉红色，夹杂有蓝色，质内含有大量细小的紫红色颗粒，常聚集成簇，但无血小板形成。

2）产生血小板型巨核细胞：胞体巨大，直径 40 ~ 70 μm，有时可达 100 μm。胞核不规则，高度分叶状，核染色质呈团块状。胞质呈均匀粉红色，质内充满大小不等的紫红色颗粒或血小板。胞膜不清晰，多呈伪足状，其内侧及外侧常有血小板的堆集。

3）裸核型巨核细胞：产生血小板型巨核细胞的胞质解体后，释放出大量的血小板，仅剩一胞核，称之为裸核。

4. 血小板

胞体很小，直径仅 2 ~ 4 μm，呈星形、椭圆形、逗点状或不规则形。胞质染浅蓝色或淡红色，中心部位有细小紫红色颗粒，但无细胞核。

（七）其他细胞

1. 组织嗜碱细胞

又称肥大细胞。胞体直径 12 ~ 20 μm，呈圆形、椭圆形、梭形、多角形或货郎鼓形等。胞核较小，圆或椭圆，居中或偏位，核染色质模糊，胞核常被掩盖，结构不清楚。胞质充满排列致密、大小一致的染深紫蓝色的嗜碱性颗粒。

2. 内皮细胞

胞体直径 25 ~ 30 μm，形态极不规则，多呈梭形。胞核圆或椭圆形，核染色质呈网状，多无核仁。胞质量少，分布于细胞的顶端，染蓝红色如棉絮状，可有细小的紫红色颗粒。

3. 纤维细胞

骨髓中大型细胞之一，胞体常不规则，多为长尾形。胞核圆或椭圆形，核染色质纤细，成熟者无核仁。胞质丰富，多在细胞两端，染淡蓝色，胞膜模糊，浆内含纤维网状物、浅红色颗粒及少许天青胺蓝颗粒。该细胞在再生障碍性贫血的骨髓小粒中多见。

4. 成骨细胞

胞体较大，直径 20 ~ 40 μm，长椭圆形或不规则形，单个或多个成簇分布。胞核椭圆或圆形，常偏于细胞一侧，核染色质深紫红色，排列呈粗网状，有 1 ~ 3 个核仁。胞质丰富，染深蓝或灰蓝色，可见核旁淡染区，胞质边缘多呈模糊的云雾状。

5. 破骨细胞

胞体巨大，直径 60 ~ 100 μm，形态不规则，周边不整如撕纸状。胞核数目较多，3 ~ 100 个，圆或椭圆形，彼此孤立，无核丝相连，核染色质呈粗网状，有 1 ~ 2 个核仁。胞质丰富，染淡蓝或浅红色，有很多蓝紫色颗粒。

6. 脂肪细胞

胞体直径 30 ~ 50 μm，圆或椭圆形，胞膜极易破裂。胞核较小，形态不规则，常被挤在一边，核染色质致密，呈网状，无核仁。胞质内充满大量脂肪小球，大小不等呈薄膜状或空泡样，染淡粉红色或淡紫色，有时呈一个大脂肪空泡，中间有网状细丝，在核旁呈多色性，胞质边缘常不整齐。

7. 吞噬细胞

不是一种独立系统的细胞，而是胞体内含有吞噬物质（如脂肪滴、色素颗粒、细菌及各种细胞）的一组细胞的总称。这组细胞包括纤维细胞、单核细胞、粒细胞和颗粒网状细胞等。吞噬细胞的形态极不一致，视其吞噬细胞的类型和吞噬物的多少而定，如胞质内充满吞噬物，胞膜几乎被胀破或已破，则其体积甚大；反之，则体积小。胞质淡蓝或灰蓝色。胞核形态不定，早期呈圆形、椭圆形或凹陷形，可见核仁，晚期则核被挤压至细胞一侧，核染色质固缩成块，核仁消失。

8. 网状细胞

是一组不典型的骨髓固定细胞，其形态不一，命名亦异。由于这些细胞常与黏性很大的间质物黏在一起，很不易抽出，即使抽出，细胞也常遭破坏。这组细胞的特点是：胞体大小不一，通常较大，形态不规则，边多不整，呈撕纸状。胞核圆或椭圆形，常有 1 ~ 2 个清晰的蓝色核仁，未分化细胞核较大，而分化者较小。胞质较丰富，有少许天青胺蓝颗粒。

9. 退化细胞

一组在制作涂片时被破坏的骨髓细胞。

1）退化的淋巴细胞：细胞散开，胞体大。核染色质淡紫红色，纤细较薄，有时可见假核仁，呈扁平状，无立体。胞质散乱，蓝色淡薄，有的无胞质仅剩一散乱长圆的核。由于细胞黏性高，脆性大，推片时易被拉成扫帚状，形如竹篮，故名"篮细胞"。急性淋巴细胞白血病时，这样细胞较多，在诊断上有一定参考意义。

2）Ferrata 细胞：多由被推散的晚期早幼粒细胞或早期中幼粒细胞组成。胞体大，周边不整。胞核椭圆形，偏于一侧，核染色质呈粗网状，可见核仁 1 ~ 3 个，比较扁平，无立体感。胞质淡蓝色，其间散布若干天青胺蓝颗粒，呈推散状分布。

3）破坏的嗜酸性粒细胞：这是被推散的嗜酸性细胞，周边不整，呈长椭圆形，胞核圆形偏侧，可有核仁。胞质量多，其内充满嗜酸性颗粒，向散射端分布。

三、异常血细胞形态

在病理情况下，各系统各阶段的血细胞形态，如胞体、胞核、胞质等方面都会出现异常改变。下面只叙述发生异常的共同特点。

（一）胞体异常

1. 大小异常

胞体比同期正常细胞明显增大或缩小。

1）巨幼红细胞，直径 22 ~ 28 μm，见于巨幼红细胞贫血、红白血病、急性造血功能停滞。

2）小型原始红细胞，直径 10～12 μm，见于缺铁性贫血及感染等。

3）巨大型原始粒细胞，直径 17～22 μm，见于急性粒细胞白血病。

4）小型原始粒细胞，直径 8～12 μm，与淋巴细胞相似，见于急性粒细胞白血病。

5）大小不匀。

2. 形态异常

1）幼稚细胞形态畸形显著，不规则，多形性，瘤状突起。如幼稚单核细胞、原始粒细胞、恶性组织细胞，见于急性单核细胞白血病、急性粒细胞白血病、恶性组织细胞病。

2）成熟的细胞，如红细胞呈椭圆形、口形、球形、靶形、镰刀形、泪滴形、盔形及不规则形等。

（二）胞核异常

1. 数目的异常

正常时只有一个核的细胞在异常时变为多个核。见于各系统白血病细胞、严重贫血。

2. 形态异常

奇形怪状，极不规则，可呈凹陷、分叶、切迹、折叠、扭曲、笔架状，S 形、W 形、V 形，肾形等。如白血病细胞、恶性异常组织细胞，变化显著。各阶段红细胞的核本为圆形，异常时也可成为分叶或其他不规则状，像晚幼红细胞核呈花瓣样，中性粒细胞胞核分叶困难，出现粗杆状、花生状或眼镜样的 Pelger – Huët 异常。

3. 染色质异常

疏松、粗糙如巨幼红细胞或巨幼样粒细胞。

4. 核仁异常

大小不一、数目增多、色泽改变等见于急性白血病的原始细胞、恶性组织细胞病的异常组织细胞。

5. 异常核分裂

正常血细胞核分裂数目为 1‰～5‰。在白血病、恶性组织细胞病易见异常核分裂，即分裂体大小不等，数目多少不一，形态不规则，排列紊乱。

（三）胞质异常

1. 胞质量异常

较正常减少或增多。

2. 内容物异常

出现 Auer 小体、Phi（Φ）小体、中毒颗粒、空泡、Döhle 体、Chediak – Higashi 畸形、Alder – Reilly 畸形、May – Hegglin 畸形。红细胞出现 Cabot 环、Howell – Jolly 小体、嗜碱性点彩、变性珠蛋白小体。浆细胞可见 Russell 小体。

3. 着色异常

如成熟的红细胞出现嗜多色性红细胞、嗜碱性红细胞、高色素大红细胞、低色素小红细胞。常见于溶血性贫血、巨幼红细胞贫血、缺铁性贫血。

4. 颗粒异常

颗粒大小异常，增多或减少。如早幼粒细胞白血病的早幼粒细胞天青胺蓝颗粒明显增多，巨幼红细胞贫血者有的中、晚幼粒细胞颗粒减少。

5. 内外质现象

指胞质内外带发育不平衡，在色泽、颗粒大小及分布方面有明显差别，见于白血病细胞。

（四）核质发育不平衡

核发育落后于胞质即幼核老质；胞质发育落后于核即老核幼质。见于白血病、巨幼红细胞贫血及缺铁性贫血等，在各系统、各阶段细胞均可出现，巨核细胞白血病可见产血小板型的幼巨核细胞。先天性 Pelger - Huët 异常也属此类。

（五）特殊异常细胞

如 Reed - Sternberg 细胞、Gaucher 细胞、Niemann - Pick 细胞等有多方面形态异常。

（邹红霞）

第二节　骨髓细胞形态学检查的临床应用

一、适应证、禁忌证

（一）适应证

1. 诊断造血系统疾病

骨髓是人体的主要器官，血细胞质和量的异常是血液病的重要病理变化，因此，骨髓细胞学检查是目前对多种造血系统疾病的诊断最有价值的检查方法，对各型白血病、巨幼红细胞贫血、再生障碍性贫血、原发性血小板减少性紫癜及多发性骨髓瘤等均有直接的诊断作用。在疾病的治疗过程中，动态观察骨髓变化，亦有利于分析疗效和估计预后。

2. 诊断非造血系统疾病

对某些原虫感染，如疟疾、黑热病；某些代谢性疾病，如戈谢病、尼曼匹克病；某些原发或转移性癌肿等因在骨髓涂片中能查到相应的病原体或特殊细胞而得以明确诊断。

因此，临床上凡遇到原因不明的发热、恶病质；原因不明的肝、脾、淋巴结肿大；周围血出现幼稚、可疑细胞以及血细胞单项或多项减少、增多时均可做骨髓细胞学检查帮助诊断。

（二）禁忌证

需经骨髓穿刺术取得，虽取材创面不大，但有明显出血倾向者，特别是甲型血友病患者，为避免流血不止，不宜做此项检查。

二、标本取材与送检

骨髓细胞检查的结果正确与否，和取材标本的制备有密切关系，必须予以足够的重视。

（一）取材部位的选择

采取骨髓液以髂骨后上棘处为最宜，该处骨髓较薄，容易穿刺，且骨髓液丰富，很少被血液稀释；髂前上棘处易于受血液稀释的影响，有时需做棘突以及胸骨穿刺，但后者危险性较大，故少用。一般胸骨增生程度最好，棘突、髂骨次之。必要时可做多部位穿刺以明确诊断。

（二）标本吸取量

抽取 0.1~0.2 ml 即可，过多则使骨髓液稀释影响检查结果。

（三）骨髓取材满意的几项指标

抽吸骨髓时患者有特殊的酸痛感，骨髓液中应含有骨髓小粒。显微镜下观察涂片，可发现骨髓中特有细胞，如巨核细胞、浆细胞、网状细胞、组织嗜碱细胞、幼稚红细胞和幼稚粒细胞。

（四）对涂片的要求

玻璃片应干净，无油腻，光滑。骨髓液抽出后，应立即涂成膜片，以免凝固。涂成的膜片应能分出头、体、尾三部，以便检查。涂片制成后应迅速扇干以免自然干燥时细胞发生皱缩变形，每次应涂片 3 张以上，以备做其他染色使用。

（五）对染色的要求

要核细胞的特点清晰分明，不合标准时，染色时间可稍延长。

（六）标本送检

除骨髓片外，应同时附血片 2~3 张和病历摘要一份。

三、骨髓有核细胞计数

（一）正常参考值

$(10~180) \times 10^9/L$。

（二）临床意义

增高示骨髓增生，如白血病、溶血性贫血、脾功能亢进等。降低示造血组织功能减退，如再生障碍性贫血。

四、骨髓巨核细胞计数

（一）正常参考值

单位面积 7~35 个；分类为原巨核细胞 0，幼巨核细胞 0~0.05，颗粒巨核细胞 0.10~0.27，产板型巨核细胞 0.44~0.60，裸核型巨核细胞 0.08~0.30。

（二）临床意义

1. 增多

慢性粒细胞白血病、真性红细胞增多症、原发性血小板增多症、骨髓纤维化症、脾功能亢进、急性大出血等。

2. 减少

急、慢性再生障碍性贫血，各种急性白血病，血小板减少性紫癜，PNH 等。

五、骨髓象的分析

（一）正常参考值

骨髓增生活跃，粒红比值（2~4）:1；细胞分类如下：

1. 粒细胞系统

原粒 <0.02，早幼粒 <0.05，嗜中性中幼粒 <0.09，嗜中性晚幼粒 <0.16，嗜中性杆状核 <0.25，嗜中性分叶核 <0.18，嗜酸性分叶核 <0.04，嗜碱性分叶核 <0.01。

2. 红细胞系统

原红 <0.007，早幼红 <0.03，中幼红 <0.11，晚幼红 <0.14。

3. 淋巴系统

原淋巴 <0.000 2，幼稚淋巴 <0.004，淋巴细胞 <0.20。

4. 单核系统：原单核 <0.000 2，幼单核 <0.003，单核细胞 <0.03。

5. 巨核细胞系统

巨核细胞 <0.000 3。

6. 其他

浆细胞 <0.006，网状细胞 <0.003，造血干细胞，组织嗜碱细胞少见。

（二）临床意义

增生明显或极度活跃见于白血病、红白血病、增生性贫血，粒红比值增高见于化脓性感染、类白血病反应、粒细胞白血病、红细胞生成受抑制等，降低见于粒细胞生成受抑制、红细胞系统增生等。

原粒和早幼粒细胞增多（占 20%~90%）为主，常见于急性粒细胞白血病、慢性粒细胞白血病急性变，并有粒细胞形态异常。慢性粒细胞白血病急性变，除原始细胞增多外，可见中、晚幼粒增多和嗜碱性粒细胞比例增加。以中性中幼粒细胞增多（占 20%~50%）为主，常见于亚急性粒细胞白血病、急性早幼粒细胞白血病；以中性晚幼粒细胞和杆状核细胞增多为主，常见于各种急性感染、尿毒症、糖尿病酸中毒、痛风、某些药物和毒素影响、严重烧伤、急性失血、大手术后、恶性肿瘤、慢性粒细胞白血病。以嗜酸性粒细胞增多常见于过敏性疾病、寄生虫感染、某些血液病如霍奇金病、嗜酸性粒细胞白血病。以嗜碱性粒细胞增多常见于慢性粒细胞白血病、嗜碱性粒细胞白血病、深部 X 线照射后反应。

粒细胞系统减少，见于各种化学、物质因素及严重病毒感染，此时并有成熟停滞及粒细胞形态异常，如中毒颗粒及空泡等。原红及早幼红细胞增多见于红血病、红白血病、骨髓异常增生综合征等。

以中幼和晚幼红细胞增多为主见于各种增生性贫血、原发性血小板减少性紫癜急性发作期、地中海贫血、黑热病等。单纯红系减少见于单纯红细胞型再生障碍性贫血。

原淋巴及幼稚淋巴增多，见于淋巴细胞白血病，以成熟淋巴细胞增多为主，见于传染性淋巴细胞增多症、慢性淋巴细胞白血病、再生障碍性贫血、传染性单核细胞增多症及某些传染病。

原始和幼稚单核细胞增多见于急、慢性单核细胞白血病，成熟单核细胞增多见于慢性感染等。

浆细胞增多见于多发性髓瘤、浆细胞白血病、再生障碍性贫血、风湿热、巨球蛋白血症等。

网状细胞增多见于恶性及反应性组织细胞增多症。造血干细胞增多见于干细胞白血病等。查见肿瘤细胞见于骨髓转移癌。Reed – Sternberg 细胞见于霍奇金病。Gaucher 见于脑苷脂网状内皮细胞病。Nieman – Pick 细胞见于神经磷脂网状内皮细胞病。海兰细胞见于 ITP、先天性海兰组织细胞增生症；红斑狼疮细胞见于 SLE；查到寄生虫可见于相应的寄生虫病。

（邹红霞）

第五章　体液、排泄物及分泌物检查

第一节 尿液检查

一、尿液标本的收集、保存与处理

（一）尿液标本的种类

1. 晨尿

即清晨起床后的第一次尿标本，为浓缩和酸化的标本，血细胞、上皮细胞及管型等有形成分相对集中且保存得较好，机体状态较恒定，便于对比不同时间的检测结果变化。适用于可疑或已知泌尿系统疾病的动态观察及早期妊娠试验等。但由于晨尿在膀胱内停留时间过长，某些物质易发生变化。因此，有人推荐用清晨第二次尿标本检查来取代晨尿。

2. 随机尿（随意一次尿）

即留取任何时间的尿液，适用于门诊、急诊患者。本法留取尿液方便，但易受饮食、运动、用药等影响，可致使浓度或病理临界浓度的物质和有形成分漏检，也可能出现饮食性糖尿或药物如维生素 C 等的干扰。

3. 餐后尿

通常于午餐后 2 小时收集患者尿液，此标本对病理性糖尿和蛋白尿的检查更为敏感，因餐后增加了负载，使已降低阈值的肾不能承受。此外由于餐后肝分泌旺盛，促进尿胆原的肠肝循环，而餐后机体出现的碱潮状态也有利于尿胆原的排出。因此，餐后尿适用于尿糖、尿蛋白、尿胆原等检查。

4. 定时尿标本

留尿前先排空膀胱，然后收集一定时间段（通常为 3 小时、12 小时或 24 小时）的全部尿液于一洁净容器内送检。常用于细胞、管型等有形成分的计数和生化检验。

5. 培养用尿

肾或尿路感染患者的尿作为细菌培养、鉴定以及药物敏感试验的尿标本，常清洗外阴后采集中段尿，以避免外生殖器的细菌污染。必要时导尿于无菌容器内。

（二）收集尿液容器的要求

1. 送检尿标本容器上应有标签，并注明患者的姓名、科别、床号、应用的药物（如维生素 C）、收集标本的时间及检测项目。

2. 容器只限一次性使用，应清洁，干燥，不含有干扰实验的物质。做细菌培养，应使用无菌瓶。

3. 容器至少容纳 50 ml 尿液标本，开口大于 4 cm，底部要宽，以防止尿液溅出。

4. 对于儿科患者，特别是新生儿，可使用小型、特殊的容器。

二、检查项目

(一) 一般性状检查

尿液一般性状检查包括气味、尿量、外观、比重等项目。

1. 气味

正常尿液的气味是由尿液中的酯类和挥发酸共同产生的。新鲜尿具有特殊微弱的芳香气味。尿液搁置过久，可出现氨臭味是由细菌污染繁殖以及尿素分解所致。若新鲜尿即有氨味，见于慢性膀胱炎及慢性尿潴留等；苹果样气味见于糖尿病酮症酸中毒；有机磷中毒患者尿常带蒜臭味；"老鼠屎"样臭味见于苯丙酮尿症；此外，进食蒜、葱、韭菜及应用某些药物也可使尿液呈特殊气味。

2. 尿量

尿量一般是指24小时内排出体外的尿液总量。但是，有时也指每小时排出的尿液量。尿量的多少主要取决于肾脏生成尿液的能力和肾脏的浓缩与稀释功能。尿量的变化受机体的内分泌功能、精神因素、活动量、饮水量、环境温度、药物应用、排汗量、年龄、精神因素、活动量等多种因素的影响。因此，即使是健康人，24小时尿量的变化也较大。

1）参考范围：成人为 1 000 ~ 2 000 ml/24 h。

2）临床意义

（1）尿量增多：24小时尿量超出 3 L 称多尿。见于①水摄入过多：为与大量饮水或输液有关的暂时性多尿。②尿崩症：因垂体分泌抗利尿激素（ADH）不足（中枢性尿崩症），或各种原因致肾小管、集合管对 ADH 反应性降低（肾性尿崩症），尿液浓缩功能受损所致。呈持续性低比密多尿，尿量多 > 4 L/24 h。③溶质性利尿：尿中葡萄糖、电解质等溶质增多，渗透压升高，水重吸收减少而致。为高比密或正常比密性多尿。如糖尿病、使用利尿剂或脱水剂等。

（2）尿量减少：成人尿量 < 400 ml/24 h 或 < 17 ml/h 称少尿，而 < 100 ml/24 h 则称无尿。少尿和无尿为极严重的症状，必须及时诊断出病因和处理。

根据病因可分为①肾前性：休克、心力衰竭、失水及其他有效循环血量减少的病症，导致肾小球滤过减少。②肾性：各种肾实质疾病都可致，包括肾小球、肾小管、肾间质及肾血管的原发性或继发性病症。③肾后性：尿路结石、狭窄或受压所致梗阻，或排尿功能障碍所致，后者又称假性少尿。

3. 外观

尿液外观包括颜色及透明度。常见的外观改变有：

1）血尿：正常人尿红细胞 < 3 个/HP。尿液内含有一定量的红细胞时，称为血尿。① 肉眼血尿：当每升尿液含血量达到或者超过 1 ml 时，尿液呈淡红色、洗肉水样、雾状或云雾状，浑浊外观。含血量较多时，尿液可呈鲜红色、稀血样或混有血凝块。②镜下血尿：尿液中含血量很少，外观变化不明显，经离心沉淀镜检时发现红细胞数 > 3个/HP。临床上，在排除女性月经污染之外，引起血尿的原因大致可以分为五类：

（1）泌尿生殖系统疾病：是引起血尿最常见的原因（约占98%），如肾或尿路结石、结核、肿瘤，各型肾小球肾炎、肾炎、肾盂肾炎、多囊肾、肾下垂、肾血管畸形或病变，以及生殖系统炎症、肿瘤、出血（如前列腺炎、肿瘤、输卵管炎、宫颈癌等）。临床做尿三杯试验，可估计血尿来源（出血部位），如血尿以第一杯为主，多为尿道出血；以第三杯为主，多为膀胱出血；如三杯均有血尿，多见于肾脏或输尿管出血。

（2）全身性疾病：包括①血液病，如白血病、再生障碍性贫血、血小板减低性紫癜、血友病等。②感染性疾病，如感染性心内膜炎、败血症、肾病综合征出血热、高热、重症感冒。③结缔组织疾病，如SLE、血管炎等。④心血管疾病，如高血压肾病、肾动脉硬化病、心力衰竭、心血管神经症等。⑤内分泌代谢疾病，如痛风、糖尿病等。

（3）泌尿系统邻近器官疾病：如急性阑尾炎、急性或慢性盆腔炎、宫外孕、结肠或直肠憩室炎症、恶性肿瘤，以及其他邻近器官疾病侵犯或刺激泌尿道时，也可出现血尿，但血尿程度多较轻。

（4）药物毒副作用：如磺胺类、水杨酸类、抗凝血类、某些抗生素类、汞剂、环磷酰胺等药物，在使用过程中如产生毒副反应时，可见不同程度的血尿。

（5）其他：过敏性紫癜肾炎及器官移植（如肾移植）排斥反应后等。

2）血红蛋白尿：正常血浆中的血红蛋白低于50 mg/L，而且与肝珠蛋白形成大分子化合物，不能从肾小球滤过。当发生血管内溶血，血红蛋白超越过肝脏结合珠蛋白的结合能力时，游离的血红蛋白就从肾小球滤出，形成不同程度的血红蛋白尿。在酸性尿中血红蛋白可氧化成为正铁血红蛋白而呈棕色，如含量甚多则呈棕黑色酱油样外观。血红蛋白尿与血尿不同，离心沉淀后前者上清液仍为红色；血尿时离心后上清透明，镜检时不见红细胞或偶见溶解红细胞之碎屑，隐血试验强阳性。血红蛋白尿还需与卟啉尿鉴别，后者见于卟啉症患者，尿液呈红葡萄酒色。此外碱性尿液中如存在酚红、番泻叶、芦荟等物质以及酸性尿液中如存在氨基比林、磺胺等药物时，均可有不同程度的红色。

3）肌红蛋白尿：肌红蛋白（Mb）主要存在于心肌和骨骼肌组织中，能通过肾小球滤过膜，由肾脏排泄。正常人血浆中Mb含量很低，尿中含量甚微，故不能从尿中检出。当机体心肌或骨骼肌组织发生严重损伤时，血浆Mb增高，经肾脏排泄，使尿液Mb检查呈阳性，称为肌红蛋白尿。主要见于：①创伤，如刀伤、枪弹穿通伤、挤压综合征、电击伤、烧伤、手术创伤造成肌肉严重损伤者。②肌肉疾病，如原发性皮肌炎、多发性肌炎、进行性肌萎缩、遗传性肌营养不良等。③心肌梗死，引起心肌组织广泛坏死，Mb大量释入血液中，从尿液中排出增高。因此，尿Mb测定可能对心肌梗死的早期诊断有一定参考价值，可望用于鉴别肺心病的诊断（后者尿Mb多为阴性）。④代谢性疾病，如恶性高热、肌糖原积累病，或者某些中毒性疾病，如海蛇咬伤，或鱼中毒等，有时也可见尿Mb增高。⑤缺血性肌损伤，如肢体局部缺血引起肌红蛋白尿，如肌肉剧烈运动后或长途行军后（"行军性"肌红蛋白尿）。惊厥性疾病发作、肌肉疼痛性痉挛发作等，尿中Mb含量增高。

4）胆红素尿：尿中含有大量的结合胆红素所致，外观呈深黄色，振荡后泡沫亦呈黄色，若在空气中久置可因胆红素被氧化为胆绿素而使尿液外观呈棕绿色。胆红素见于阻塞性黄疸和肝细胞性黄疸。服用核黄素、呋喃唑酮后尿液亦可呈黄色，但胆红素定性阴性。服用大剂量熊胆粉、牛黄炎药物时尿液可呈深黄色。

5）乳糜尿：外观呈不同程度的乳白色，严重者似乳汁。因淋巴循环受阻，从肠道吸收的乳糜液未能经淋巴管引流入血而逆流进入肾，致使肾盂、输尿管处的淋巴管破裂，淋巴液进入尿液中所致。其主要成分为脂肪微粒及卵磷脂、胆固醇、少许纤维蛋白原和清蛋白等。乳糜尿多见于丝虫病，少数可由结核、肿瘤、腹部创伤或手术引起。乳糜尿离心沉淀后外观不变，沉渣中可见少量红细胞和淋巴细胞，丝虫病者偶可于沉渣中查出微丝蚴。乳糜尿需与脓尿或结晶尿等浑浊尿相鉴别，后二者经离心后上清转为澄清，而镜检可见多数的白细胞或盐类结晶，结晶尿加热加酸后浑浊消失。为确诊乳糜尿还可于尿中加少量乙醚振荡提取，因尿中脂性成分溶于乙醚而使水层浑浊程度比原尿减轻。

6）脓尿：外观呈不同程度的黄白色浑浊或含丝状悬浮物，见于泌尿系统感染及前列腺炎、精囊炎。脓尿蛋白定性常为阳性，镜检可见大量脓细胞。

7）盐类结晶尿：外观呈白色或淡粉红色颗粒状态浑浊，尤其是在气温寒冷时常析出沉淀物。尿酸盐加热后浑浊消失，磷酸盐、碳酸盐加热后浑浊增加，但加乙酸后二者均变清，碳酸盐尿同时产生气泡。

大多数生理性结晶，如磷酸盐类、尿酸盐类、草酸盐类结晶出现无明显临床意义，但含钙结晶出现可能与尿路结石有关。某些病理性结晶出现需要引起注意：①胆红素结晶，见于阻塞性和肝细胞性黄疸患者；②酪氨酸和亮氨酸结晶，可见于急性重型肝炎、白血病、急性磷中毒等大量组织坏死性疾病以及糖尿病昏迷患者；③胱氨酸结晶，见于遗传性胱氨酸尿症患者；④胆固醇结晶，见于肾淀粉样变、尿路感染以及乳糜尿患者；⑤某些药物结晶，特别是磺胺类药物结晶出现，此类药物有较强的肾毒性，可能会引起肾小管损伤，说明这些药物代谢有问题或出现过饱和状态，需要引起注意。

4. 比密

尿比密又称尿比重或相对密度，指4℃条件下同体积尿与纯水的重量比。

1）参考值：晨尿或通常饮食条件下为 1.015 ~ 1.025；随机尿为 1.003 ~ 1.035；新生儿为 1.002 ~ 1.004。

2）临床意义

（1）增高：尿量少而比密增加，常见于急性肾炎、高热、心功能不全、脱水等。尿量多而比密增加常见于糖尿病。

（2）减低：常见于慢性肾小球肾炎、肾功能不全、间质性肾炎、肾衰竭影响尿液浓缩功能、尿崩症等。

（3）固定：当多次测量（折射计或比密计法）尿比密总固定在 1.010 左右的低比密状态时，称为等渗尿，提示肾实质严重损害。

（二）化学检查

主要包括酸碱度、尿蛋白、尿糖、酮体、尿胆红素与尿胆原等。

1. 酸碱度

尿液酸碱度即尿的 pH 值，可反映肾脏调节体液酸碱平衡的能力。尿液 pH 值主要由肾小管泌 H^+，分泌可滴定酸、铵的形成及重碳酸盐的重吸收等因素决定，其中最重要的是酸性磷酸盐及碱性磷酸盐的相对含量，如前者多于后者，尿呈酸性反应，反之呈中性或碱性反应。尿 pH 值受饮食种类影响很大，如进食蛋白质较多，则由尿排出的磷酸盐及硫酸盐增多，尿 pH 值较低；而进食蔬菜多时尿 pH 值常大于 6。当每次进食后，由于胃黏膜要分泌多量盐酸以助消化，为保证有足够的 H^+ 和 Cl^- 进入消化液，则尿液泌 H^+ 减少和 Cl^- 的重吸收增加，而使尿 pH 值呈一过性增高，称之为碱潮。其他如运动、饥饿、出汗等生理活动，夜间入睡后呼吸变慢，体内酸性代谢产物均可使尿 pH 值降低。药物不同疾病等多种因素也影响尿液 pH 值。

1）参考值：4.6～8.0。

2）临床意义

临床上可以见到以下几种情况：

（1）生理性变化

尿液 pH 值易受食物影响：如进食含蛋白质高的食物过多（如含硫、磷较多的肉类、蛋类等）或饥饿状态等，由尿液排出的酸式磷酸盐和硫酸盐较多，尿 pH 值减低；而进食过多的蔬菜、水果等含碱性物质较多的食品时，尿 pH 值增高（pH 值 >6）。

进餐后尿 pH 值增高：当机体每次进餐后，由于胃黏膜必然要分泌更多量的盐酸以帮助 消化，为保证有足够的 H^+ 和 Cl^- 进入消化液中，机体通过神经体液调节，使肾小管的泌 H^+ 作用减低和 Cl^- 的重吸收增高，而使尿液的 pH 值呈一过性增高，称之为碱潮。

生理活动及药物等的影响：a. 生理活动包括剧烈运动、饥饿、出汗、应激状态等，夜间入睡后呼吸减慢，体内酸性代谢产物增多等。b. 药物，如氯化钙、氯化铵、氯化钾、稀盐酸等，可使尿液酸化；小苏打、碳酸钾、碳酸镁、枸橼酸钠、酵母制剂等，可使尿液碱化；服用利尿剂可使尿 pH 值增高。c. 尿内含有大量脓、血或细菌污染，分解尿素可使尿液碱化。

（2）病理变化

尿 pH 值减低（酸性尿）：a. 酸中毒，慢性肾小球肾炎、发热、服用氯化铵等药物时。b. 代谢性疾病，如糖尿病、痛风、低血钾性碱中毒（肾小管分泌 H^+ 增强，尿酸度增高）等。c. 其他，如白血病、呼吸性酸中毒（因 CO_2 潴留等尿多呈酸性）。

尿 pH 值增高（碱性尿）：a. 碱中毒，如呼吸性碱中毒，丢失 CO_2 过多。b. 严重呕吐，因丢失胃酸过多。c. 尿路感染，如膀胱炎、肾盂肾炎、变形杆菌性尿路感染，由于细菌分解尿素产生氨等。d. 肾小管性酸中毒，肾小球虽滤过正常，但远曲小管形成氨和 H^+ 的交换功能受损。肾小管泌 H^+、排 H^+ 及 H^+-Na^+ 交换能力减低，故产生明显酸中毒，但尿 pH 值呈相对偏碱性，所以 pH 值 >6.0。e. 应用利尿剂及进食太多蔬菜、水果等。

（3）用药监测：如溶血反应时，口服 $NaHCO_3$ 碱化尿液，促进溶解及排泄血红蛋白；尿路感染时，使用多种抗生素，需碱化尿液以加强疗效。

2. 尿蛋白

尿液蛋白为尿液化学成分检查中最重要的项目之一。正常人的肾小球滤液中存在小分子量的蛋白质，在肾近曲小管时绝大部分又被重吸收，因此，终尿中的蛋白质含量很少。

1）参考值：正常人尿蛋白小于 40 mg/24 h 尿（20～130 mg/24 h），成人上限是150～200 mg/24 h（非糖尿病患者），下限是 10 mg/24 h，定性试验是阴性。尿清蛋白正常人上限是 30 mg/24 h。超过以上标准称蛋白尿。

2）临床意义：尿液蛋白质检查，除了主要应用于肾脏疾病的诊断、治疗观察、预后之外，还可用于全身性疾病及其他疾病的过筛试验。根据尿蛋白产生的机制可分为以下几类：

（1）生理性蛋白尿：泌尿系统无器质性病变，因剧烈运动、发热、紧张等应激状态所致的一过性蛋白尿，又称功能性蛋白尿。多见于青少年，定性试验尿蛋白多不超过1＋，定量检查为轻度蛋白尿。

（2）体位性蛋白尿：出现于直立尤其脊柱前突体位，而卧位消失的轻、中度蛋白尿，故又称直立性蛋白尿。多见于瘦高体型青少年，可能与直立时肾移位及前突的脊柱压迫致肾淤血和淋巴回流受阻有关。在卧床休息后晨尿蛋白阴性，而晨起活动后尿蛋白阳性，并除外其他可引起蛋白尿的病理情况方可确诊。但追踪调查及肾活检证实，该类人群不少实为无临床表现的局灶性肾小球肾炎及其他早期肾脏疾病患者，故应注意随访。

（3）病理性蛋白尿：指因器质性病变，尿内持续出现蛋白。

肾前性蛋白尿：

a. 浆细胞病，如多发性骨髓瘤、巨球蛋白血症、浆细胞白血病等。

b. 血管内溶血性疾病，如 PNH 等。

c. 大面积肌肉损伤，如挤压伤综合征、电灼伤、多发性肌炎、进行性肌肉萎缩等。

d. 酶类增高，如急性单核细胞白血病尿溶菌酶增高，胰腺炎严重时尿淀粉酶增高等。

肾性蛋白尿：

a. 肾小球性蛋白尿：肾小球因受炎症、毒素等的损害，引起肾小球毛细血管壁通透性增加，滤出较多的血浆蛋白，超过了肾小管重吸收能力所形成的蛋白尿，称为肾小球性蛋白尿。其机制除因肾小球滤过膜的物理性空间构型改变导致"孔径"增大外，还与肾小球滤过膜的各层特别是足突细胞层的唾液酸减少或消失，以致静电屏障作用减弱有关。

b. 肾小管性蛋白尿：由于炎症或中毒引起近曲小管对低分子量蛋白质的重吸收功能减退而出现以低分子量蛋白质为主的蛋白尿，称为肾小管性蛋白尿。尿中以 β_2（$\beta_2 - MG$）微球蛋白、溶菌酶等增多为主，清蛋白正常或轻度增多。单纯性肾小管性蛋白尿，尿蛋白含量较低，一般低于 1 g/24 h。常见于肾盂肾炎、间质性肾炎、肾小管性酸中毒、重金属（汞、镉、铋）中毒，应用庆大霉素、多黏菌素 B 及肾移植术后等。

c. 混合性蛋白尿：肾脏病变如同时累及肾小球及肾小管，产生的蛋白尿称混合性蛋白尿。在尿蛋白电泳的图谱中显示低分子量的 $\beta_2 - MG$ 及中分子量的清蛋白同时增多，而大分子量的蛋白质较少。

溢出性蛋白尿（特殊形式的蛋白尿）：肾小球和肾小管功能均正常，但由于血浆中含有大量低分子量蛋白质，致使肾小球滤过液中蛋白质超过了肾小管的重吸收能力而产生蛋白尿。如多发性骨髓瘤、巨球蛋白血症患者可出现本—周蛋白尿及急性血管内溶血所致血红蛋白尿。

3. 尿糖

临床上出现在尿液中的糖类，主要是葡萄糖尿，偶见乳糖尿、戊糖尿、半乳糖尿等。正常人尿液中可有微量葡萄糖，每日尿内排出小于 2.8 mmol/24 h，用定性方法检查为阴性。糖定性试验呈阳性的尿液称为糖尿，尿糖形成的原因为：当血中葡萄糖浓度 >8.8 mmol/L时，肾小球滤过的葡萄糖量超过肾小管重吸收能力（肾糖阈）即可出现糖尿。

1）参考值：正常人尿内含糖量为 0.56~5.0 mmol/24 h，定性试验阴性。若定性方法测定尿糖为阳性，此时尿糖水平常达 50 mg/dl，称为糖尿。

2）临床意义：尿糖检查，主要是作为糖尿病的筛检和病情判断的检测指标，但尿糖检查时，应同时检测血糖，以提高诊断准确性。

（1）血糖增高性糖尿

摄入性糖尿：

a. 摄入性增多：摄入大量的糖类食品、饮料、糖液时，可引起血糖短暂性增高而导致糖尿。

b. 输入性增多：静脉输注高渗葡萄糖溶液后，可引起尿糖增高。

应激性糖尿：由于情绪激动、脑血管意外、脑出血、颅脑外伤等情况下，脑血糖中枢受刺激，导致肾上腺素、胰高血糖素分泌增高，出现暂时性高血糖和一过性糖尿。

代谢性糖尿：由于内分泌激素分泌失常，糖代谢发生紊乱引起高血糖所致。典型的代谢性疾病是糖尿病。

a. 机制：由于胰岛素分泌量相对不足或绝对不足，使体内各组织对葡萄糖的利用率减低，葡萄糖在血液内浓度过高，从尿中排出。尿糖检测是糖尿病诊断、病情判断、治疗效果观察及预后的重要指标之一。

b. 典型临床表现：患者常伴有多饮（口渴）、多尿、多食和消瘦等症状。当患者碳水化合物不足、脂肪代谢增强时，可使血和尿中的酮体水平增高，严重时发生糖尿病酮症酸中毒。重症糖尿病患者，即使清晨空腹尿，尿糖检查也可阳性。

c. 尿糖与血糖检测关系：糖尿病如并发肾小球动脉硬化症，则因肾血流量减低，肾小球滤过率减低。

内分泌性糖尿：内分泌激素中，除胰岛素使血糖浓度减低外，生长激素、甲状腺素、肾上腺素、糖皮质激素、胰高血糖素等都使血糖增高。

a. 甲亢：是由多种原因导致甲状腺激素分泌过多引起的临床综合征。患者食欲亢进、心率加快，从而促进胃肠的蠕动、血流加快，促进糖的吸收引起进餐 0~1 小时，血糖过高，出现糖尿；但空腹血葡萄糖和餐后 2 小时血糖正常。

b. 垂体前叶功能亢进：如肢端肥大症，由于生长激素分泌过多，引起血糖增高出现糖尿。

c. 嗜铬细胞瘤：由于肾上腺素及去甲肾上腺素的大量分泌，致使磷酸化酶活性增强，促进肝糖原降解为葡萄糖，引起血糖增高而出现糖尿。

d. Cushing（库欣）综合征：由于大量分泌糖皮质激素，使糖原异生作用旺盛，抑制糖磷酸激酶和对抗胰岛素作用，引起血糖增高，而出现糖尿。

（2）血糖正常性糖尿：又称肾性糖尿。出现糖尿的原因是由于肾小管对滤过液中葡萄糖重吸收能力减低，肾糖阈减低所致的糖尿。

a. 家族性肾性糖尿：为先天性糖尿，如 Fanconi 综合征患者，空腹血糖、糖耐量试验均正常，但由于先天性近曲小管对糖的重吸收功能缺损，空腹尿糖则为阳性。

b. 新生儿糖尿：因肾小管对葡萄糖重吸收功能还不完善所致。

c. 后天获得性肾性糖尿：可见于慢性肾炎、肾病综合征，伴有肾小管损伤者。

d. 妊娠期或哺乳期妇女：因细胞外液容量增高，肾滤过率增高而近曲小管的重吸收能力受到抑制，使肾糖阈减低，出现糖尿；但如出现持久且强阳性尿糖时，应进一步检查原因。

（3）其他糖尿：血液中除了葡萄糖外，其他糖类有乳糖、半乳糖、果糖、戊糖、蔗糖等。这些糖经肾滤过后，也是通过肾小管重吸收，在尿液中含量极微。如果进食过多或受遗传因素影响，体内糖代谢失调后，亦可使血液中浓度增高，易出现相应的糖尿。

乳糖尿：有生理性和病理性两种，前者出现在妊娠末期或产后 2~5 天，后者见于消化不良的乳儿尿中，当乳糖摄取量在 100~150 g 以上时因缺乏乳糖酶 1 而发生乳糖尿。

半乳糖尿：先天性半乳糖血症是一种常染色体隐性遗传性疾病。由于缺乏半乳糖 1-磷酸尿苷转化酶或半乳糖激酶，不能将食物内半乳糖转化为葡萄糖所致，患儿可出现肝大、肝功能损害、生长发育停滞、智力减退、哺乳后不安、拒食、呕吐、腹泻、肾小管功能障碍等，此外还可查出氨基酸尿（精氨酸、丝氨酸、甘氨酸等）。由半乳糖激酶缺乏所致白内障患者也可出现半乳糖尿。

果糖尿：正常人尿液中偶见果糖，摄取大量果糖后尿中可出现暂时性果糖阳性。在肝脏功能障碍时，肝脏对果糖的利用下降，导致血中果糖升高而出现果糖尿。

戊糖尿：尿液中出现的主要是 L-阿拉伯糖和 L-木糖。在食用枣、李子、樱桃及其他果汁等含戊糖多的食品后，一过性地出现在尿液中，后天性戊糖增多症，是因为缺乏从 L-木酮糖向木糖醇的转移酶，尿中每日排出木酮糖 4~5g。

4. 酮体

酮体是 β-羟丁酸（78%）、乙酰乙酸（20%）及丙酮（2%）的总称，是体内脂肪代谢的中间产物，正常人产生的酮体很快被利用，含量极微。但在饥饿、各种原因引起的糖代谢发生障碍、脂分解增加及糖尿病酸中毒时，因产生酮体速度大于组织利用速度，可出现酮血症，继而产生酮尿。

1）参考值：尿中酮体（以丙酮计）为 0.34~0.85 mmol/24 h，定性试验为阴性。

2）临床意义：尿酮体检查主要用于糖代谢障碍和脂肪不完全氧化疾病或状态的诊断，强阳性试验结果具有医学决定价值。

（1）糖尿病酮症酸中毒

早期诊断：糖尿病由于未控制或治疗不当，血酮体增高而引起酮症，出现酸中毒或昏迷，尿酮体检查有助于糖尿病酮症酸中毒早期诊断（尿酮体阳性），并能与低血糖、心脑疾病乳酸中毒或高血糖高渗透性糖尿病昏迷相区别（尿酮体阴性）。但应注意，当患者肾功能严重损伤，肾阈值增高时，尿酮体排出反而减低，甚至完全消失。故当临床高度怀疑为糖尿病酮症酸中毒时，即使尿酮体阴性也不能排除诊断，应进一步检查血酮体等。

治疗检测：糖尿病酮症酸中毒早期病例中，主要酮体成分是 β-羟丁酸（一般试带法无法测定），而乙酰乙酸很少或缺乏，此时测得结果可导致对总酮体量估计不足。当糖尿病酮症酸中毒症状缓解之后，β-羟丁酸转变为乙酰乙酸，反而使乙酰乙酸含量比急性期早期增高，此时易造成对病情估计过重。因此，必须注意病程发展，并与临床医生共同分析测定结果。当多次检测尿酮体均为阴性时，可视为疾病好转。

新生儿：出现尿酮体强阳性，怀疑为遗传性疾病。

（2）非糖尿病性酮症者：如应激状态、剧烈运动、饥饿、禁食（包括减肥者）过久、饮食缺乏糖类或为高脂肪，感染性疾病如肺炎、伤寒、败血症、结核等发热期，严重腹泻、呕吐包括妊娠反应性、全身麻醉后等均可出现酮尿。

（3）中毒：如氯仿、乙醚麻醉后，磷中毒等。服用双胍类降糖药（如苯乙双胍）等，由于药物抑制细胞呼吸，可出现血糖减低而尿酮体阳性的现象。

5. 尿胆红素与尿胆原

1）参考值：正常人尿胆红素含量为 ≤ 2 mg/L，定性为阴性；尿胆原含量为 ≤ 10 mg/L，定性为阴性或弱阳性。

2）临床意义

（1）尿胆红素阳性见于急性黄疸性肝炎、阻塞性黄疸；门脉周围炎、纤维化及药物所致的胆汁淤滞；先天性高胆红素血症、Dubin-Johnson 综合征和 Rotor 综合征。

（2）尿胆原阳性见于肝细胞性黄疸。

6. 尿亚硝酸盐试验

用尿试纸条法来筛选尿路感染，即亚硝酸盐试验（NIT）：尿中革兰阳性细菌把硝酸盐还原成亚硝酸盐，亚硝酸盐与对氨基苯砷酸反应生成重氮化合物，再与喹啉结合产生重氮色素，颜色变化与细菌数量不成比例，但阳性结果表示细菌数量在 10^5 CFU/ml 以上。正常人尿液中存在亚硝酸盐，肠杆菌科细菌能将硝酸盐还原为亚硝酸盐。尿路感染多为大肠杆菌、肠杆菌科细菌引起，可呈阳性反应；变形杆菌有时呈弱阳性；其他如粪链球菌、葡萄球菌、结核分枝杆菌则为阴性反应。

7. 尿隐血

用尿试纸条法检测尿隐血，对少量红细胞（1~3 个/HP），就可以显示阳性。输血反应、尿中出现强氧化剂可能呈假阳性，Mb 也会呈阳性反应。若镜下无红细胞的尿隐血阳性，可作为颜色尿的鉴别依据。维生素 C 浓度超过 250 mg/L 时会造成假阴性。

8. 尿白细胞

高比重尿、淋巴细胞尿、高葡萄糖尿及室温较低时、清蛋白、维生素 C、头孢菌素等均可造成尿试纸条法检测白细胞结果偏低或假阴性。

（三）尿沉渣检查

1. 细胞

1）红细胞

（1）参考值：非离心尿平均少于1个/HP；离心尿沉淀物0~3个/HP。

（2）临床意义：正常人特别是青少年在剧烈运动、急行军、冷水浴，久站或重体力劳动后可出现暂时性镜下血尿，这种一过性血尿属生理性变化范围。引起血尿的疾病很多，可以归纳为三类原因：

泌尿系统自身的疾病：泌尿系统各部位的炎症、肿瘤、结核、结石、创伤、肾移植排异、先天性畸形等均可引起不同程度的血尿，如急、慢性肾小球肾炎，肾盂肾炎，肾结石，肾结核等都是引起血尿的常见原因。

全身其他系统的疾病：主要见于各种原因引起的出血性疾病，如ITP、血友病、DIC、再生障碍性贫血和白血病合并有血小板减少时；某些免疫性疾病，如SLE等也可发生血尿。

泌尿系统附近器官的疾病：如前列腺炎、精囊炎、盆腔炎等患者尿中也偶尔见到红细胞。

2）白细胞

（1）参考值：正常人尿沉渣镜检白细胞不超过5个/HP。

（2）临床意义

泌尿系统有炎症时均可见到尿中白细胞增多，尤其在细菌感染时为甚，如急、慢性肾盂肾炎，膀胱炎，尿道炎，前列腺炎，肾结核等。

女性阴道炎或宫颈炎、附件炎时可因分泌物进入尿中而见白细胞增多，常伴有大量扁平的上皮细胞。

肾移植后如发生排异反应，尿中可出现大量淋巴及单核细胞。

尿液白细胞中单核细胞增多，可见于药物性急性间质性肾炎及新月形肾小球肾炎；急性肾小管坏死时单核细胞减少或消失。

尿中出现多量嗜酸性粒细胞时称为嗜酸性粒细胞尿，可见于某些急性间质性肾炎患者、药物所致变态反应，在尿道炎等泌尿系其他部位的非特异性炎症时，也可出现嗜酸性粒细胞尿。

3）上皮细胞

临床意义：

（1）扁平鳞状上皮细胞：正常尿中可见少量扁平上皮细胞，这种细胞大而扁平，胞质宽阔呈多角形，含有小而明显的圆形或椭圆形的核。妇女尿中可成片出现，无临床意义，如同时伴有大量白细胞应注意泌尿生殖系炎症，如膀胱、尿道炎等。在肾盂肾炎时也增多，肾盂、输尿管结石时也可见到。

（2）移行上皮细胞：正常时少见，有多种形态，如呈尾状称尾状上皮，含有一个圆形或椭圆的核，胞质多而核小，在肾盂、输尿管或膀胱颈部炎症时可成片脱落，但其形态随脱落部位而稍有区别。

（3）肾小管上皮细胞：来自肾小管，比中性粒细胞大1.5~2倍，含一个较大的圆形胞核，核膜很厚，因此细胞核突出易见，在尿中易变性呈不规则的钝角状。胞质中有小空泡、颗粒或脂肪小滴，这种细胞在正常人尿中极为少见，在急性肾小管肾炎时可见到；急性肾小管坏死的多尿期可大量出现。肾移植后如出现排异反应亦可见脱落成片的肾小管上皮细胞。

（4）非典型细胞：尿中如见脱落细胞时，应注意用染色方法来鉴别非典型细胞，如老年无痛性血尿出现的恶性肿瘤细胞等。

（5）人巨细胞病毒（HCMV）包涵体：HCMV 为一种疱疹病毒，含双股 DNA，可通过输血、器官移植等造成感染。婴儿可经胎盘、哺乳等感染，在尿中可见含 HCMV 包涵体的上皮细胞，此外还可用 PCR 技术检测尿中是否有 HCMV – DNA。

2. 管型

管型是尿液中的蛋白质，或细胞，或碎片在肾小管、集合管内凝固而形成的圆柱状蛋白聚体。管型的种类及临床意义如下：

1）透明管型：透明管型主要由 T – H 蛋白构成，也有清蛋白及氯化钠参与。为无色透明、内部结构均匀无细胞的圆柱状体，较细长，两端钝圆，偶尔含有少量颗粒。观察透明管型应将显微镜视野调暗，否则易漏检。在正常人浓缩尿中偶尔可见到。在剧烈运动、发热、麻醉时可一过性增多。在肾病综合征、慢性肾炎、恶性高血压及心力衰竭时可见增多。

2）细胞管型：管型内常含有细胞和细胞碎片等物质，常以蛋白为基质而嵌入，其所含细胞量超过管型体积的 1/3 时称为细胞管型，按其所含细胞可分为：

（1）红细胞管型：为蛋白基质中嵌入红细胞所致，红细胞常互相粘连而无明显的细胞界限，有时甚至残损不全。当红细胞形态完整时易于识别，有时可因溶血在染色后仅见红细胞残影，如红细胞已崩解破坏，使管型基质呈红褐色后称"血液管型"或"血红蛋白管型"。尿中见到红细胞管型，提示肾单位内有出血，可见于急性肾小球肾炎、慢性肾炎急性发作。血红蛋白管型也可见于血型不合输血后溶血反应时及急性肾小管坏死、肾出血、肾移植术后产生排异反应时。在 SLE、肾梗死、肾静脉血栓形成等情况时，红细胞管型也可能是唯一的表现。

（2）白细胞管型：管型内含有白细胞，由退化变性坏死的白细胞聚集而成，可单独存在，或与上皮细胞管型、红细胞管型并存，过氧化物酶染色呈阳性，此种管型表示肾实质有细菌感染性病变。可结合有无感染症状给予诊断，常见于急性肾盂肾炎、间质性肾炎等，在 SLE 患者亦可见到。

（3）肾上皮细胞管型：管型内含肾小管上皮细胞。酯酶染色呈阳性，过氧化物酶染色呈阴性，借此可与白细胞管型鉴别。此类管型常见于肾小管病变如急性肾小管坏死、子痫、重金属、化学物质、药物中毒、肾移植后排异反应及肾淀粉样变性等。

（4）有时管型中的细胞成分难以区别，可笼统称为细胞管型，必要时可借助化学染色来区别，在 DIC 时，尿中可出现血小板管型，可用相差显微镜或经抗血小板膜糖蛋白的 McAb 加以区别。

3. 结晶尿

结晶尿为在离心沉淀后，在显微镜下观察到含有形态各异的盐类结晶的尿。尿液中是否析出结晶，取决于该物质在尿液中的溶解度、pH 值、温度及胶体状况等因素。

1）酸性尿内常见的结晶体

（1）尿酸结晶：在目视下类似红砂细粒，常沉积在尿液容器底层。在显微镜下可见呈黄色或暗棕红色的菱形、三棱形、长方形、斜方形的结晶体。发现此结晶体一般无临床意义，若经常出现并伴有红细胞，则有膀胱或肾结石的可能，或机体尿酸代谢障碍。

（2）草酸钙结晶：为无色方形闪烁发光的八面体，有时呈菱形、哑铃形或饼形，此类结晶可形成结石。

（3）非结晶形尿酸盐：淡黄红色沉淀物。镜下呈微黄色或无色的细颗粒状，加热或加碱可使之溶解，一般无临床意义。

（4）亮氨酸与酪氨酸结晶：为蛋白质分解产物。亮氨酸结晶镜下为淡黄色小球形油滴状，折光性强，并有辐射及同心纹；酪氨酸结晶为略带黑色的细针状结晶，常成束成团。正常尿中不存在，见于急性磷、氯仿中毒，急性重型肝炎及肝硬化等。

（5）胱氨酸结晶：为蛋白质分解产物。为无色、六边形、边缘清晰、折光性强的板状结晶。在正常尿内少见，但在蛋白质分解代谢异常（胱氨酸病）时，尿中可大量出现并有可能形成结石。

2）碱性尿内常见的结晶体

（1）三联磷酸盐结晶：较常见。镜下呈无色透明闪光的屋顶形或棱柱形结晶，有时可呈羽状或羊齿草叶形。临床意义较少。

（2）尿酸铵结晶：黄褐色不透明，常呈刺球形或树根状，为尿酸与游离铵结合而产生。在新鲜尿中出现应考虑可能存在膀胱的细菌感染。

（3）非晶形磷酸盐：肉眼见为白色沉淀物。镜下呈淡灰黑色的细颗粒，加酸可以溶解，无临床意义。

3）磺胺药物结晶：磺胺药物种类甚多，其结晶体形状各异，如哑铃状（磺胺噻唑）、紧扎的束麦杆状或贝壳状（磺胺嘧啶）等，结晶体多在肾小管析出。如在新鲜尿中查到大量磺胺结晶，同时与红细胞或管型并存，多表示肾已受磺胺药物损害，应立即停药，大量饮水，服用碱性药物使尿液碱化，以保护肾不受进一步损害。

4. 病原体

用无菌操作取得的新鲜尿液，经过培养后，进行形态染色鉴定，如镜下可查见大肠杆菌或葡萄球菌（肾盂肾炎、膀胱炎）、结核分枝杆菌（肾结核）、淋球菌（淋病）等。

三、尿细胞计数

（一）Addis 尿沉渣计数

计数 12 小时尿沉渣中有机物的数量，是尿沉渣有机物定量检查方法。

1. 标本收集

留取夜间 12 小时尿标本，如酸性尿液中因尿酸盐结晶析出而浑浊，可将尿液连瓶浸入温水（不高于 37℃）中片刻，使其溶解，如碱性尿液中磷酸盐结晶析出而浑浊，可加 1% 醋酸 1～2 滴，纠正至刚呈酸性，使磷酸盐消失。

2. 参考值

红细胞 < 50 万/12 小时；白细胞 < 100 万/12 小时；管型（透明） < 5 000/12 小时。

3. 临床意义

各类肾炎患者尿液中的细胞和管型数，可由轻度至显著增加。肾盂肾炎、尿路感染和前列腺炎时白细胞增高显著。

（二）1 小时尿细胞排泄率测定

患者正常工作、学习、不限制饮食，准确留取下午 3 小时的全部尿液，按上法计数后除以 3 而得出 1 小时细胞排泄率。

1. 参考值

男性红细胞 < 3 万/小时，白细胞 < 7 万/小时；女性红细胞 < 4 万/小时，白细胞 < 14 万/小时。

2. 临床意义

肾盂肾炎白细胞排出增多，可达 40 万/小时，急性肾小球肾炎红细胞排出增多，可达 20 万/小时。

（刘祥举）

第二节 粪便检查

一、粪便标本采集

粪便的采集直接影响到检验结果的准确性，应根据粪便不同的检验目的分别采取不同的采集方法。

1. 一般情况下采集自然排出的粪便 3～5 g，置于干燥洁净容器内，不得混有尿液及其他物质；如需做细菌学检查则应将标本置于加盖无菌容器内立即送检。

2. 外观无异常标本应多点取样送检；对于脓血便，应挑取脓血及黏液部分送检。

3. 因很多肠道原虫及虫卵具有周期性排出现象，故对于某些寄生虫及虫卵的初筛，需连续 3 天送检。检查肠道原虫滋养体，应立即送检，并注意保温。

4. 采用化学法检测粪便隐血时，应禁食肉类 3 天，并禁服铁剂及维生素 C 等可干扰试验的药物。

5. 患者无粪便排出又必须检测时，可经肛门指诊或采便管拭取标本。

二、检查内容及其临床意义

（一）一般性状检查

正常粪便为成形软便，黄褐色，外附有少量蜡样光泽的黏液，有粪臭。粪便一般形状受食物性质、量的影响很大，应注意与病理情况相区别。一般性状检查有助于腹泻、吸收不良综合征、痢疾、阻塞性黄疸、胃肠道出血和寄生虫感染等疾病的诊断，具有重要的临床意义。

1. 量

正常成人排便次数不等，但以每日 1 次多见；排便量为 100 ~ 250 g，肉食者较素食者少。病理情况下，如排便次数减少、每次排量增大，多见于肠道上部的疾病；相反，如排便次数增多、每次排量减少，多为肠道下部的疾病。

2. 性状

正常成人是成形状软便。病理情况下，粪便的形状和硬度发生改变，常可提示相应的一类疾病。

1）稀水样便：因肠蠕动亢进或分泌增多所致，见于各种感染性腹泻或非感染性腹泻，尤其是急性肠炎。小儿肠炎时可因肠蠕动加快，以致胆绿素来不及转变为粪胆素而呈绿色稀水样；大量黄色稀水样便并含有膜状物应考虑到伪膜性肠炎；艾滋病伴发肠道隐孢子虫感染时可排出大量稀水样便。

2）黏液脓血便：正常粪便内有少许黏液，明显增多以致肉眼可见视为异常。细菌性痢疾粪便多为黏液脓血便，以黏液脓血为主，可无粪质；阿米巴痢疾患者粪便呈暗红色果酱样，以血为主，粪质较多，有特殊腥味，此时要注意与食入大量咖啡、巧克力后的酱色粪便鉴别；溃疡性结肠炎、克罗恩病等常可见黏液脓血便。

3）柏油样便：粪便呈褐色或黑色，质软，富有光泽，粪便隐血试验（OBT）阳性为柏油样便。这是由于上消化道出血，红细胞经胃酸破坏后的降解产物与肠内产生的硫化物，在细菌作用下变成硫化铁而呈黑色；光泽则因硫化铁刺激小肠分泌过多黏液所致。上消化道出血 50 ~ 70 ml 可出现柏油样便，服用活性炭、枸橼酸铋钾及铁剂等也可以排黑色便，但无光泽且 OBT 阴性。

4）鲜血便：见于肠道下部出血，如直肠、结肠息肉和肿瘤、肛裂及痔疮等。过多食用西瓜、西红柿、红辣椒亦可出现红色，应注意鉴别。

5）米泔样便：呈白色淘米水样，量多且含黏液片块，见于霍乱、副霍乱患者。

6）白陶土样便：粪便呈灰白色，这是由于各种原因引起胆管梗阻，进入肠道的胆汁减少或缺如，使粪胆素生成减少所致，主要见于阻塞性黄疸。行钡餐造影术后，因排出硫酸钡也可使粪便呈灰白色。

7）异形样便：便秘可见球形硬便，直肠或肛门狭窄可见扁平带状便。

8）乳凝块：婴儿粪便中见有黄白色乳凝块，亦可能见蛋花样便，提示脂肪或酪蛋白消化不完全，常见于消化不良、婴儿腹泻。

3. 结石

粪便中排出的结石主要是胆结石，较大者肉眼可见，见于使用排石药物或碎石术后。

4. 气味

正常粪便有臭味，主要因细菌作用的产物吲哚、硫化氢、粪臭素等引起。粪便恶臭见于慢性肠炎、胰腺疾病、消化道大出血、结肠或直肠癌溃烂或重症痢疾；鱼腥味见于阿米巴肠炎；酸臭味见于脂肪酸分解或糖类异常发酵。

5. pH 值

正常人粪便的 pH 值为 6.9~7.2，细菌性痢疾、血吸虫病粪便常呈碱性，阿米巴痢疾粪便常呈酸性。

6. 寄生虫虫体

肠道寄生虫感染可从粪便排出蛔虫、蛲虫、钩虫、绦虫等虫体或节片，粪便寄生虫检查有助于寄生虫感染的确诊。

（二）显微镜检查

粪便直接涂片显微镜检查是临床常规检验项目，可以从中发现病理成分，如各种细胞、寄生虫卵、真菌、细菌、原虫等，并可通过观察各种食物残渣以了解消化吸收功能。

1. 细胞

正常粪便偶尔可见中性粒细胞，上皮细胞不易见到。正常粪便无红细胞。这些细胞的增加常见于各种原因引起的炎症，如细菌性痢疾、阿米巴痢疾、结肠炎等。

2. 淀粉颗粒

正常粪便中少见，在消化不良腹泻者可见，或在慢性胰腺炎的患者可见大量淀粉颗粒，由淀粉酶缺少之故；正常大便中可见少量结合脂肪酸，偶见少量脂肪球；正常粪便中亦少见横纹肌纤维，当消化不良时排出量增加，如慢性胰腺炎，各种胰酶分泌不足，碳水化合物、脂肪、蛋白质、消化障碍，自粪便中排出量也增多。此外肠蠕动增加、消化不良、腹泻等亦可见大量脂肪球。正常粪便中较为常见的残渣为植物细胞，量增加见于肠蠕动亢进、腹泻患者。

3. 寄生虫卵

粪便中检查到寄生虫卵是诊断寄生虫感染的最常用手段。常见的有蛔虫卵、钩虫卵、蛲虫卵、华支睾吸虫卵等。可通过集卵法或直接涂片法镜检，查见夏科－莱登结晶，常提示有虫卵。由于易与植物细胞形态混淆，因此需要结合临床以确定诊断。

4. 原虫

肠道原虫感染常见的有阿米巴原虫滋养体，常见于急性阿米巴痢疾的脓血便中；隐孢子虫为肠道寄生虫，为艾滋病患者及儿童腹泻的重要病原；蓝氏贾第鞭毛虫主要引起儿童慢性腹泻。为了提高检出率，目前已经应用免疫学和分子生物学的技术进行检测，同时改进了染色方法。

（三）化学检查

1. OBT

临床意义：

1）阳性：见于消化道出血，如消化道溃疡（活动期）、消化道肿瘤（胃癌、肠癌、肝癌、胆道肿瘤等）、肝硬化合并食道胃底静脉破裂、出血性胃炎等。

2）假阳性：药物（服铁剂）、食物（吃猪肝、动物血、菠菜等）使潜血可出现假阳性，应进一步复查。

2. 胆色素检查

1）粪胆红素检查：正常粪便中无胆红素，在乳幼儿因正常肠道菌群尚未建立或成人大量应用抗生素之后，或因腹泻等肠蠕动加速，使胆红素未被或来不及被肠道细菌还原时，粪便呈深黄色，胆红素定性试验呈阳性。

2）粪胆原与粪胆素检查：胆道梗阻时粪胆素减少或缺如，粪便淡黄或呈白陶土色，氯化汞粪胆素试验为阴性；溶血性疾病由于粪胆素含量增多，粪色加深；肝细胞性黄疸粪胆素可减少，也可增多，视肝内梗阻情况而定。

（四）细菌学检查

正常人粪便中含有大量细菌，主要是革兰阴性杆菌，这些细菌在正常肠道内不致病，当机体免疫力降低或肠道发生病理改变时，就可侵入不同部位引起疾病。

有时直接涂片可查找到细菌，如伪膜性肠炎，涂片染色可查到葡萄球菌、念珠菌等。霍乱患者可通过直接涂片查到霍乱弧菌，并可以通过悬滴法观察细菌形态和运动方式。

（刘祥举）

第三节　痰液检查

一、一般性状检查

（一）量

排痰量以 ml/24 h 计，健康人一般无痰或少量泡沫状痰。患者的排痰量依病种和病情而异，患者急性呼吸系统感染者较慢性炎症时痰少；细菌性炎症较病毒感染痰多；支气管扩张、慢性支气管炎、肺脓肿、空洞型肺结核和肺水肿患者痰量可显著增多，甚至超过100 ml/24 h，在治疗过程中，如果痰量减少，一般表示病情好转。

（二）颜色

正常痰液为无色或灰白色。病理情况下，痰的颜色改变可反映存在某些呼吸系统的疾病，但特异性差。

1. 红色、棕红色

因存在红细胞或血红蛋白所致，见于肺癌、肺结核、支气管扩张、急性肺水肿。痰中带鲜红血，经常见于肺结核早期或病灶播散期。铁锈色痰多见于大叶性肺炎、肺梗死。粉红色泡沫痰常为左心功能不全、肺淤血致毛细血管通透性增加，造成急性肺水肿的特征性表现。

2. 黄色、黄绿色

因存在大量脓细胞所致，见于肺炎、肺脓肿、支气管扩张、慢性支气管炎、肺结核。黄绿色常为铜绿假单胞菌感染或干酪样肺炎的特征性表现。

3. 烂桃样灰黄色

因肺组织坏死所致，见于肺吸虫病。

4. 棕褐色

见于慢性充血性心力衰竭肺淤血、阿米巴肝脓肿、穿过膈后与肺相通的阿米巴肺脓肿。

5. 灰色、黑色

因吸入大量尘埃或烟雾所致，见于矿工、锅炉工和长期吸烟者。

（三）气味

正常人新咳出的痰液无特殊气味。血性痰可带血腥气味，肺脓肿、晚期肺癌、支气管扩张合并感染患者的痰液常有恶臭，膈下脓肿与肺沟通时患者的痰液可有粪臭味。

（四）性状和异物

痰液的不同性状和异物的出现提示某些病理过程，有助于临床诊断。痰液的不同性状主要如下：

1. 浆液性

稀薄的泡沫样痰液，见于肺水肿等。

2. 黏液性

无色透明或灰色黏稠痰，见于急性支气管炎、支气管哮喘等。

3. 脓液

将痰液静置，从上到下可分为泡沫、黏液和脓性坏死组织三层，见于支气管扩张、肺脓肿、进行性肺结核等。

4. 血性

呼吸道黏膜损伤、肺毛细血管破损等造成的出血，见于支气管扩张、肺癌、肺梗死等。异物主要有：

1）支气管管型：是纤维蛋白、黏液和白细胞等在支气管内凝聚而成的树枝状物，含血红蛋白，呈灰白色或棕红色。其直径与形成部位的支气管内径相关，一般较短，亦有长达 15 cm 的。在刚咳出的痰液中常卷曲成团，放入生理盐水中后即可展开，呈现典型的树枝形。见于纤维蛋白性支气管炎、肺炎链球菌肺炎和累及支气管的白喉患者。

2）Dittich 痰栓：是肺组织坏死的崩解产生，形似干酪或豆腐渣，多见于肺坏疽、腐败性支气管炎、肺结核等患者痰中。

3）硫黄样颗粒：是放线菌的菌线团，呈淡黄色或灰白色，形似硫黄粗枝大叶，约粟粒大小，压片镜检可见密集的菌丝呈放状排列，常见于肺放线菌病。

4）肺钙石：为肺结核干酪样物质的钙化产生，亦可由侵入肺内的异物钙化而成。

5）库施曼螺旋体：系小支气管分泌的黏液，为淡黄色或灰白色富有弹性的丝状物，常卷曲成团。见于支气管哮喘和某些慢性支气管炎患者。

6）寄生虫：有时在痰内可检出寄生虫，如卫氏并殖吸虫、蛔蚴和钩蚴等，需用显微镜进一步确认。

异常的变化主要有：粪臭味多见于膈下脓肿与肺相通时；恶臭味见于肺脓肿、支气管扩张、晚期恶性肿瘤的痰液；血性痰有血腥味见于肺结核、肺癌、支气管扩张等；黏液样痰见于支气管炎、哮喘、早期肺炎；脓性痰见于支气管扩张、肺脓肿、脓胸、空洞型肺结核；支气管哮喘发作时为白色泡沫样痰，急性肺水肿痰液为粉红色泡沫样。

二、显微镜检查

（一）直接涂片检查

可进行红细胞、白细胞、上皮细胞、肺泡巨噬细胞、寄生虫及虫卵检查。正常痰液内可见少量白细胞，中性粒细胞或脓细胞增多见于呼吸道化脓性炎症或有混合感染；嗜酸性粒细胞增多见于支气管哮喘、过敏性支气管炎、肺吸虫病等；淋巴细胞增多见于肺结核患者。脓性痰液中可见少量红细胞，呼吸道疾病及出血性疾病可见多量红细胞。正常痰液中可有少量来自口腔的鳞状上皮细胞和来自呼吸道的柱状上皮细胞，在炎症或其他呼吸系统疾病时可大量增加。吞噬炭粒的肺泡巨噬细胞被称为炭末细胞，见于炭末沉积症及吸入大量烟尘者；吞噬含铁血黄素者被称为含铁血黄素细胞，又称为心力衰竭细胞，见于心力衰竭引起的肺淤血、肺梗死及肺出血患者。在痰中找到肺吸虫可诊断肺吸虫病，找到溶组织阿米巴滋养体可诊断为阿米巴肺脓肿或阿米巴肝脓肿穿破入肺。偶可见钩虫蚴、蛔虫蚴或肺包囊虫的棘球蚴等。

（二）涂片染色检查

痰涂片染色后能更清楚地显示细胞结构和细菌特征等，临床应用价值较大。可用HE 或巴氏染色检查癌细胞，Wright 染色识别各种血细胞、上皮细胞、癌细胞，嗜酸性粒细胞直接染色可评价肺吸虫患者的治疗效果，革兰染色或抗酸染色检查细菌等。

三、细菌培养

呼吸系统为开放性器官，上呼吸道有多种常居菌寄生。被检标本要求晨起清水漱口后，咯出呼吸道深处的痰液，或通过支气管镜直接取分泌物送检。

1. 肺炎链球菌通常可引起大叶性肺炎，但也可致小叶性肺炎。近年来，由于抗生素的大量应用，耐药性金黄色葡萄球菌引起的肺炎有所增加；肺炎克雷伯菌、溶血性链球菌、流感嗜血杆菌引起的则较少见；少数肺炎也可由大肠杆菌及军团菌等革兰阴性杆菌引起。

2. 中毒性肺炎多为肺炎链球菌引起。

3. 新生儿肺炎、产前或产时感染者，以病毒、大肠杆菌、铜绿色假单胞菌、变形杆菌为最常见；而产后感染者，则以金黄色葡萄球菌、链球菌、肺炎链球菌为多见。

4. 肺脓肿是由多种化脓性细菌所引起，亦可由厌氧菌引起。

5. 肺真菌病可检出各种真菌，其中以白色念珠菌和放线菌为多见。

（张新房）

第四节 浆膜腔积液检查

一、浆膜腔穿刺液的采集和保存

一般以无菌操作对各积液部位进行穿刺而收集，如胸腔穿刺、腹腔穿刺等。标本分为两份，一份加 1/10 标本量的 3.8% 枸橼酸钠抗凝；另一份不加抗凝剂，以观察有无凝固现象。

二、检验项目

（一）一般性状检查

1. 量、颜色和透明度

正常容量胸腔液 30 ml、腹腔液 100 ml、心包液 20～50 ml。积液量可因病情不同而有很大差别；漏出液一般为淡黄色、透明，偶有浑浊；渗出液的颜色变化较多，因含有大量细胞、细菌、乳糜物质或脂肪等，所以颜色较深，多见浑浊。

1）胸腔积液：主要颜色有①红色，多为血性（血细胞比容大于 1%），提示有创伤、恶性肿瘤，或肺梗死、结核性感染，或穿刺损伤出血。②乳白色，浑浊的积液离心后，若上清液变清，则浑浊为细胞或碎片所致；若上清液仍浑浊，则很可能是乳糜液或假性乳糜液。乳糜液因淋巴瘤或癌肿或创伤阻塞胸导管引起，新生儿发生胸腔积液常为特发性先天性乳糜胸；假性乳糜液为积液中含有大量脂肪变性的细胞，见于风湿性胸膜炎、结核病或黏液性水肿。③脓样淡黄色，见于化脓性感染，表明有大量细胞和细菌。④黄绿色，可能为铜绿假单胞菌感染或类风湿病。⑤棕色，见于阿米巴肝脓肿累及胸膜时。⑥黑色，胸膜曲霉菌感染。

2）腹腔积液：主要颜色有①红色，除穿刺损伤外，常见于恶性肿瘤和结核性。②绿色，提示腹腔积液中可能混有胆汁。③乳白色，乳糜性或非乳糜性积液。

3）心包积液：主要颜色有①草黄色，可见于尿毒症引起的积液。②红色，提示出血性积液或穿刺误入心脏，此时的 pH 值、PO_2、PCO_2 类似血液。③乳白色，可为乳糜性或假乳糜性积液。

2. 凝块

漏出液一般不凝固。渗出液可因有纤维蛋白原等凝血因子以及细菌、组织裂解产物往往自行凝固或有凝块出现，如含有纤溶酶可将已形成的纤维蛋白溶解，反而可能看不见凝固或凝块。

3. 比重

漏出液的比重一般低于 1.015，而渗出液一般高于 1.018。

（二）化学检查

1. 酸碱度测定

1）胸腔积液：胸腔积液 pH 值小于 7.4，提示炎性积液；pH 值小于 7.3，且伴有葡萄糖减低，提示有并发症的炎性积液、类风湿性积液和恶性积液等；pH 值小于 6.0，多由于胃液进入胸腔使 pH 值减低所致，见于食管破裂，也可见于严重的脓胸。

2）腹腔积液：腹腔积液有感染时，细菌代谢产生的酸性物质增多，使 pH 值减低。pH 值小于 7.3 对自发性细菌性腹膜炎诊断的灵敏度和特异性均为 90%。

3）心包积液：心包积液 pH 值明显减低可见于风湿性、结核性、化脓性、恶性肿瘤性、尿毒症性心包炎等，恶性肿瘤性、结核性积液 pH 值减低程度较明显。

2. 黏蛋白定性试验

浆膜上皮细胞受炎症刺激后，可产生大量浆膜黏蛋白。黏蛋白是一种酸性糖蛋白，其等电点为 3~5，因而可在酸性溶液中析出，产生白色沉淀。漏出液多为阴性，渗出液多为阳性。

3. 蛋白定量测定

测定方法与脑脊液蛋白定量方法相同。一般认为漏出液蛋白含量小于 25 g/L，渗出液常大于 30 g/L。蛋白质在 25~30 g/L 则难以判明性质。蛋白电泳有助于两者的鉴别：漏出液清蛋白，α_2 球蛋白和 γ 球蛋白低于血浆；渗出液蛋白电泳谱与血浆相近似，其中大分子蛋白显著高于漏出液。

4. 葡萄糖定量

正常积液中，葡萄糖含量与血糖相近（3.6~5.5 mmol/L），漏出液葡萄糖含量较血糖稍减低，但渗出液葡萄糖较血糖明显减低（<3.33 mmol/L）。因此，积液中葡萄糖定量检查对鉴别积液的性质有一定参考价值。

5. 乳酸

浆膜腔液乳酸含量测定有助于细菌性感染与非细菌性感染的鉴别诊断。当乳酸高达 6 mmol/L 以上时，高度提示有细菌感染，尤其在应用抗生素治疗后的胸水，一般细菌检查又为阴性时更有价值。类风湿病、充血性心力衰竭及恶性肿瘤引起的积液中乳酸含量也可见轻度升高。

6. 酶学检查

1）乳酸脱氢酶（LD）：浆膜腔积液中 LD > 200 U/L，或者积液 LD 与血清 LD 的比值 > 0.6 可作为渗出液的诊断指标。在各类渗出液中化脓性积液 LD 活性最高，其次是癌性积液，结核性略高于正常。LD 同工酶测定如 LD_3、LD_4、LD_5 或仅 LD_5 增高可疑为恶性肿瘤。胸腔积液 LD 活性与胸膜炎程度成正比，LD 活性降低提示炎症消退，而活性增高则表示病情恶化。

2）溶菌酶：正常胸腹腔积液中溶菌酶含量为 0~5 mg/L，94% 结核性积液中溶菌酶含量超过 30 mg/L，明显地高于癌性积液与结缔组织病。大多数结核性积液与血清中的溶菌酶活性比值 > 1.0，而癌性积液与血清比值一般 < 1.0。因此，测定胸腔积液中溶菌酶活性，对结核性胸膜炎的诊断有帮助，连续观察可估计预后。同时测定胸腔积液的溶菌酶和 LD 活性时，发现结核性两者均升高，心力衰竭引起的漏出液两者均低，癌性

胸腔积液时溶菌酶低而 LD 活性高，此种分离现象是癌性胸腔积液的特点。

3）腺苷脱氨酶（ADA）：以红细胞和 T 淋巴细胞内含量最丰富。一般在结核性积液中 ADA 活性升高且幅度最大，常 >40 U/L，癌性次之，漏出液最低。当抗结核药物治疗有效时，其胸腹液内 ADA 也随之下降，因此也可作为抗结核治疗疗效观察指标。

4）血管紧张素转换酶（ACE）：ACE 为二肽羟基肽水解酶，当病理因素损害肺毛细血管内皮细胞时 ACE 外溢，单核—吞噬细胞在特定环境中也可分泌 ACE。胸腔积液中 ACE >30 U/L、胸腔积液 ACE 与血清 ACE 比值 >1，提示为结核性；若胸腔积液 ACE <25 U/L，胸腔积液与血清 ACE 比值 <1 则可能为癌性。

5）淀粉酶：大多数胰腺炎患者所致的腹腔积液中，淀粉酶活性可高达血清淀粉酶的数倍至几十倍。当食道破裂时唾液经食道穿孔处流进胸腔，此时胸腔积液淀粉酶也升高，因此，检查胸腔积液中淀粉酶对食道穿孔的早期诊断有一定的价值。

7. 肿瘤标志物

1）癌胚抗原（CEA）：当积液中 CEA >20 μg/L，积液 CEA/血清 CEA 比值 >1 时，应高度怀疑为癌性积液。

2）甲胎蛋白（AFP）：腹水中 AFP 检测结果与血清 AFP 呈正相关。检测腹水中 AFP >25 μg/L 时对诊断原发性肝癌引起的腹水有一定的价值。

3）CA125：腹水中 CA125 升高常作为卵巢癌转移的指标。

（三）显微镜检查

1. 细胞计数

1）红细胞计数：对渗出液与漏出液的鉴别意义不大。恶性肿瘤引起的积液中血性者占 50% ~85%。当积液中的红细胞 >100 000 ×10^6/L 时应考虑恶性肿瘤、肺栓塞、结核病、穿刺损伤等。

2）白细胞计数：白细胞计数对渗出液和漏出液的鉴别有参考价值。80% 的漏出液白细胞数 <100 ×10^6/L，渗出液白细胞数常 >500 ×10^6/L。约 90% 自发性细菌性腹膜炎的患者白细胞计数 >500 ×10^6/L，结核性与癌性积液中的白细胞通常 >2 000 ×10^6/L，化脓性积液时往往 >1 000 ×10^6/L。

2. 细胞分类

此项检查比细胞计数有意义。漏出液中细胞较少，以淋巴细胞及间皮细胞为主。渗出液则细胞种类较多。

1）中性分叶核粒细胞增多：常见于化脓性渗出液，细胞总数常超过 1 000 ×10^6/L。在结核性浆膜腔炎早期的渗出液中，也可见以中性粒细胞增加为主。

2）淋巴细胞增多：主要提示慢性炎症，如结核、梅毒、肿瘤或结缔组织病所致渗出液。

3）嗜酸性粒细胞增多：常见于变态反应和寄生虫所致的渗出液。

4）间皮细胞增多：提示浆膜刺激或受损。间皮细胞在渗出液中蜕变，使形态不规则，还有幼稚型间皮细胞，核仁不易见到，应注意与癌细胞区别。

5）其他细胞：炎症情况下，在大量出现中性粒细胞的同时，常伴有组织细胞出现。红斑狼疮细胞可偶见于浆膜腔积液中。

3. 寄生虫检查

可将乳糜样浆膜腔积液离心沉淀后检查有无微丝蚴。阿米巴病的积液中可以找到阿米巴滋养体。

4. 细胞学检查

怀疑恶性肿瘤时可用细胞玻片离心沉淀仪收集积液中细胞，做巴氏或 HE 染色，如见有多量形态不规则，细胞胞体大小不等，核偏大并可见核仁及胞质着色较深的细胞应高度重视，认真鉴别。必要时用多克隆或单克隆抗体做免疫组织化学检查。

（张新房）

第五节　脑脊液检查

一、检查项目

（一）一般性状检查

1. 压力测定

正常人侧卧位的初压为 70 ~ 180 mmH$_2$O＊，随呼吸波动在 10 mmH$_2$O 之内，坐位可为卧位的 1 倍左右。也可根据脑脊液从穿刺针滴出的滴数来估计压力的高低：如每分钟 45 ~ 60 滴，表示颅内压大致正常；每分钟 60 滴以上则提示颅内压增高。颅内压增高常见于脑肿瘤和脑膜或脑实质有炎症。若压力低于正常可做动力试验，以了解蛛网膜下隙有无梗阻。压力降低见于脊髓—蛛网膜下隙阻塞、脱水、循环衰竭等患者。

2. 颜色

正常脑脊液是无色透明的液体。在病理情况下，脑脊液可呈不同颜色改变。

1）红色：常由于各种出血引起的，脑脊液中出现多量的红细胞，主要由于穿刺损伤出血、蛛网膜下隙或脑室出血引起。前者在留取三管标本时，第一管为血性，以后两管颜色逐渐变淡，红细胞计数结果也依次减少，经离心后上清液呈无色透明。当蛛网膜下隙或脑室出血时，三管均呈红色，离心后旧清液显淡红色或黄色。红细胞在某些脑脊液中 5 分钟后，即可出现皱缩现象，因此，红细胞皱缩现象不能用以鉴别陈旧性或新鲜出血。

2）黄色：又称黄变症，见于陈旧性蛛网膜下隙出血及脑出血，椎管梗阻，脑脊髓肿瘤及严重的结核性脑膜炎，重症黄疸。

（1）出血性黄变症：脑、脊髓出血（特别是蛛网膜下隙出血）以后，进入脑脊液内的红细胞破坏、溶解，使血红蛋白分解，胆红素增加，因而产生黄变症。红细胞多大于 10×10^9/L。深的黄变症常为蛛网膜下隙出血的结果，出血 4 ~ 8 小时即呈黄色，48

＊　1 mmH$_2$O = 0.01 kPa。

小时最深，至 3 周左右消失。持续时间取决于以下因素：出血的严重程度、红细胞的溶解速度、溶血的分解产物的多少、对脑脊液循环的影响、个体的特异性。

（2）淤滞性黄变症：颅内静脉血液循环和脑脊液循环有淤滞时，红细胞从血管内渗出，产生脑脊液黄变症。脑膜、大脑实质毛细血管内淤滞时，脑脊液可呈黄变症。

（3）梗阻性黄变症：椎管梗阻（如髓外肿瘤），同时脑脊液蛋白显著增高。当蛋白超过 1.5 g/L 时，呈黄变症。黄变的程度与脑脊液中蛋白的含量成正比，且梗阻部位越低，黄变越明显。

（4）黄疸性黄变症：重症黄疸、黄疸型传染性肝炎、肝硬化、钩端螺旋体病、胆道梗阻、新生儿溶血性疾患，由于脑脊液中胆红素增高，可呈黄变症。一般脑脊液内胆红素浓度超过 8.5 μmol/L 时脑脊液即黄染。

（5）其他色素：脑脊液中含有其他色素，如黄色素、类胡萝卜素、脂色素、黑色素存在，可使脑脊液呈黄变症。

3）白色或灰白色：多因白细胞增加所致，常见于化脓性脑膜炎。

4）褐色或黑色：见于中枢神经系统黑色素肉瘤或黑色素瘤。

5）绿色：绿脓杆菌性脑膜炎、急性脑炎双球菌脑膜炎、甲型链球菌性脑膜炎。

6）米汤样浑浊：脑膜炎双球菌性脑膜炎。

2. 透明度

正常脑脊液应清晰透明。病毒性脑炎、神经梅毒等疾病的脑脊液也可呈透明外观。脑脊液中白细胞如超过 $300 \times 10^6/L$ 时可变为浑浊；蛋白质含量增加或含有大量细菌、真菌等也可使其浑浊；结核性脑膜炎常呈毛玻璃样微浑；而化脓性脑膜炎常呈明显浑浊。

填写报告时用"清晰透明""微浑""浑浊"等描述。

3. 凝块或薄膜

收集脑脊液于试管内，静置 12～24 小时，正常脑脊液不形成薄膜、凝块和沉淀物。若脑脊液内蛋白质包括纤维蛋白多于 10 g/L 即可出现凝块或沉淀物，结核性脑膜炎的脑脊液静置 12～24 小时，可见表面有纤维网膜形成，取此膜涂片检查结核分枝杆菌，阳性率较高。蛛网膜下隙梗死时脑脊液呈黄色胶冻状。

填写报告时可用"无凝块""有凝块""有薄膜""胶冻状"等描述。

4. 比重

健康人脑脊液比重为 1.006～1.008。脑脊液比密增高见于颅内炎症；比密降低见于脑脊液分泌增多。

（二）化学检查

1. 酸碱度测定

正常脑脊液 pH 值为 7.31～7.34。由于血脑屏障对 CO_2 和 HCO_3^- 通透性不同，CO_2 较易透过血脑屏障，HCO_3^- 难以透过血脑屏障，导致脑脊液中 CO_2 浓度高于动脉血而 HCO_3^- 浓度低于动脉血。因此，正常脑脊液 pH 值低于动脉血。脑脊液 pH 值相对稳定，全身酸碱平衡紊乱对它的影响甚小。但在中枢神经系统炎症时，脑脊液 pH 值低于正常，化脓性脑膜炎时脑脊液的 pH 值明显降低，在测定脑脊液的 pH 值的同时测定脑脊液中乳酸含量，对判断病情变化更有参考价值。

2. 蛋白质检查

正常脑脊液中蛋白含量甚微。病理状态下脑脊液中蛋白质有不同程度增加，通过对脑脊液中蛋白质检查，协助对神经系统疾病的诊断。

1）蛋白质定性试验（Pandy 试验）

（1）原理：脑脊液中蛋白质与石炭酸结合生成不溶性蛋白盐而出现浑浊或沉淀，此法比较敏感，当总蛋白量超过 0.25 g/L 可呈弱阳性反应。

（2）参考值：正常人多为阴性或弱阳性。

（3）临床意义：见蛋白定量试验。

2）蛋白定量试验

（1）原理：脑脊液中蛋白质与生物碱等蛋白沉淀剂作用产生浑浊，其浊度与蛋白质含量成正比，用光电比色计或分光光度计进行比浊，即可测得蛋白质含量。

（2）参考值 儿童（腰椎穿刺）：0.20 ~ 0.40 g/L；

成人（腰椎穿刺）：0.20 ~ 0.45 g/L；

小脑延髓池穿刺：0.10 ~ 0.25 g/L；

脑室穿刺：0.05 ~ 0.15g/L。

（3）临床意义

脑脊液蛋白含量增加见于：神经系统感染性疾病，由于血—脑脊液屏障破坏和中枢神经系统实质炎症所引起，如化脓性脑膜炎、结核性脑膜炎时，脑膜和脉络丛毛细血管通透性增加，血—脑脊液屏障受损，使蛋白质进入脑脊液。颅内占位性病变，如脑脊液循环受阻所致，见于脑肿瘤、脑脓肿及颅内血肿。颅内和蛛网膜下隙出血，如血性脑脊液可使蛋白含量增高，见于高血压合并动脉硬化、脑血管畸形、动脉瘤等。蛛网膜下隙梗阻。脑血栓形成或栓塞；中毒性脑病，如尿毒症、伤寒、肺炎等中毒状态；注射化学药物引起的无菌性脑膜炎等。

分离性蛋白增高：脑脊液球蛋白增高而清蛋白正常，见于颅脑损伤、急性淋巴脉络脑膜炎、中枢神经系统急性炎症及脱髓鞘疾病；清蛋白显著增高而球蛋白正常，见于脑梗死、高血压脑病、椎管内肿瘤等。

蛋白细胞分离：脑脊液蛋白质增高而细胞数正常，多见于吉兰—巴雷综合征、椎管内脊髓肿瘤、梗阻性脑积水。

3. 葡萄糖检查

1）原理：脑脊液中含有一定量的葡萄糖，它相当于血糖的 60% 左右。当发生某些疾病波及神经系统时，脑脊液中葡萄糖含量将发生相应变化。

2）参考值

成人：2.5 ~ 4.5 mmol/L；

儿童：2.8 ~ 4.5 mmol/L；

脑脊液/血浆葡萄糖比率：0.3 ~ 0.9。

3）临床意义

（1）脑脊液中葡萄糖的含量降低：常见于①神经系统感染性疾病，主要见于化脓性脑膜炎、结核性脑膜炎和真菌性脑膜炎等。因细菌、真菌和破坏的细胞释放出葡萄糖分解酶，使葡萄糖被消耗，导致脑脊液葡萄糖含量降低。脑脊液葡萄糖含量越低，患者预后越差。②颅内肿瘤，常见于髓母细胞瘤、多形性胶质母细胞瘤、星形细胞瘤、脑膜瘤及脑膜肉瘤等。因癌细胞代谢活跃，透过血—脑脊液屏障的葡萄糖被迅速酵解所致。③各种原因引起的低血糖可使脑脊液葡萄糖含量降低。

（2）脑脊液葡萄糖含量增高：常见于病毒性神经系统感染、脑出血、下丘脑损害、糖尿病等。

4. 氯化物检查

1）原理：脑脊液中含有一定量的氯化物。当发生某些疾病涉及中枢神经系统时，脑脊液中氯化物含量将发生改变。

2）参考值：120 ~ 130 mmol/L。

3）临床意义

（1）降低：脑部细菌性或霉菌性感染，细菌性脑膜炎，特别是结核性脑膜炎，其减少更为显著。体内氯化物的异常丢失（呕吐、腹泻、水肿等）及摄入氯化物过少（长期饥饿、限制氯化物摄入量）。

（2）升高：病毒感染（病毒性脑炎、脑膜炎或脊髓炎）、高氯血症（氯化物排泄减少、肾功能不全、尿毒症氯化物摄入过多、静脉滴入）；过度换气而致碱中毒；患肾炎、尿毒症时，脑脊液中氯化物可见升高。

（3）正常：除正常人外，患病毒性脑炎、脑脓肿、神经梅毒、脊髓灰质炎、脑肿瘤、淋巴细胞脉络丛脑膜炎时脑脊液中氯化物含量也可正常。

5. 酶学检查

脑脊液中含有 LD、肌酸激酶（CK）、天门冬氨酸氨基转移酶（AST）、丙氨酸氨基转移酶（ALT）等多种酶类。正常情况下血清酶不能透过血脑屏障，因此，脑脊液中各种酶的含量远低于血清。血脑屏障通透性增高、各种原因引起的脑组织损伤、脑肿瘤、颅内压增高等均可导致脑脊液各种酶含量增高。

1）天门冬氨酸氨基转移酶

（1）参考值：< 20 U/L。

（2）临床意义：某些伴有脑组织坏死及血脑屏障通透性增高的疾病，AST 从脑组织释放到脑脊液中使其活性增高。脑脊液 AST 活性增高可见于脑血管病、脑萎缩、中毒性脑病、中枢神经系统转移癌等。

2）乳酸脱氢酶

（1）参考值：成人 LD < 40 U/L，新生儿 < 70 U/L。脑脊液 LD/血清 LD < 0.1。

（2）临床意义：由于测定方法的不同，目前脑脊液 LD 尚无一致公认的参考值。一般以脑脊液 LD 与血清 LD 比值小于 0.1 作为判断标准。脑组织损伤、感染等脑脊液中 LD 均可增高。细菌性脑膜炎脑脊液 LD 明显增高。治疗效果欠佳的化脓性脑膜炎脑脊液 LD 无明显减低甚至进一步增高。因此，测定脑脊液 LD 变化可作为判断化脓性脑膜炎疗效和预后的指标。脑脊液中 LD 同工酶分析结果表明，血脑屏障受损时，脑脊液中 LD 同工酶以 LD_2、LD_3 增高为主，如粒细胞增加则以 LD_4、LD_5 增高为主。

3）肌酸激酶

（1）参考值：0.5～2 U/L。

（2）临床意义：CK 主要存在于骨骼肌、心肌和脑组织中，某些伴有脑实质破坏的中枢神经系统疾病，脑组织中 CK 释放到脑脊液中使脑脊液 CK 活性增高。其主要成分为 CK - BB。近来认为测定脑脊液中 CK - BB 可作为心脏停搏患者大脑损伤的指标。脑脊液中 CK 增高可见于脑梗死、脱髓鞘疾病、炎症或脑缺氧等。

4）腺苷脱氨酶

（1）参考值：0～8 U/L

（2）临床意义：ADA 来自 T 淋巴细胞。结核性脑膜炎患者脑脊液中 ADA 增高程度明显高于其他性质的脑膜炎，因此测定脑脊液中 ADA 可用于结核性脑膜炎的诊断及鉴别诊断。

5）溶菌酶

溶菌酶是一种广泛分布于人体各种器官与组织及血液、唾液、泪液中的碱性蛋白质。溶菌酶的重要来源是中性粒细胞、单核细胞及吞噬细胞的溶酶体。溶菌酶作为一种非特异性的免疫因素，在一定条件下可水解细菌胞壁的糖苷键从而使细菌胞壁破裂。溶菌酶的检测方法有平板法、比浊法及电泳法。目前最常用平板法。

（1）原理：溶菌酶使微球菌胞壁破坏而溶解。溶菌环的直径与标本中溶菌酶含量的对数呈直线关系。

（2）参考值：无或含量甚微。

（3）临床意义：在细菌性脑膜炎，如化脓性或结核性脑膜炎患者脑脊液中，溶菌酶含量增高；结核性脑膜炎患者脑脊液中，溶菌酶增高的程度明显高于化脓性脑膜炎且随病情变化而增减，病情恶化时脑脊液中溶菌酶增高，病情缓解时随之下降，治愈后可下降至零。因此，测定脑脊液中溶菌酶含量可用于结核性脑膜炎的鉴别诊断及预后判断。

（三）显微镜检查

1. 细胞计数

在正常情况下，脑脊液中的细胞数基本上是恒定不变的。当发生某些疾病时，细胞数变化很大，在诊断上有重要意义。脑脊液细胞计数包括红细胞、白细胞和嗜酸性粒细胞直接计数以及白细胞分类，其中以白细胞计数和白细胞分类最重要。

1）参考值范围：成人（0～8）×10^6/L；儿童（0～15）×10^6/L。

2）临床意义

（1）轻度白细胞增加［（13～30）×10^6/L］：可见于非感染性脑膜炎、病毒性脑炎、脑瘤；也可见于慢性退行性病变、多发性硬化症或腮腺炎并发脑膜脑炎。

（2）中度白细胞增加［（31～200）×10^6/L］：可见于脊髓前角灰质炎、乙型脑炎、神经梅毒、淋巴脉络膜脑膜炎、病毒性脑炎。结核性脑膜炎和隐球菌性脑膜炎时，常中度增加，或增加甚多。

（3）白细胞剧烈增加：在出现急性化脓性脑膜炎、流行性脑脊髓膜炎、脑脓肿等病时，白细胞可增加到 1 000～10 000×10^6/L。

（4）红细胞计数：如果脑脊液中含少量红细胞，可能是穿刺损伤所致；如果含有成千上万个红细胞，则多可能是中枢神经系统出血性疾病。

2. 细胞分类

白细胞总数超过正常数值，则需做白细胞分类。脑脊液中白细胞分为中性粒细胞、淋巴细胞和内皮细胞（包括单核细胞）三类。

1）参考值：正常脑脊液中多为淋巴细胞及单核细胞，两者之比为7:3。

2）临床意义

在白细胞超过正常值并对其进行分类后，可有以下几种情况：

（1）中性粒细胞增多：常见于急性细菌感染或慢性感染急性发作时。还可见于脊髓灰质炎早期及结核性脑膜炎早期。

（2）淋巴细胞增多：常见于结核性脑膜炎、化脓性脑膜炎经过治疗后，以及布鲁氏杆菌性脑膜炎、脑脓肿和脑膜附近感染、脑和脑膜的病毒性感染、霉菌感染、立克次体感染、螺旋体感染、疫苗接种后或感染后脑脊髓炎，也可见于寄生虫感染、脱髓鞘病、脑瘤、结节病和白塞综合征等。

（3）嗜酸性细胞增多：常见于脑寄生虫病，如脑囊虫病、旋毛虫病、包虫病、血吸虫病、肺吸虫病、弓形体病和锥虫病。

（四）病原学检查

1. 微生物学检查

脑脊液标本应立即离心沉淀，取沉淀物涂片2张分别行革兰染色和亚甲蓝染色后进行显微镜检查。在化脓性脑膜炎，革兰染色显微镜检查的阳性率可在6%～90%。浑浊标本可采用不离心标本直接涂片法，当脑脊液中细菌数少于1 000个/μl时可出现假阳性结果。检查新型隐球菌可取脑脊液离心沉淀物用印度墨汁染色后显微镜检查，也可用经过滤处理的市售优质细颗粒墨汁染色检查。

2. 细菌培养

临床疑为中枢神经系统感染性疾病的患者，在进行腰穿采集脑脊液标本时就应当想到脑脊液的细菌培养。脑脊液细菌分离培养中常见菌有脑膜炎奈瑟菌、链球菌、葡萄球菌、大肠杆菌、流感嗜血杆菌及产气肠杆菌等。脑脊液细菌分离培养及药物敏感试验是确定中枢神经系统感染性疾病病原体及选择治疗药物的主要依据。

3. 寄生虫学检查

正常脑脊液中无病原体。如在脑脊液离心沉淀物中发现血吸虫卵或肺吸虫卵，则可诊断为脑型血吸虫病或脑型肺吸虫病。此外，脑脊液中还可能检出阿米巴、弓形体，在非洲锥虫病患者的脑脊液中可检出锥虫。

（张学芹）

第六节　生殖系统体液检查

一、阴道分泌物检查

（一）标本采集

采集标本前，24小时内应禁止性交、盆浴、局部用药及阴道灌洗等。根据不同的检验目的可自不同部位取材。一般采用消毒刮板、吸管、棉拭子自阴道深部或子宫穹窿后部、宫颈管口等部位采集分泌物，浸入盛有生理盐水 1～2 ml 的试管内，立即送检。分泌物制成生理盐水涂片后，用95%乙醇固定，经吉姆萨、革兰或巴氏染色，以进行病原微生物、肿瘤细胞筛查。

（二）一般性状检查

正常阴道分泌物为白色稀糊状，一般无气味，量多少不等，与雌激素水平高低及生殖器官充血状态有关。近排卵期白带量多，清澈透明、稀薄；排卵2～3天后白带量少、浑浊、黏稠；经前量又增加；妊娠期白带量较多。白带异常可表现为色、质、量的改变。

（三）阴道清洁度检查

阴道清洁度是以阴道杆菌、上皮细胞、白细胞（或脓细胞）和杂菌的多少来分度的，是阴道炎症和生育期妇女卵巢性激素分泌功能的判断指标。用生理盐水将阴道分泌物制成涂片，在高倍镜镜检下，按表5-1进行分度。

表5-1　阴道分泌物清洁度分度

清洁度	阴道杆菌	球菌	上皮细胞	脓细胞或白细胞（个/HP）
Ⅰ	＋＋＋＋	－	＋＋＋|	0～5
Ⅱ	＋＋	－/少量	＋＋	0～15
Ⅲ	－/少量	＋＋	－/少量	15～30
Ⅳ	－	＋＋＋＋	－	＞30

清洁度Ⅰ～Ⅱ度为正常，Ⅲ～Ⅳ度为异常，大多数为阴道炎，同时常可发现病原菌、真菌或滴虫等病原体。在卵巢功能不足，雌激素减低时，阴道上皮增生较差，糖原减少，阴道杆菌也少，易感染杂菌，也可使阴道清洁度变差。

（四）原虫检查

引起阴道感染的原虫主要有阴道毛滴虫，可致滴虫性阴道炎。患者外阴灼热痛、瘙痒，阴道分泌物呈稀脓性或泡沫状，将此分泌物采用生理盐水悬滴法置于低倍显微镜下观察，可见波动状或螺旋状运动的虫体将周围白细胞或上皮细胞推动。在高倍镜下可见虫体为 8~45 μm，呈颈宽尾尖倒置梨形，大小多为白细胞的 2~3 倍，虫体顶端有前鞭毛 4 根，后端有后鞭毛一根，体侧有波动膜，借以移动。此时阴道分泌物的清洁度为Ⅲ、Ⅳ度。阴道滴虫适宜在 25~42℃活动生长繁殖，故检查时应注意保温，方可观察到滴虫的活动。阴道分泌物中查到阴道分泌物滴虫是诊断滴虫性阴道炎的依据，近年来采用阴道毛滴虫单抗制的胶乳免疫凝聚法剂盒可提高滴虫性阴道炎的诊断率。除滴虫外，偶见溶组织内阿米巴和微丝蚴感染。

（五）真菌检查

正常情况下阴道真菌在阴道中存在而无害，在阴道抵抗力降低时容易发病。真菌性阴道炎以找到真菌为诊断依据，阴道真菌多为白色假丝酵母菌，偶见阴道纤毛菌、放线菌等，采用悬滴法于低倍镜下可见到白色假丝酵母菌的卵圆形孢子和假菌丝。如取阴道分泌物涂片并进行 Cram 染色后在油镜下观察，可见到卵圆形 Gram 阳性孢子或与出芽细胞相连接的假菌丝成链状及分枝状。

1. 直接涂片法

于玻片上加 2.5 mol/L KOH 溶液 1 滴，将阴道分泌物与其混匀涂片，加盖片于低倍和高倍镜下观察。低倍镜下真菌呈发丝状或发丝团状。高倍镜下可见单个散在或成群状、链状的卵圆形、无色透明的孢子，常为芽状或链状分支样。可疑时应选择适宜培养基进行培养鉴定。

2. 浓集法

取阴道分泌物 1 ml 于清洁干燥的试管中，再加入等量的 2.5 mol/L KOH 溶液混匀，放 37℃水浴 3~5 分钟取出，以 RCF 40 g（500 r/min）离心 3 分钟，取管底沉淀物涂片观察。也可使涂片干燥行革兰染色或瑞特染色，于油镜下观察，以提高阳性检出率。

（六）病毒

可从阴道分泌物中检测的病毒主要有以下几种：

1. 单纯疱疹病毒

单纯疱疹病毒（HSV）有 2 个血清型，HSV-Ⅰ和 HSV-Ⅱ型。引起的生殖道感染的以Ⅱ型为主。由于阴道分泌物检查阳性率低，病毒培养操作复杂、费时，近年来对 HSV 的检查主要采用荧光抗体检查或分子生物方法诊断，特别是利用 HSV 基因组中特异性强的 DNA 片段 HSV-Ⅰ和 HSV-Ⅱ，胸腺激酶的寡核苷酸探针和 RNA 探针进行分子杂交，可快速而灵敏地对 HSV 感染作出诊断。

2. 人巨细胞病毒

HCMV 是先天感染的主要病原。故孕妇阴道分泌物 CMV 检查对孕期监测尤其是重要的，常用宫颈拭子采取分泌物送检。HCMV 实验室诊断方法除传统的病毒分离法外，光镜检测包涵体阳性率极低，电镜可直接见到典型的疱疹病毒类形态结构，但无特异性，目前可采用 CC-ABC 法，即将标本接种于人胚肺成纤维细胞培养细胞，使病毒在敏感细胞中增殖，培养 2 天后收获，再用针对 HCMV 早期抗原的单克隆抗体，利用生物素亲和素放大作用染色鉴定。亦可用 HCMV、DNA 片段或 RNA 探针与样品进行斑点杂交，夹心杂交或 PCR 后勤部的分子杂交来检测，临床最常用的方法是用 ELISA 法检测孕妇血清 HCMV-IgM 来诊断活动性感染。

3. 人乳头状瘤病毒

人乳头状瘤病毒（HPV）目前鉴别有 50 余型。引起女性生殖道感染的有 23 型，其中最主要的有 6、11、16、18、31、33 型。目前常采用 ABC 法以兔抗 HPV 为一抗，生物素标记的羊抗兔 IgG 为二抗检测病毒抗原。或采用病毒相应的寡核苷酸探针，与阴道分泌物中提取的 DNA 进行斑点杂交或夹心杂交进行检测。如采用 PCR 技术则可检测极微量的 HPV（即 10^6 个细胞中有一个感染细胞）。

（七）衣原体

泌尿生殖道沙眼衣原体感染是目前很常见的性传播疾病之一，由于感染后无特异症状，易造成该病流行，引起女性急性阴道炎和宫颈炎。衣原体感染的白带脓性黏液与细菌感染的脓性白带不同。取脓性分泌物涂片，吉姆萨染色，有时可见到细胞内包涵体，但阳性率很低。目前应用较多的是荧光标记的单克隆抗体的直接荧光抗体法，可快速确定系何种血清型衣原体敏感。20 世纪 80 年代发展的 DNA 探针技术，可检出沙眼衣原体的 15 个血清型，而与其他细菌、病毒、立克次体等无交叉反应，敏感性和特异性均为 95% 左右。DNA 探针方法对泌尿生殖道衣原体疾病的诊断、流行病学调查和无症状衣原体携带者的诊断很有意义。

（八）淋病奈瑟菌

淋病奈瑟菌的检查首先采用涂片法，以宫颈管内分泌物涂片的阳性率最高，为 100%；阴道上 1/3 部分为 84%；阴道口处为 35%。一般需将宫颈表面脓液拭去，用棉拭子插入宫颈管 1 cm 深处停留 10 ~ 30 秒，旋转一周取出，将分泌物涂在玻片上，革兰染色后油镜检查，找革兰阴性双球菌，形似肾或咖啡豆状，凹面相对，除散在于白细胞之间外，还可见其被吞噬于中性粒细胞胞质之内，因淋病奈瑟菌对各种理化因子抵抗力弱，涂片法可被漏诊，必要时可进行淋病奈瑟菌培养，且有利于菌株分型和药物过敏试验。近年来采用单克隆抗体技术生产的淋病抗血清，可与受检查者宫颈分泌物中的淋病奈瑟菌结合，采用免疫荧光技术，在 30 分钟内即可准确得出结果。比培养法快，比涂片法准确，较易掌握。此外，运用 PCR 技术也可对淋病奈瑟菌过少、杂菌过多的标本进行诊断。

（九）梅毒螺旋体

TP 行血清非特异性反应是临床诊断的重要手段，但进行直接涂片染色检查更简便快捷，结果可靠，尤其适用一期或二期梅毒的检查。一期和二期梅毒患者受损的皮肤黏膜和肿大的淋巴结中含有 TP，取渗出液或穿刺液做涂片，在暗视野显微镜下进行检查。如见到纤细螺旋状，长 6 ~ 16 μm，有 8 ~ 14 个螺旋，运动缓慢，或绕轴旋转，或伸缩移动，可报告阳性。此类患者，结合血清学不加热血清反应素试验（USR）或快速血浆反应素环状卡片试验（RPR），效果更良好，可为临床诊断提供可靠依据。

（十）其他病原微生物检查

涂片革兰染色检查淋病双球菌、类白喉杆菌、葡萄球菌、链球菌、大肠杆菌、枯草杆菌等。需细菌培养并经鉴定才能确定诊断。

二、精液检查

（一）一般性状检查

1. 颜色和透明度

刚射出的精液呈灰白色或乳白色，待自行液化后，呈半透明稍浑浊。长时间未排精者射出的精液可略带淡黄色。鲜红或暗红的血性精液，见于生殖系统的炎症、结核和肿瘤；脓性精液见于精囊炎和前列腺炎。

2. 量

正常人一次排精量为 3~5 ml。精液减少可见于：

1）前列腺和精囊病变时，尤其是结核性疾患时，精液可减少，甚至完全无精液排出。

2）排泄管道梗阻：如输精管先天性发育不全或炎性狭窄等。

3）精液潴留于异常部位：如尿道憩室和逆行排精。

4）如已数日未排精，量仍少于 1.5 ml，也视为不正常，但不一定影响生育。当其他检查仍正常时，也不能仅以此点视为不育症的原因。

3. 气味

正常精液具有栗花和石楠花的特殊气味，由前列腺液产生。

4. 黏稠度和液化时间

刚排出的精液呈胶冻状，放置 30 分钟后，80% 的精液能自行液化。如精液黏稠度低似米汤样，可因精子量减少所致，见于生殖系统炎症。前列腺炎时，因纤溶酶遭破坏，可使液化延缓或不液化，抑制精子的活动力而影响生育。

5. pH 值

一般用 pH 试纸进行检测。将一滴混匀的精液在 pH 值试纸上均匀展开，30 秒内，与标准带进行比较读出其 pH 值。无论使用哪种 pH 值试纸，在使用前都应该用标准核查其准确性。

正常精液 pH 值为 7.2~8.0。

临床意义：当附属性腺或者附睾有急性感染性疾病时，精液的 pH 值可以大于 8.0。当输精管阻塞或先天性精囊腺缺如时，均可导致精液 pH 值降低。分析射出的第一部分精液，因大部分为前列腺液，所以 pH 值偏低。当前列腺液缺乏时精液 pH 值偏碱。细菌污染和含有死精子的精液，可能会产生氨（NH_3）从而使精液 pH 值呈碱性。测定精液 pH 值应在精液液化后立即测定，因为精液放置时间较长会影响 pH 值测定结果。另外，精液 pH 值过低，可影响其对阴道 pH 值的调节作用，影响精子在阴道及宫颈部的活力。

（二）显微镜检查

1. 精子活动率检测

正常精子的活力一般在Ⅲ级（即活动较好，有中速运动，但波形运动较多）以上。

临床意义：如果 0 级（死精子，无活动能力，加温后仍不活动）和Ⅰ级（活动不良，精子原地旋转、摆动或抖动，运动缓慢）精子在 40% 以上，常为男性不育症的重要原因之一。

2. 精子活动力检测

精子活动力是指精子活动的强度，活动不良或不活动的精子增多，是导致不育的重要原因之一。精子活动分级（WHO）如下：

0 级　死精子；

Ⅰ级　活动不良，原地打转或向前运动微弱；

Ⅱ级　活动一般，曲线向前中等运动；

Ⅲ级　活动良好，呈直线向前快速运动。

临床意义：精子活动力下降常见于精索静脉曲张、泌尿生殖系的非特异性感染（如大肠杆菌感染），另外，某些代谢药、抗疟药、雌激素、氧氮芥等也可使精子活动力下降。

3. 精子计数

通过精子计数可求得精子浓度，乘以精液量还可求得一次射精排出的精子总数。正常成年男性的精子数量个体间差异较大，精子浓度为（50~100）×10^9/L，少于 20×10^9/L 为少精子症。正常人一次射精的排精总数≥400×10^6。精子计数少于 20×10^9/L 或一次排精总数少于 100×10^6 为不正常，见于精索静脉曲张、铅金属等有害物质污染、大剂量放射线及某些药物的影响。精液多次未查到精子为无精症，主要见于睾丸生精功能低下、先天性输精管与精囊缺陷、输精管阻塞。输精管结扎术 2 个月后精液中应无精子，否则说明手术失败。老年人从 50 岁开始精子数量减少以至逐步消失。

4. 精子形态检查

通常用于精子形态学检查的方法有两种，一种是制成新鲜湿片后用相差显微镜观察；另一种是将精子固定、染色后用亮视野光显微镜观察。两种方法检查的精子形态无明显差别，染色后精子头可能稍有缩小。精索静脉曲张患者的畸形精子增多，提示精子在成熟时已进入精液；或静脉回流不畅造成阴囊内温度过高和睾丸组织缺氧；或血液带有毒性代谢产物从肾或肾上腺静脉逆流至睾丸，上述原因均有损于精子形态。精液中凝集精子增多，提示生殖系统感染或免疫功能异常。睾丸曲细精管生精功能受到药物或其他因素影响或伤害时，精液中可出现较多未成熟的精细胞。

5. 精液细胞检查

正常精液中可见少量白细胞，但无红细胞。精液中白细胞增多，常见于精囊炎、前列腺炎及结核等。精液中红细胞增多，常见于精囊结核、前列腺癌等。精液中若查到癌细胞，对生殖系统癌症有诊断意义。

6. 精液酸碱度检查

精液 pH 值测定应在射精后 1 小时内完成，放置时间延长可致 pH 值下降。正常精液偏碱性，pH 值为 7.7~8.5。若精液 pH 值<7.0 多见于少精或无精症，常反映输精管阻塞、先天性精囊阙如或附睾病变等。若精液 pH 值>8.0 常见于泌尿系统的急性感染，如精囊炎、前列腺炎等。

（三）生化及免疫检查

1. 精液酸性磷酸酶

精液中的 ACP 几乎全部来自前列腺，属前列腺 ACP，因此，测定精液中 ACP 有助于了解前列腺功能和对前列腺疾病的诊断。精液 ACP 含量增高，常见于前列腺增生或早期前列腺恶性肿瘤患者。精液 ACP 含量降低，常见于前列腺炎患者。精液 ACP 检测是法医鉴定有无精液最敏感的方法。

2. 精浆果糖测定

精液中的果糖来自精囊液，由精囊所分泌，是精子的主要能量来源。其含量的高低直接影响精子的活力。精浆果糖含量的测定是诊断男性不育、评价附属腺功能和睾丸内分泌的指标之一。先天性两侧输精管或精囊腺阙如、两侧输精管完全阻塞或逆行射精患者的果糖为阴性；精囊炎和雄性激素分泌不足患者的精浆果糖含量降低，果糖不足导致精子运动能量缺乏，甚至导致不育。

3. 抗精子抗体（AsAb）测定

精子的抗原性很强，不仅可引起异种免疫和同种异体免疫，其器官特异性抗原尚可引起自身抗精子抗体的产生，当精管阻塞、睾丸损伤与炎症、附睾等副性腺感染时均可使精子抗原进入血液循环或淋巴系统，激活免疫系统而引起免疫应答，产生自身 AsAb。AsAb 检测对不育原因的检查有重要意义。存在于血清或生殖道分泌液中的 AsAb 可抑制精子的活动，干扰精子的运行，阻碍精子穿透及精卵结合，使受精过程发生障碍。即使已经受精，也可能影响发育中的胚胎，造成免疫性流产。不育夫妇的 AsAb 阳性者占 25% ~ 30%。

4. 精液精子顶体酶

存在于精子顶体内，是一种蛋白水解酶，在受精过程中起重要作用。精子顶体酶活力与精子密度及精子顶体完整率呈正相关，其活力不足可导致男性不育。

5. 精液乳酸脱氢酶 – X（LDH – X）

精液中有 6 种 LD 的同工酶，其中 LDH – X 活性最强，约相当于 LDH 总活性的 1/3。LDH – X 是存在于精原细胞、精子细胞和精子线粒体中的特异酶，具有组织特异性，对精子生成、代谢、获能、活动能力和受精过程均有重要作用。LDH – X 具有睾丸及精子的组织特异性，是精子运动获能的关键酶，该酶检测可作为诊断男性不育症有价值的指标。睾丸萎缩患者 LDH – X 活性降低，服用棉酚也可抑制此酶活性。

三、前列腺液检查

（一）一般性状检查

正常前列腺液外观呈淡乳白色半透明的液体。轻度前列腺炎时，外观常无明显变化。化脓所致的前列腺炎或精囊炎时，分泌物浓稠，外观呈脓性或脓血性液体。前列腺癌时常呈不同程度的血性液体。正常前列腺液，1 次量为数滴至 2 ml，前列腺炎时，则显著减少甚至无液可采。正常前列腺液为弱酸性，pH 值为 6.3 ~ 6.5；50 岁以后 pH 值略增高；如混入较多精囊液，pH 值可增高。

（二）化学检查

正常前列腺液，化学成分复杂。前列腺发生疾病时，可检测前列腺液某些化学成分，其含量的变化可用作鉴别诊断及疗效判断的依据。前列腺炎时，锌含量明显降低，其余检查结果均增高；前列腺肥大时，锌含量变化不大或稍有增高，其余结果均增高；前列腺癌时，锌含量降低，而其余结果均明显增高；所以检测前列腺液的化学成分，特别是锌含量的变化，可作为几者鉴别的依据之一。

（三）显微镜检查

1. 卵磷脂小体

正常前列腺液中卵磷脂小体呈圆形或卵圆形，折光性强，大小不均，均匀分布于满视野。前列腺炎时卵磷脂小体减少，分布不均，有成簇分布现象，严重者卵磷脂小体可消失，这是巨噬细胞吞噬大量脂类的结果。

2. 红细胞

正常前列腺液中偶见红细胞，少于 5 个/HP。在前列腺炎、结核、结石和恶性肿瘤时可见红细胞增多，但应排除前列腺按摩时导致的出血。

3. 白细胞

正常前列腺液中白细胞 < 10 个/HP，呈散在分布。若 > 10 个/HP，而且成簇分布，则为慢性前列腺炎的指征之一。超过 15 个/HP 可结合临床症状诊断为前列腺炎。

4. 前列腺颗粒细胞

胞体较大，含卵磷脂颗粒较多，可能是吞噬了卵磷脂颗粒的巨噬细胞。正常前列腺液中此种细胞不超过 1 个/HP，前列腺炎时明显增多或伴有大量脓细胞，正常老年人的前列腺液中也可见此种细胞增多。

5. 滴虫

见于滴虫性前列腺炎。

6. 淀粉颗粒

淀粉颗粒为圆形或卵圆形，具有同心圆线纹的层状结构，颜色呈微黄色或褐色，其中心常含有碳酸钙沉积物。

淀粉颗粒如与胆固醇结合可形成结石。前列腺液中的淀粉样小体随年龄增长呈递增趋势，但无临床意义。

7. 精子

可能因精囊受挤压而排出，而非存在泌尿生殖系统疾病，因此并无临床意义。

8. 细菌

前列腺患者，其前列腺液内可以找到细菌。以葡萄球菌为常见，链球菌次之，此外，在前列腺结核患者，可以查到结核分枝杆菌，如已确诊生殖系统结核时，不宜做此项检查，以防引起扩散。

（邹红霞）

第六章　临床常用生物化学检查

第一节　蛋白质测定

一、血浆蛋白检测

（一）总蛋白（TP）

1. 参考值

紫外吸收光度法、散射折光法、免疫比浊法、双缩脲法、定氮法：60~80 g/L。

2. 临床意义

1）血清总蛋白浓度增高：①血清中水分减少，而使总蛋白浓度相对增高。凡体内水分排出大于水分的摄入时，均可引起血浆浓缩，尤其是急性失水时（如呕吐、腹泻、高热等）变化更为显著，血清总蛋白浓度有时可在 100~150 g/L。休克时，由于毛细血管通透性的变化，血浆也可发生浓缩。慢性肾上腺皮质功能减退患者，由于钠的丢失而致继发性水分丢失，血浆也可出现浓缩现象。②血清蛋白合成增加，大多数发生在多发性骨髓瘤患者，此时主要是球蛋白增加，其量可超过 50 g/L，总蛋白可超过 100 g/L。

2）血清总蛋白及清蛋白降低：①肝细胞损害影响总蛋白与清蛋白合成，常见肝脏疾病有亚急性重症肝炎，慢性中度以上持续性肝炎、肝硬化、肝癌等。清蛋白减少常伴有球蛋白增加，清蛋白含量与有功能的肝细胞数量呈正比，清蛋白持续下降，提示肝细胞坏死进行性加重，预后不良；治疗后清蛋白上升，提示肝细胞再生，治疗有效。血清总蛋白 <60 g/L 或清蛋白 <25 g/L 称为低蛋白血症，临床上常出现严重水肿及胸腔积液、腹水。②营养不良，如蛋白质摄入不足或消化吸收不良。③蛋白丢失过多，如肾病综合征（大量肾小球性蛋白尿）、蛋白丢失性肠病、严重烧伤、急性大失血等。④消耗增加，见于慢性消耗性疾病，如重症结核、甲亢及恶性肿瘤等。⑤血清水分增加，如水钠潴留或静脉补充过多的晶体溶液。先天性低清蛋白血症较为少见。

（二）清蛋白（ALB 或 A）

1. 参考值

免疫透射比浊法或免疫散射比浊法：40~50 g/L。

2. 临床意义

1）血浆清蛋白浓度可以受饮食中蛋白质摄入量影响，在一定程度上可以作为个体营养状态的评价指标。

2）人血清蛋白浓度增高：常见于严重失水，系血浆浓缩所致，此时并非蛋白绝对量增多。临床上尚未发现单纯清蛋白浓度增高的疾病，而以清蛋白浓度降低为多见。

3）低蛋白血症：①慢性清蛋白浓度降低主要由于肝脏合成清蛋白功能障碍、腹水形成时清蛋白的丢失和肾病时尿液中的丢失，严重时清蛋白浓度可低于 10 g/L。清蛋白浓度低于 20 g/L 时，由于胶体渗透压的下降，常可见到水肿等现象。②营养不良或吸收不良。③消耗增加，如严重结核、恶性肿瘤、甲亢等慢性消耗性疾病。④清蛋白的异常丢失，如肾病综合征、慢性肾小球肾炎、糖尿病、SLE、烧伤及渗出性皮炎、急性大出血、蛋白丢失性胃肠病等。

（三）球蛋白（G）

1. 参考值

20~30 g/L。

2. 临床意义

1）球蛋白增多：常以 γ 球蛋白增高为主，可见于①炎症或感染反应，如结核病、疟疾、血吸虫病、麻风病、黑热病、血吸虫病等。②自身免疫性疾病，如 SLE、风湿热、类风湿关节炎、肝硬化、硬皮病等。③多发性骨髓瘤、淋巴瘤、巨球蛋白血症。

2）球蛋白浓度降低：球蛋白浓度降低主要是合成减少。正常婴儿出生后至 3 岁，由于肝脏和免疫系统尚未发育完全，球蛋白浓度较低，此属于生理性低球蛋白血症。肾上腺皮质激素和其他免疫抑制剂有抑制免疫功能的作用，会导致球蛋白合成减少。

（四）清蛋白/球蛋白比值（A/G）

1. 参考值

1.5~2.5。

2. 临床意义

A/G 降低常见于肝硬化、慢性肾炎、多发性骨髓瘤、巨球蛋白血症、结缔组织病等。增高一般少见，主要见于低球蛋白血症或先天性无 γ 球蛋白血症。

（五）前清蛋白（PA）

1. 参考值

免疫透射比浊法或免疫散射比浊法：0.2~0.4 g/L。

2. 临床意义

增高见于肾病综合征、霍奇金病。降低见于各种肝脏疾病，可作为肝功能损害的早期指标，比清蛋白和转铁蛋白具有更高的敏感性；此外，在急性炎症、恶性肿瘤时其血浓度亦下降，严重营养不良时可完全缺如，其评价标准：200~400 mg/L 为正常，100~150mg/L轻度缺乏，50~100 mg/L 中度缺乏，小于 50 mg/L 严重缺乏。

（六）铜蓝蛋白（CP，CER）

1. 参考值

免疫散射比浊法或免疫透射比浊法：0.2~0.4 g/L。

2. 临床意义

血浆 CP 增高见于重症感染、胆道梗阻、恶性肿瘤、甲亢、风湿病、贫血、创伤等。其最特殊的作用在于协助肝豆状核变性的诊断，即患者血浆 CP 含量明显下降，而伴有血浆可透析的铜含量增加。血浆 CP 在营养不良、严重肝病及肾病综合征时亦往往下降。

（七）α_1 - 抗胰蛋白酶（α_1 - AT）

1. 参考值

免疫透射比浊法或免疫散射比浊法，0.9~1.5 g/L。

2. 临床意义

1）浓度增高见于下列情况：①急、慢性感染性疾病。②恶性肿瘤。③其他疾病，如脑外伤、SLE、甲状腺炎等。④外科手术后、妊娠、妇女长期服用避孕药。

2）浓度降低见于下列情况：①丢失过多，如肾病综合征、蛋白丢失性胃肠病。②肝脏疾病导致的合成减少。③分解代谢增强，如急性呼吸窘迫综合征、急性胰腺炎、肺气肿、甲亢等。④遗传性 α_1 – AT 缺乏症。

（八）C 反应蛋白

1. 参考值

免疫比浊法或荧光免疫法：<0.6 mg/L。

2. 临床意义

1）作为急性时相反应的一个极灵敏的指标，血浆中 CRP 浓度在急性心肌梗死、创伤、感染、炎症、外科手术、肿瘤浸润时迅速显著地增高，可达正常水平的 2 000 倍。结合临床病史，有助于随访病程。

2）作为风湿病的病情观察指标，急性期和活动期 CRP 升高，病情好转时降低。可随访风湿病、SLE、白血病等。

3）预测心肌梗死的相对危险度。

（刘霞）

第二节　血糖及其代谢物测定

一、概述

临床上所称的血糖一般是特指血液中的葡萄糖。在正常情况下，空腹血糖的浓度维持在 3.9~6.1 mmol/L 范围内。血液中除葡萄糖外，还含有果糖、半乳糖、甘露糖、乳糖、蔗糖等。

体内各组织细胞活动所需的能量大部分来自葡萄糖，所以血糖必须保持一定水平才能维持体内各器官和组织的需要。血糖的浓度稳定取决于血液中葡萄糖的来源和去路的平衡。若这种平衡被打破，将会导致血糖浓度的异常升高或降低，而表现出高血糖症或低血糖症。

（一）糖代谢概述

1. 糖代谢

糖代谢主要指葡萄糖在体内的复杂代谢过程，包括分解代谢和合成代谢。不同种类细胞中的糖代谢途径有所不同。分解代谢有糖酵解、糖有氧氧化和磷酸戊糖途径等。葡萄糖又可经合成代谢途径合成糖原，储存在肝脏或肌肉组织。另外非糖物质，如乳酸、丙氨酸等经糖异生转变成葡萄糖或糖原。糖的多种代谢途径受机体的代谢状况，尤其是能量需求和氧供充足与否等因素的影响。

糖是机体供能的主要物质之一，人类摄取食物中以糖类最多，占总热量的 50% ~ 70%。在氧供应充足的条件下，糖经有氧氧化分解产生 ATP 供能。糖、脂肪和蛋白质在体内均可供能，以糖为主，乙酰辅酶 A（CoA）是三大营养物质共同的中间代谢点，三羧酸循环（TCA cycle）是其分解代谢的共同途径，释放的能量均以 ATP 形式储存。

葡萄糖经肠道吸收入血，以葡萄糖形式运送到全身组织器官的细胞，氧化供能或以糖原形式或转变成脂肪储存。糖进入细胞是一个复杂的过程，胰岛素是促使其通过细胞膜进入细胞内的关键活性物质。

2. 血糖

血糖是指血液中的葡萄糖。正常人血糖浓度相对恒定在一定范围内，依赖于体内激素等因素对血糖的调节作用，使血糖的来源及去路达到动态平衡。糖代谢的途径中的磷酸戊糖旁路，可生成还原型辅酶Ⅱ（NADPH），其是保持红细胞膜完整性、合成脂类及胆固醇、参与机体氧化还原反应的重要辅酶。

（二）糖代谢的调节

血糖浓度能维持相对恒定是由于机体内存在一套高效的调节机制，精细地控制着血糖的来源与去路，使之达到动态平衡。在动态平衡的调节中，神经、内分泌因素及某些体液调节因子起着决定性作用。

二、糖代谢紊乱的检测

糖代谢紊乱是糖类物质及相关的酶、受体和基因突变所致代谢障碍的综合表现。糖代谢异常涉及蛋白质、脂肪、水及电解质等代谢紊乱。检测血糖、糖代谢中间产物以及调节糖代谢的相关激素，可以诊断或协助诊断糖代谢紊乱的相关疾病。

（一）空腹葡萄糖检测

临床上所称的血糖专指血液中的葡萄糖而言。每个个体全天血糖含量随进食、活动等情况会有波动。一般在空腹时的血糖水平较为恒定。临床检测时采用葡萄糖氧化酶的方法可以特异地测出真实的血糖浓度。

1. 方法和原理

1）葡萄糖氧化酶（GOD）法：葡萄糖氧化酶能催化葡萄糖氧化成葡萄糖酸，并产生过氧化氢，反应可如下：

$$葡萄糖 + 2H_2O \longrightarrow 葡萄糖酸 + 2H_2O_2$$

在色原性氧受体（如联大茴香胺，4 - 氨基安替比林耦联酚）的存在下，过氧化物酶催化过氧化氢氧化色素原，生成有色化合物。

2）己糖激酶（HK）法：在己糖激酶催化下，葡萄糖和 ATP 发生磷酸化反应，生成葡萄糖 - 6 - 磷酸（G - 6 - P）与 ADP。前者在 G - 6 - PD 催化下脱氢，生成 6 - 磷酸葡萄糖酸（6 - GP），同时使氧化型辅酶Ⅱ（NADP）还原成 NADPH，反应式如下：

$$葡萄糖 + ATP \longrightarrow G - 6 - P + ADP$$

$$G - 6 - P + NADP^+ \longrightarrow 6 - GP + NADPH + H^+$$

根据反应方程式，NADPH 的生成速率与葡萄糖浓度呈正比，NADPH 在 340 nm 有特异吸收峰，在波长 340 nm 处监测吸光度升高速率，计算血清中葡萄糖浓度。

3）邻甲苯胺（O - TB）法：葡萄糖与邻甲苯胺在强酸溶液中加热，葡萄糖的醛基与邻甲苯胺缩合成葡萄糖胺，后者脱水生成席夫碱，再经结构重排，生成有色化合物，吸收峰 630 nm。

2. 方法学评价

1）糖激酶方法的特异性比葡萄糖氧化酶法高，是目前公认为测定血糖的参考方法，适用于自动分析仪。轻度溶血、脂血、黄疸、维生素 C、氟化钠、肝素、乙二胺四乙酸（EDTA）和草酸盐等不干扰本法测定。因为从红细胞释放出的有机磷酸酯和一些酶能消耗 NADP，故干扰本法测定。

2）无机化学方法对葡萄糖的测定是建立在葡萄糖醛基还原性的基础上，它能直接使二价铜离子（Cu^{2+}）还原成一价铜离子（Cu^{+}）。由于受样本中化学还原物质的干扰（如糖类、肌酐、维生素 C 等），此类方法特异性较差，阳性结果常出现正偏差。但此法操作简便，试剂易得，无毒，费用低廉。

有机化学法对葡萄糖测定是基于多种芳香胺在酸性溶液中都有与葡萄糖醛基缩合的呈色作用。此法操作简便，影响因素较无机化学法少，准确度、精密度较高。其不足之处是试剂有致癌性，结果受己醛糖干扰，产生正偏差。

生物化学法即利用酶学技术对葡萄糖进行测定。此法操作简便，试剂易得、无害，费用低廉，影响因素较少，其准确度、精密度、灵敏度较佳。尤其已糖激酶法更较葡萄糖氧化酶法为高。由于其影响因素等均已研究清楚，且反应绝对专一，现已作为参考方法。但由于此方法试剂昂贵，保存期短，仅作为参考方法册封。

3. 参考值

葡萄糖氧化酶法、己糖激酶法、邻甲苯胺法：3.9 ~ 6.4 mmol/L。

4. 临床意义

血糖浓度受神经系统和激素的调节而保持相对稳定。当这些调节失去原有的相对平衡时，则出现高血糖或低血糖。

1）血糖增高：根据空腹血糖增高程度不同分为轻度（7.0 ~ 8.3 mmol/L），中度（8.4 ~ 10.1 mmol/L），重度（> 10.1 mmol/L），当血糖水平超过肾糖阈值（9 mmol/L）即可出现尿糖阳性。

升高见于①糖尿病：如 1 型、2 型及其他类型糖尿病。②内分泌疾病：如巨人症、肢端肥大症、皮质醇增多症、甲亢、嗜铬细胞瘤、胰高血糖素瘤等。③应激性高血糖：如颅脑损伤、颅内压增高、脑卒中、心肌梗死等。④药物影响：如噻嗪类利尿药、口服避孕药。⑤肝源性血糖升高：如严重的肝病变，导致肝脏功能障碍，使葡萄糖不能转化为肝糖原贮存而出现餐后高血糖。⑥胰腺病变：如胰腺炎、胰腺癌、胰外伤、胰大部分切除等。⑦其他病理性升高：妊娠呕吐、脱水、缺氧、窒息、麻醉等。⑧生理性增高：如餐后 1 ~ 2 小时、高糖饮食、情绪激动。⑨医源性因素：如大量服用激素等。

2）血糖降低：血糖低于 3.9 mmol/L 即为血糖降低，分为轻度降低（3.4 ~ 3.9 mmol/L），中度降低（2.2 ~ 2.8 mmol/L），重度降低（1.7 mmol/L）或更低。

降低见于①生理性或暂时性低血糖降低：如饥饿、妊娠、哺乳、剧烈运动后、注射胰岛素后和服用降糖药后。②胰岛素分泌过多：如胰岛β细胞瘤、胰腺腺瘤。③血糖升高激素分泌减少：垂体前叶功能减退、肾上腺皮质功能减退、甲状腺功能减退（甲减）等。④肝糖原贮存不足：长期营养不良、严重肝炎、肝硬化、肝癌、急性黄色肝萎缩、糖原累积病、磷及砒霜中毒等。⑤机体对糖的利用增加：胰岛素用量过多、口服降糖药用量过大、甲状腺切除术后等。⑥其他：长时间不能进食的疾病、乙醇中毒。

（二）口服葡萄糖耐量试验

1. 方法和原理

口服葡萄糖耐量试验（OGTT）是检查人体血糖调节功能的一种方法。正常人在服用一定量葡萄糖后，血糖浓度暂时升高（一般不超过 8.88 mmol/L），但在 2 小时内又恢复到空腹水平，称为耐糖现象。在服用一定量葡萄糖后，间隔一定时间测定血糖和尿糖，观察血糖水平及有无尿糖出现，称为糖耐量试验。若因内分泌失调等因素引起糖代谢失常时，食入大量糖后，血糖浓度可急剧升高或升高极不明显，短时间内不能恢复原值者即称为耐糖现象失常。临床上常对症状不明显的患者采用糖耐量试验来诊断有无糖代谢异常。

OGTT 对糖尿病的诊断并非是必需的，不推荐临床常规应用。大多数糖尿病患者会出现空腹血糖水平升高，空腹血糖 < 5.6 mmol/L 或随机血糖 < 7.8 mmol/L 完全可以排除糖尿病，所以临床上首先推荐空腹血糖的测定。OGTT 主要用于下列情况：①诊断妊娠糖尿病（GDM）；②诊断糖耐量减退（IGT）；③有无法解释的肾病、神经病变或视网膜病变，其随机血糖 < 7.8 mmol/L，可用 OGTT 评价，在此时如有异常的 OGTT 结果，不代表与糖尿病有肯定因果关系，还应该排除其他疾病；④人群筛查，以获取流行病学数据。

2. 实验步骤

1）检测前 3 天患者可正常饮食（每天进食糖类不得不少于 150 g，且维持正常活动、停用胰岛素、肾上腺皮质激素等药物治疗，不抽烟、不喝咖啡和茶，试验前一天晚餐后即不再进食。

2）次晨空腹抽静脉血 2 ml，抗凝或否，并同时收集尿液标本，测定血液与尿液中的葡萄糖含量。

3）将 75 g 葡萄糖溶于 250 ml 温开水中，嘱受检者 5 分钟内服下，服后每隔 60 分钟各取血 1 次，共 4 次，每隔 1 小时留尿液，测定血糖及尿糖。若疑为反应性低血糖病例，可适当延长标本收集时间。

4）将各次测得的血糖和尿糖数值，以数字或曲线报告。

3. 参考值

空腹血糖 3.9 ~ 6.1 mmol/L；

服糖 1 小时血糖 7.8 ~ 9.0 mmol/L；

服糖 2 小时后血糖 < 7.8 mmol/L；

服糖 3 小时后血糖恢复空腹水平；

各次尿糖均为阴性。

4. 临床意义

1）糖尿病诊断的依据：因采用单纯血糖检测诊断糖尿病会遗漏大约 30% 的患者，因此，负荷后的血糖检测是临床糖尿病诊断的依据之一。

2）糖代谢紊乱阶段的指示：糖代谢紊乱的发生是一个动态变化的过程，可分为不同阶段，通过 OGTT 可以监测糖代谢是处于正常、糖尿病前状态或是糖尿病。①正常糖耐量：2 小时血糖 <7.8 mmol/L；②糖耐量减退：2 小时血糖 ≥ 7.8 mmol/L，但 <11.1 mmol/L；③糖尿病：2 小时血糖 ≥ 11.1 mmol/L。

（三）糖化血红蛋白检测

糖化血红蛋白（GHb）是血红蛋白与葡萄糖经非酶促反应结合而成的，其含量的多少取决于血糖浓度以及血糖与血红蛋白接触时间的长短。

1. 方法和原理

糖化血红蛋白检测方法很多，常用的有微柱法离子交换层析、亲和层析、高压液相、免疫凝集、离子捕获法、电泳法等。

离子交换层析，分手工和仪器两种。手工微柱有 Bio – RaD 和西班牙 BIO SYSYEMS 等多家公司产品，手工微柱操作受到人工因素影响，可能会洗脱不完全或过度洗脱，并受外界环境温度的影响，而某些红蛋白，如 HbF 异常增加时，也会与糖化血红蛋白同时洗脱而使结果产生偏差。采用微柱法离子交换层析和梯度洗脱技术可全自动分离血红蛋白的变异体与亚型，除可测定糖化血红蛋白外，还可同时检测出 HbS 与 HbC 的存在与否，在计算糖化血红蛋白值时会自动扣除变异体的产生和影响，从而使结果更为准确、可靠，变异系数（CV 值）小于 2%。

亲和层析是目前糖化血红蛋白检测的新方法，该方法特异性强，不受异常血红蛋白的干扰。英国 DREWSCIENTIFIC 公司的 DS1 糖化血红蛋白分析仪采用硼酸亲和层析法，只需 10 μl 全血即可在 4 分钟内快速分离检测糖化血红蛋白，为临床提供即时的化验结果，从而使医生在患者就诊的第一时间明确诊断并制定相应的治疗方案，特别适合于临床科室使用，尤其对小儿患者而言更有优势。其检测结果也完全达到并超过临床要求，CV 值在 5% 以内。

免疫凝集法的原理是糖化血红蛋白与相应的单抗结合进而发生凝集反应，通过测定吸光度来表示凝集量，可用于全自动生化分析仪上进行测定。需指出的是免疫凝集法测定糖化血红蛋白，精密度较差，CV 值一般大于 6%。

离子捕获法亦是新近发展起来的新方法，其原理是糖化血红蛋白与相应抗体结合后，联以荧光标记物，而在 IMX 反应孔中的玻璃纤维预先包被了高分子的四胺合物，使纤维表面带正电，使前述的反应复合物吸附在纤维表面，经过一系列的清洗后测定其荧光强度，从而得到糖化血红蛋白的浓度，该方法适用于成批糖化血红蛋白标本的检测。

电泳方法如毛细管电泳也能分离检测糖化血红蛋白和血红蛋白质的变异体，但目前尚无商品化、具有批量样本通过能力的仪器面世，相当程度地限制了该方法的临床应用。

综上所述，糖化血红蛋白是反应糖尿病患者疾病控制程度一项良好的指标，糖尿病患者应定期检测糖化血红蛋白，并据此制定、修正相关治疗方案。

附：胶乳凝集反应法（双试剂）测定糖化血红蛋白 ——HbA$_1$c

本法是利用抗原抗体反应原理直接测定总血红蛋白中 HbA$_1$c 的百分含量的方法。样品总血红蛋白和 HbA$_1$c 与胶乳有相同的非特异性吸附作用而固相化。当加入 HbA$_1$c 的特异性鼠单克隆抗体后形成胶乳 – HbA$_1$c –抗人 HbA$_1$c 鼠单克隆抗体的复合物，此复合物由于羊抗鼠 IgG 抗体而形成凝集，凝集量因胶乳表面固相化的 HbA$_1$c 量的不同而不同。通过测定吸光度来表示凝集量，与 HbA$_1$c 百分浓度的标准曲线比较后，求出样品中 HbA$_1$c 占总血红蛋白的百分含量。

2. 参考值

按糖化血红蛋白占总血红蛋白的百分比计算。比色法为 1.41% ±0.11；蛋白电泳法为 5.6% ~7.5%；微柱法为 4.1% ~6.8%。

3. 临床意义

1）糖化血红蛋白主要用于监控糖尿病患者血糖水平的控制程度，反映过去 6~8 周的平均血糖水平。当糖尿病患者血糖控制不佳时，糖化血红蛋白浓度可升高至正常的 2 倍以上。它与血糖水平有很好的相关性，因此可以将 HbA1c 的值通过公式转换成估计平均血糖值（eAG），便于临床医生和患者对 HbA1c 结果的理解和应用。2009 年美国糖尿病协会（ADA）和美国临床化学学会（AACC）都推荐在检验报告中同时报告 HbA1c 和 eAG。糖尿病的治疗目标是将 HbA1c 降至非糖尿病水平。对于胰岛素治疗的糖尿病患者，应将糖化血红蛋白作为常规检测指标，至少每 3 个月检测 1 次。在某些临床状态下如糖尿病妊娠或调整治疗时，应更频繁地（每 4 周 1 次）监测，可及时提供有价值的信息。

2）对糖尿病诊断的意义：WHO 还没有将 HbA1c 作为糖尿病的诊断指标，但是糖尿病国际专家委员会 2009 年发表专题报告建议将其作为诊断指标。

3）对鉴别糖尿病性高血糖及应激性高血糖有价值，前者糖化血红蛋白水平增高，后者正常。

（四）糖化血清蛋白测定

1. 方法和原理

血清葡萄糖能与清蛋白及其他血清蛋白 N 末端的氨基上发生非酶促糖化反应，形成高分子酮胺结构。此酮胺结构能在碱性环境中与硝基四氮唑蓝（NBT）发生还原反应，生成甲臜，并以 1 – 脱氧 – 1 – 吗啉果糖（DMF）为标准参照物，进行比色测定。

2. 参考值

1.9 ±0.25 mmol/L。

3. 临床意义

1）血清蛋白半衰期较短，约 17 天。本试验可有效地反映患者过去 1~2 周平均血糖的水平。

2）本试验不受临时血糖浓度波动的影响，故为临床糖尿病患者的诊断和较长时间血糖控制水平的研究提供了一个很好的指标，同一患者前后连续检测结果的比较更有价值。

（五）尿液葡萄糖测定

己糖激酶法和葡萄糖氧化酶—氧速率法测定尿液中葡萄糖含量最特异、最准确。根据测定氧消耗量（如氧电极法）的葡萄糖氧化酶法，也属可靠的方法。葡萄糖氧化酶和过氧化物酶榜联法（即 GOD – POD 法），不适合做尿液中葡萄糖测定，因尿液中各种还原性物质（如尿酸等）含量较高，会消耗葡萄糖氧化酶反应中产生的过氧化氢，降低呈色反应，从而引起负误差。邻甲苯胺法、GOD – 氧速率是一直能够常规测定尿液中葡萄糖的满意方法。

（六）血乳酸分光光度法测定

1. 方法和原理

乳酸氧化酶能催化乳酸氧化生成丙酮酸，并产生过氧化氢，在色原性氧受体（如 4 – 氨基安替比林耦联酚）的存在下，过氧化物酶催化过氧化氢色素原，生成有色化合物。具体反应原理如下：

乳酸 + O_2 ——→丙酮酸 + H_2O_2

H_2O_2 + 4 – 氯苯酸 + 4 – 氨基安替比林——→醌亚胺 + $2H_2O$ + HCl

2. 参考值

全血：0.5 ~ 1.7 mmol/L；

血浆：0.5 ~ 2.24 mmol/L。

3. 临床意义

1）乳酸是体内无氧糖酵解的最终产物，组织缺氧时机体产生的过多乳酸从血液循环进入肝脏，由肝脏处理，激烈运动时，可出现生理性乳酸增高。

2）组织严重缺氧可导致三羧酸循环中丙酮酸需氧氧化的障碍，丙酮酸还原成乳酸的酵解作用增强，血中乳酸与丙酮酸比值增高及乳酸增加，甚至高达 25 mmol/L。这种极值的出现标志着细胞氧化过程的恶化，并与显著的呼吸增强、虚弱、疲劳、恍惚及最后昏迷相联系。即使酸中毒及低氧血症已得到处理，此种高乳酸血症常为不可逆的，见于休克的不可逆期、无酮中毒的糖尿病昏迷和各种疾病的终末期。

3）在休克、心失代偿、血液病和肺功能不全时，常见的低氧血症同时有高乳酸血症，在低氧血症及原发条件处理后常是可逆的。在肝脏灌注量降低的病例，乳酸由肝的移除显著降低，亦会出现乳酸中毒。

4）充血性心力衰竭、严重肝脏疾病均可使血液丙酮酸的浓度升高。

4. 方法学评价

化学氯化法测乳酸，费时费力，准确度及精密度较高，特异性高，但对反应条件控制要求较严。醇法直接测定乳酸，操作简单易行，准确度、精密度较高，可应用于自动化仪器。

（七）D – 3 – 羟丁酸测定

1. 方法和原理

用醇动力法测血清/血浆 D – 3 – 羟丁酸含量。本法以 3 – 羟丁酸脱氢酶（3 – HB-DH）催化 3 – 羟丁酸氧化成乙酰乙酸，同时 NAD^+ 被还原，NADH 生成量与 D – 3 – 羟丁酸的浓度正相关。

$$D-3-羟丁酸+NAD^+ \longrightarrow 乙酰乙酸+NADH+H^+$$

2. 参考值

空腹水平：$0.03 \sim 0.3$ mmol/L。

3. 临床意义

酮血症的诊断对指导胰岛素治疗最有价值，较血糖和尿酮体检查提供更多的临床信息。糖尿病患者酮体产生过多，会导致酮症酸中毒，因乙酰乙酸和β-羟丁酸可产生大量的H^+，使血液pH值降低和碳酸氢盐减少；同时，患者丢失大量电解质，导致昏迷。

（八）血清丙酮酸测定

丙酮酸是糖代谢的中间产物，来自红细胞、肌肉和各组织细胞。红细胞中经常产生丙酮酸，休息状态血中丙酮酸和乳酸呈平行关系；当肌肉收缩使氧相对缺乏时，糖代谢以无氧糖酵解为主，乳酸增多，但乳酸/丙酮酸比值维持正常，它们均进入肝、脑和心脏等继续氧化。当组织严重缺氧时，血乳酸/丙酮酸比值增高，可导致高乳酸血症。

1. 参考范围

分光光度法：空腹安静状态下静脉血丙酮酸含量为$0.03 \sim 0.10$mmol/L。

2. 临床意义

升高：维生素B_1缺乏症者，因维生素B_1缺乏使丙酮酸氧化障碍，导致血丙酮酸增高；糖尿病、充血性心力衰竭、严重腹泻等消化性障碍、严重感染和肝病时也可有血丙酮酸增高，并伴有高乳酸血症。

（九）血酮体测定

酮体是乙酰乙酸、β-羟丁酸、丙酮三者的总称，是脂肪酸分解过程中的产物。糖代谢障碍时，脂肪分解代谢加强，使酮体生成增多，当超过了肝外组织利用速度时，血中酮体增加，形成酮血症；过多的酮体从尿中排出，形成酮尿症。

1. 参考范围

以丙酮计，血浆酮体定量小于0.05 mmol/L，尿酮体$20 \sim 50$ mg/d（定性阴性）。

2. 临床意义

升高：糖尿病酮症酸中毒、各种原因所致的长期饥饿、妊娠毒血症、饮食中缺少糖类或营养不良等。

（刘霞）

第三节　血脂及脂蛋白测定

血浆脂质简称血脂，包括三酰甘油（TG）、总胆固醇（TC）、磷脂（PL）和游离脂肪酸（FFA）等；TC是游离胆固醇（FC）和胆固醇酯（CE）的总和。血浆脂质以脂蛋白（LP）和乳糜微粒（CM）的形式存在于血液中。

一、血清脂质检测

（一）血清总胆固醇测定

TC 是指血液中各 LP 所含胆固醇（CHO）之总和，分为 CE 和 FC，其中 CE 占 60% ~70%，FC 占 30% ~40%，两种类型的比例在健康个体或个体之间是恒定的。FC 在卵磷脂胆固醇酯酰转移酶（LCAT）作用下形成胆固醇酯。血清中 CHO 在低密度脂蛋白（LDL）中最多。其次是高密度脂蛋白（HDL）和极低密度脂蛋白（VLDL），CM 最少。

血清胆固醇及其酯的含量检测，从方法学上可分为两大类：一类是化学法，包括抽提法和直接测定法，这类方法目前仍在沿用；另一类是酶法测定，此法敏感、特异、快速，并能自动分析，已常规应用。化学测定法种类多，由于显色反应的特异性不同，其结果有一定的差异。目前公认的参考方法是 Abell – Kendall 法（L – B 反应）。另外，三氯化铁—硫酸反应法（Zak 法）具有显色稳定、操作简便、灵敏度约 5 倍于 L – B 反应法、CE 与 FC 显色程度比较接近等优点，缺点是特异性差，干扰因素比 L – B 反应法多，Zak 法更适合于科研使用。酶法测定血清 CHO 的方法已被广泛采用，国产试剂已能满足临床的需要。以下详细介绍酶法（ChOD – PAP 法），本法为中华医学会检验学会推荐的 TC 测定常规方法。

1. 方法和原理

血清中的 CE 被胆固醇酯水解酶（CEH）水解成 FC，后者被胆固醇氧化酶（ChOD）氧化成 Δ4 – 胆甾烯酮并产生过氧化氢，再经过氧化物酶（POD）催化 4 – 氨基安替比林与酚（三者合称 PAP），生成红色醌亚胺色素（Trinder 反应）。醌亚胺的最大吸收在 500 nm 左右，吸光度与标本中 TC 含量成正比。

2. 参考值

化学法和酶法：按我国"血脂异常防治对策专题组" 1997 年提出的《血脂异常防治建议》规定，我国人 TC 在 5.20 mmol/L 以下为合适范围，5.23 ~5.69 mmol/L 属于边缘性增高，5.72 mmol/L 以上即为升高。

1）血清 CHO 增高：见于脂肪肝、肝脏肿瘤等，后者因其压迫胆管可使 CHO 随胆汁排出的量少，血清中 CHO 量增高。肝外疾患如甲状腺功能低下（甲低）、严重糖尿病、动脉粥样硬化、肾病综合征等也可见 CHO 增高。妊娠中后期 CHO 升高。家族性高 CHO 血症时，CHO 可见显著升高。

2）血清 CHO 减少：常见于严重肝实质性病变，如急性重型肝炎。肝硬化，这是因为 CHO 肝脏合成减少。某些肝外疾患如甲亢、恶性贫血、溶血性贫血感染和营养不良也可见 CHO 降低。

（二）三酰甘油测定

TG 由肝、脂肪组织及小肠合成，主要存在于 β – 脂蛋白和 CM 中，直接参与 CHO 及 CE 的合成，也是机体贮存能量的形式，是动脉粥样硬化的重要因素之一。血清 TG 的测定，目前多以化学法和酶法定量。化学法测定 TG 是以 LP 变性，水解成甘油，并以甘油为计算依据。酶法是以特异酶水解 TG，除去脂肪酸，再测定甘油，方法特异，准确而快速，临床广为应用。以下详细介绍酶法（GPO 法），本法为中华医学会检验学会推荐的 TG 测定常规方法。

1. 方法和原理

用高效的微生物脂蛋白脂肪酶（LPL）使血清中 TG 水解，将生成的甘油用甘油激酶（CK）及 ATP 磷酸化，以甘油磷酸氧化酶（GPO）氧化 3 - 磷酸甘油（C - 3 - P），然后以 Trinder 反应测定所生成的过氧化氢，即 POD 及双色原（4 - 氨基安替比林与酚）显色反应，吸光度与标本中 TG 含量成正比。

2. 参考值

荧光法或酶法为 0.56 ~ 1.70 mmol/L；≤1.70 mmol/L 为适合水平，＞1.70 mmol/L 为升高。

3. 临床意义

1）生理性因素：如生活条件和饮食方式、年龄、性别等影响较大。高脂肪饮食后 TG 升高，一般餐后 2~4 小时达高峰，8 小时后基本恢复空腹水平；运动不足、肥胖可使 TG 升高；成年后随年龄上升 TG 水平上升（中青年男性高于女性，50 岁后女性高于男性）。人群中血清 TG 水平呈明显的正偏态分布。

2）病理性升高：轻至中度升高者（2.26 ~ 5.63 mmol/L）患冠心病的危险性增加；重度升高（≥5.63 mmol/L）时，常可伴发急性胰腺炎。

3）病理性降低：低 TG 血症指 TG ＜0.56 mmol/L，原发性者见于无 β - 脂蛋白血症和低 β - 脂蛋白血症，为遗传性疾病；继发性者见于继发性脂质代谢异常，如消化道疾病（肝疾患、吸收不良综合征）、内分泌疾患（甲亢、慢性肾上腺皮质功能不全）、癌症晚期、恶病质及肝素等药物的应用。

（三）血清总磷脂测定

血清 PL 主要包括卵磷脂、溶血卵磷脂、神经磷脂和脑磷脂等四部分。临床工作中一般只测定血清总 PL，有化学法和酶法测定两类方法，如需进一步检查血清 PL 的组成则需要借助薄层层析，气相层析或高效液相层析等项方法：

1. 方法和原理

本法以磷脂酶 D 水解卵磷脂、溶血卵磷脂及神经磷脂，产生的胆碱经胆碱氧化酶氧化，生成过氧化氢，可用 Trinder 反应显色。

2. 参考值

我国成人血清 PL 一般为 41.98 ~ 71.04 mmol/L，平均 56.8 mmol/L，最高 80.7 mmol/L。

3. 临床意义

血清 PL 的高低与 CHO 密切相关，正常人 CHO/PL 比值平均 0.94。当 CHO 水平随着年龄或饮食条件的改变而上升时，PL 也同时上升。病理状态下高 CHO 血症通常也有高 PL 血症，不过 PL 上升程度落后于 CHO，故 CHO/PL 比值高于 1.0。

二、血清脂蛋白检测

脂蛋白是一类运输脂质的大分子物质。根据脂蛋白密度高低采用超速离心法可将

LP 分成 4 组：CM，VLDL，LDL，HDL。当一种或多种血浆脂蛋白浓度超过了正常的限度就出现高脂蛋白血症。高脂蛋白血症可分为原发和继发两种。原发性高脂蛋白血症是由于常染色体显性或隐性基因缺陷，或为更常见的较弱的多基因影响和环境因素所致，继发性高脂蛋白血症为疾病所引起的脂代谢异常，决定高脂蛋白血症是否是原发，需排除继发原因，决定原发高脂蛋白血症是否有遗传基础，依赖于证明直系亲属同样也患有高脂蛋白血症。

（一）血清脂蛋白测定的方法学评价

1. 超速离心法

本法是经典的脂蛋白分离方法，它根据脂蛋白的不同密度而分离，可以分析测定所分离的各部分脂蛋白的脂质或蛋白质组成。也有用超速离心法分离 VLDL 后测定下层液脂蛋白含量，即高密度脂蛋白胆固醇（HDL - C）+ 低密度脂蛋白胆固醇（LDL - C），再结合化学沉淀法测得 HDL - C，计算得到 LDL - C 值。超速离心法需要特殊仪器及技术，一般多在研究工作中应用。

2. 电泳法

脂蛋白可以在不同的支持介质中电泳分离，最常用的是琼脂糖电泳。电泳后分离的脂蛋白应用脂溶性染料（如脂肪红 7B、油红"0"或苏丹黑等）使脂质部分着色，可观察分带情况并用光密度计扫描得出各部分脂蛋白的相对比例。由于不同的脂质染色深浅悬殊，染色及漂洗条件的不同也会对结果有显著影响，故此法不易做出准确定量。现在临床化学常规工作中不常用脂蛋白电泳分析，因为它只在某些高脂蛋白血症病例分型有困难时或特殊的脂蛋白缺乏症时有定性意义。

3. 化学沉淀法

应用高分子量多聚阴离子（如硫酸葡聚糖、肝素、磷钨酸等）与二价阳离子（如 Mg^{2+}、Mn^{2+} 等）在一定条件下可以选择性地沉淀脂蛋白。例如应用一定浓度的磷钨酸 - Mg^{2+}、肝素 - Mn^{2+}、硫酸葡聚糖 - Mg^{2+}（分子量为 50 000）、聚乙二醇（分子量为 6 000）等可以沉淀 VLDL 与 LDL。经离心后上清中为 HDL，可以测定其中的 CHO 含量，也可以测定 PL 或载脂蛋白（apo）。在适当条件下这些方法的结果基本一致，也与超速离心法大致相符。由于操作简便，准确性符合临床要求，有些沉淀剂还可用来测定 HDL 亚类，因而在临床工作中得以迅速推广应用。

4. 免疫分离法

用结合有抗人 apoE、apoAI 多克隆抗体的胶乳珠与血清中 HDL、LDL、VLDL 及 CM 反应结合，离心分离后用酶法测定 CHO 含量，即可确定血清 LDL - C 水平。此法精密度好，准确度高，特别是对于低 LDL - C 浓度的测定结果准确。不受高 TG 水平的影响，可用于禁食或非禁食标本的检测。

5. 免疫化学法

血清中的脂蛋白或载脂蛋白与特异性的单克隆抗体结合形成抗原抗体免疫复合物，其浊度改变与脂蛋白或载脂蛋白的含量成正比。此方法已常规应用于脂蛋白（a）[LP（a）]、apoAI、apoB 含量的测定。

6. 均相测定法

应用多聚阴离子、表面活性剂等选择性地封闭一类或几类脂蛋白，直接测定未封闭脂蛋白含量的方法。此方法标本不需沉淀处理，可用于自动生化分析仪自动测定，已引起人们极大兴趣与广泛关注。缺点是成本过高。

（二）血清脂蛋白的测定

1. 脂蛋白电泳测定

LP 为水溶性复合物，由脂质和特异蛋白（载脂蛋白）结合而成。各种脂蛋白因所含脂类及蛋白质的不同，其密度、颗粒大小、表面电荷、电泳行为及免疫性均有不同，采用电泳法或超速离心法可将 LP 进行分类。

1）参考值：电泳法 CM 为阴性，α - 脂蛋白（α - LP）（HDL 为主）为 30% ~ 40%，β - 脂蛋白（β - LP）（LDL 为主）为 50% ~ 60%，前 β - 脂蛋白（Pre β - LP）为 13% ~ 25%。

2）临床意义：①缺血性心脑血管疾病、高脂血症、动脉粥样硬化、冠心病、脑梗死患者 Lp（a）水平明显增高，与高血压、吸烟、饮酒及其他血脂无相关性。②Lp（a）作为一种急性时相蛋白，在心肌梗死、外科手术、急性创伤和急性炎症时明显增高。③肾病综合征、尿毒症及肝癌以外的恶性肿瘤，Lp（a）也可升高。④肝脏疾病时 Lp（a）减低。

2. HDL - C 测定

目前临床检验中推荐用大分子多阴离子化合物及两价阴离子沉淀血清中含 apoB 的脂蛋白（VLDL 和 LDL），然后用酶法测上清液中 HDL - C。

1）参考值：影响 HDL - C 水平的因素很多，加之测定方法和被测人群的不同，HDL - C 参考值的报道差异较大。我国关于《血脂异常防治建议》中提出，HDL - C 合适范围为 > 1.00 mmol/L。

2）临床意义：随着 HDL - C 水平降低，缺血性心血管病发病危险增加，HDL - C < 1.04 mmol/L 的人群与 HDL - C ≥ 1.55 mmol/L 的人群相比，缺血性心血管病危险增加 50%。

3）影响血浆（清）HDL - C 水平的因素很多，主要有：①年龄和性别（儿童时期男女 HDL - C 水平相同；青春期男性开始下降，至 18 ~ 19 岁达最低点，以后男性低于女性，女性绝经后与男性接近）；②种族（黑人比白人 HDL - C 高，美国人高于中国人，中国人与日本人、欧洲人接近）；③饮食（高糖及素食时 HDL - C 降低）；④肥胖（肥胖者常有 TG 升高，同时伴有 HDL - C 降低）；⑤饮酒与吸烟（饮酒使 HDL - C 升高，而吸烟使 HDL - C 减低）；⑥运动（长期足量的运动使 HDL - C 升高）；⑦药物如睾酮等雄性激素、降脂药中的丙丁酚、β 受体阻滞剂（普萘洛尔）、噻嗪类利尿药等，使 HDL - C 降低；雌激素类药物、烟酸和苯氧乙酸类降脂药（苯扎贝特）、洛伐他汀、苯妥英钠等，使 HDL - C 升高；⑧疾病如对于女性代谢综合征患者而言，HDL - C 水平边缘性降低普遍存在，因此，HDL - C < 1.29 mmoL/L 是诊断代谢综合征的指标。

3. LDL - C 测定

LDL - C 占血浆脂蛋白总量的 40% ~ 50%。它的主要生理功能是转运体内的 CHO，将肝脏内的 CHO 经血液转运到各个组织进行利用，是动脉硬化的重要检测指标。LDL 是一组不均一的脂蛋白颗粒，其 CHO 含量占 TC 的 45% ~ 50%。

测定血浆中 LDL，首先同样要分离 LDL，其分离方法有超速离心法、聚阴离子沉淀法、色谱法、电泳法及计算法等。聚阴离子沉淀法简便易于操作，结果准确可靠。直接测定 LDL 有一定的困难，因为它是蛋白质脂类组成的颗粒状结构，CHO 是其较为恒定的因素，因此采用测定 LDL 中所含的 CHO 的浓度作为 LDL 定量的依据。另外，还可以通过用 Friedwald 公式计算，主要是利用血清 TC、TG 及 HDL – C 浓度测定结果计算，即 LDL – C = TC – HDL – C – 1/5TG。对脂代谢异常的高脂血症，不能按此方法计算结果。

本文介绍使用于临床工作的聚乙烯硫酸沉淀法（PVS 法）。

1）方法和原理：聚乙烯硫酸可选择性沉淀血清中 LDL，上清液含 VLDL 与 HDL，LDL – C 浓度可以从 TC 与上清液 CHO 之差求得。CHO 测定用酶法。

2）参考值：化学法测定（沉淀分离后测 CHO 和用酶法直接测定）：LDL – C 水平随年龄增高而上升，青年与中年男性高于女性，老年前期与老年期女性高于男性。中老年男女平均值为 2.7 ~ 3.2 mmol/L。我国《血脂异常防治建议》规定，LDL – C 合适范围为 < 3.12 mmol/L，边缘升高（危险阈值）为 3.15 ~ 3.61 mmol/L，升高为 > 3.64 mmol/L。美国胆固醇教育计划（NCEP）明确要求，高脂血症患者血 LDL – C 的治疗目标值定为 2.6 mmol/L 以下。

3）临床意义：见于家族性高胆固醇血症（TC 增高，LDL – C 增高，伴有 HDL – C 减低），Ⅱa 型高脂蛋白血症（TC 增高，LDL – C 增高，TG 正常或轻度增高）。

4. 脂蛋白（a）测定

Lp（a）的浓度可以多种方式表示，如总脂蛋白量、apoA、apoB – 100 或脂质成分等。

1）参考值：免疫学方法，如 ELISA 或免疫比浊分析和自动化生化分析仪检测，健康成人血清 < 300 mg/L。

2）临床意义

（1）生理性改变：同一个体的 LP（a）水平相当恒定，不同个体间差异很大。LP（a）水平主要由遗传因素决定，基本不受性别、年龄、饮食、营养和环境影响；亦有报道女性闭经后有上升趋势，新生儿为成人水平的 1/10，6 个月后达成人水平；妊娠期妇女 LP（a）出现生理性变动；黑人 LP（a）水平明显高于白种人和黄种人。

（2）病理性增高：①缺血性心、脑血管疾病；②心肌梗死、外科手术、急性创伤和急性炎症，LP（a）和其他急性时相蛋白一样增高；③肾病综合征和尿毒症；④除肝癌以外的恶性肿瘤；⑤糖尿病肾病。

（3）病理性减低见于：肝脏疾病（慢性肝炎除外），因为 LP（a）合成于肝脏。

升高是心血管疾病的独立危险因素，临床多用于协助健康咨询和判断心血管疾病危险。

三、血清载脂蛋白 A I 和载脂蛋白 B 检测

脂蛋白中的蛋白部分称为载脂蛋白（apo），载脂蛋白在脂蛋白代谢中具有重要的生理功能。apo 种类很多，一般分为 5～7 类，按 Alaupovic 建议的命名方法，用英文字母顺序编码，即 ABC 顺序，每一类还有亚类。载脂蛋白 A I （apo – A I）和载脂蛋白 B （apoB）的检测是临床上常用的检查项目。其测量方法主要有以下几类：

（一）单向免疫扩散法（RID）

该法较简单，一般实验室均可进行。消耗较多的抗血清，扩散过程至少 24 小时，最多需 72 小时，测定下限值为 10 μg/ml。该方法虽然简单，应严格控制有关条件。一般使沉淀环以 3.5～10.0 mm 为宜，应在两个方向测量直径，其精密度要求达到 0.1 mm。采用 5 种不同浓度参考值，测定沉淀环面积对相应浓度关系以曲线回归方程作图。

（二）电泳免疫测定法（EIA）

该法灵敏，抗血清用量少，如琼脂糖缓冲液中加入聚乙二醇及甘氨酸，其电泳时间可缩短一半，火箭峰高以 1～4 cm 为宜，火箭峰的测量可以计算面积或峰高，峰高从中心量起。测量精度最好能在 0.1 mm，灵敏度约 2 μg/ml，又称为火箭电泳法。

（三）免疫比浊法（ITA）

该法简便快速，在自动分析仪进行操作并能批量检测，是目前临床使用最多的方法。免疫比浊法有两种：一是测定光散射的，又称免疫散射比浊法（INA），需用特殊的激光浊度仪；另一种是利用光度计测定通过浑浊溶液后的透光强度，称为透射免疫比浊法（ITA），其灵敏度低于 INA。比浊法可以终点法和速率法测定，速率法是根据散射光强度与时间的关系，以微机处理计算出抗原抗体复合物形成的最大反应速度，后者与溶液中抗原量成正比，常可在 1 分钟内完成测定过程，可自动扣除空白；终点法比速率法稳定，一般多用终点法。

（四）酶联免疫法（ELISA）

该技术已广泛应用于极微量蛋白的定量测定。可测出纳克（ng）级水平的抗原或抗体含量，该法可用于 apoE、apoC – Ⅱ、apoC – Ⅲ 等含量较少的载脂蛋白的定量测定。

（五）放射免疫法（RIA）

该法灵敏，抗血清用量少，所需设备较多，一般用 ^{125}I 标记抗原作为示踪物，除 apoC I （不含酪氨酸）以外，都可以作碘标记（氯胺 T 法），以双抗体法测定，灵敏度可达 3～5 ng。临床检验中不常用此法，主要用于动物实验的科学研究工作。

此外，还有荧光免疫法和化学发光法等灵敏度很高的方法。

免疫透射比浊法测定载脂蛋白 ApoA I 、ApoB：

1. 方法和原理

血清中的 apoA I 或 apoB 与试剂中的特异性抗体相结合，形成不溶性的免疫复合物，使反应液产生浑浊，以光度计在 340 nm 测出的吸光度（A）代表浊度，浊度高低与血清中的 apoA I 或 apoB 含量成正比。

2. 参考值

apoA I：男为 1.42 ±0.17 g/L，女为 1.45 ±0.14 g/L；

apo - B：男为 1.01 ±0.21 g/L，女为 1.07 ±0.23 g/L。

3. 临床意义

与动脉粥样硬化和冠心病关系最密切的是 apoA I 和 apoB。apoA I 随年龄波动较小，女性稍高于男性，但差异不明显；80 岁以后男女 apoA I 均下降；apoA I 为存在于 HDL 中的主要载脂蛋白，影响其血浆水平的因素同 HDL。apoB 主要存在于 LDL 中，不论男性或女性，血浆中 apoB 水平均随年龄增高而上升，至 70 岁以后 apoB 不再上升或开始下降；正常情况下，apoB 水平随 TC 和 LDL - C 水平变动，故 50 岁以前男性高于女性，50 岁以后女性高于男性。我国人 apoA I 水平与美国人接近，apoB 水平低于欧美人。

apoA I 和 apoB 测定直接反映 HDL 和 LDL 水平，反映 HDL 和 LDL 颗粒的多少。脂蛋白中的胆固醇含量在病理情况下可发生变化，因而 HDL - C、LDL - C 测定不能代替 apoA I 和 apoB。一般认为动脉粥样硬化和冠心病时 IapoA I 下降、apoB 升高，特别是冠心病时 apoB 升高比 TC、LDL - C 升高更有意义；而脑血管病时以 apoA I 和 HDL - C 下降更为明显，而 apoB 往往正常，脑出血时 apoB 还可能偏低。有人主张 apoB/apoA I 比值可以代替 LDL - C/HDL - C 比值作为动脉粥样硬化的指标。

apoA I 降低还见于乙醇性肝炎、高 α - 脂蛋白血症；apoA I 升高还见于肝脏疾病、肝外胆道阻塞、人工透析。apoB 增高还见于 II 型高脂血症、胆汁淤滞、肾病、甲状腺功能低下；apoB 减低还见于肝脏疾病和甲亢。

（刘霞）

第四节　血清电解质和微量元素的测定

临床上检测的电解质主要是 K^+、Na^+ 和 Cl^-。目前，离子选择电极法（ISE）是临床实验室中用来检测 Na^+、K^+ 和 Cl^- 最普遍的方法。虽然 Na^+、K^+ 和 Cl^- 的内在浓度稳定，但由于离子在血细胞和血浆中的浓度有很大差别，尤其是 K^+。当使用血浆标本时，一定要注意避免溶血，而且应在获得标本后迅速分离血细胞。

一、血清钾离子检测

钾离子是维持细胞生理活动最主要的阳离子，大部分存在于细胞内，少量存在细胞外，浓度较恒定，血清钾浓度高低在一定程度上反映细胞内钾离子的水平。

（一）方法和原理

离子选择电极分析法是以测量电池的电动势为基础的定量分析方法。将离子选择电极和一个参比电极连接起来，置于待测的电解质溶液中，就构成一个测量电池，此电池的电动势（E）与被测离子活度的对数符合能斯特方程。

用离子选择性电极测定钾、钠的方法有 2 种，一种是直接电位法，一种是间接电位法。

1. 直接电位法

样品（血清、血浆、全血）或标准液不经稀释直接进入离子选择电极（ISE）管道行电位分析，因为 ISE 只对水相中离解离子选择性地产生电位，与样品中脂肪、蛋白质所占据的体积无关。一些没有电解质失调而有严重的高血脂和高蛋白血症的血清样品，由于每单位体积血清中水量明显减少，定量吸取样品稀释后，再用间接电位法或火焰光度法测定，会得到假性低钠、低钾血症，但用直接电位法就能真实反应符合生理意义的血清水中离子的活度。

2. 间接电位法

样品（血清、血浆、脑脊液）与标准液作高比例稀释，再送入电极管道，测量其电位，这时样品和标准液的 pH 值和离子强度趋向一致，所测溶液的离子活度等于离子浓度，所以间接电位所测得结果与火焰光度法相同。

（二）参考值

血钾正常值为 3.5 ~ 5.1 mmol/L。低于 3.5 mmol/L 为低血钾症，高于 5.5 mmol/L 为高血钾症。

（三）临床意义

1. 低血钾症

1）肾上腺皮质功能亢进，长期使用肾上腺皮质激素，醛固酮增多症。

2）严重呕吐，腹泻，不能进食而又未能及时足量补充钾；长期使用排钾利尿剂；家族性周期性麻痹发作期。

3）细胞外钾进入细胞内，如静脉输入大量葡萄糖及胰岛素。

2. 高血钾症

1）肾上腺皮质功能减退，急性肠梗阻。

2）肾功能不全、尿毒症、少尿引起的排钾减少。

3）细胞内钾转移至细胞外，如溶血、烧伤、酸中毒。

4）静脉补钾浓度太高，速度太快或静脉输入大量库存血。

二、血清钠离子检测

钠离子是细胞外液中含量最多的阳离子，其主要功能是保持细胞外液容量，维持渗透压及酸碱平衡，并具有维持肌肉、神经正常应激性的作用。

（一）方法和原理

同血清钾离子检测，仅电极不同。

（二）参考值

血清钠正常值为 136 ~ 145 mmol/L。血清钠 < 135 mmol/L 为低钠血症，血清钠 > 147 mmol/L 为高钠血症。

（三）临床意义

1. 血钠过多

1）体内钠潴留可使血清钠增高，但常伴有水潴留，从而使血清钠仍在正常范围。此时体内钠总量仍过多，临床表现为水肿。潴留性水肿常见于心脏病、心力衰竭、肝硬化、肾病等。

2）肾上腺皮质功能亢进症，如库欣综合征、原发性醛固酮增多症。由于这些激素具有潴钠排钾的作用、肾小管重吸收钠增加，使血钠增高。

3）脑性高血钠症，如脑外伤、脑血管意外、垂体肿瘤等症，均有血钠增高。

4）注射过多的去氧皮质酮。

5）钠进量过多。

6）高渗性脱水症，失水大于失钠，使血清钠相应地增高。

2. 血钠减低

1）胃肠道失钠是临床上最常见的缺钠性脱水的原因。腹泻、呕吐等可丢失大量的消化液而发生缺钠。若仅补水而未注意补钠易发生低钠血症。

2）尿路失钠，即所谓失盐性肾炎。

3）肾上腺皮质功能不全，如肾上腺皮质功能减退症和垂体前叶功能减退症时，尿中排钠增多。

4）神经垂体功能减退；如尿崩症等，肾小管回收水钠不足、尿钠排出增多。

5）皮肤失钠：大量出汗后，如只补充水分，不补充盐分，可造成缺钠；大面积皮肤烧伤，伤口失液，也可造成缺钠。

6）糖尿病患者多尿，在排出大量糖和水分的同时排出大量钠。

7）应用利尿剂治疗后，使大量钠离子从尿路排出。

8）胸、腹腔积液放液量过大，可使体内缺钠。

三、血清、体液氯离子检测

氯离子是血浆中主要的阴离子，主要调节酸碱平衡，渗透压及水电平衡，并参与胃酸生成。高氯或低氯血症往往与高钠或低钠血症并存。体液中氯离子检测同样具有很高的诊断价值。

（一）方法和原理

同血清钾离子检测，仅电极不同。

（二）参考值

血清（浆）氯化物正常值为 96～108 mmol/L；

脑脊液氯化物正常值为 120～132 mmol/L；

尿液氯化物正常值为 170～250 mmol/24 h。

（三）临床意义

1. 血清（浆）氯化物增高

氯在体内的变化基本与钠平衡。在代谢性酸中毒时，细胞外的碳酸氢钠减少，为了维持电解质平衡，含氯量随之增加，其所增加的氯是由于肾小管回吸收氯相对大于钠所致。临床上高钠血症常见于伴有高氯血症，由于失水大于失盐，氯化物浓度相对增高；还见于注射过量生理盐水等。

2. 血清（浆）氯化物减低

临床上低氯血症较为多见。在代谢性碱中毒时，碳酸氢根过多，在钠含量正常情况下必须排出氯以维持电解质平衡；在氯化钠的异常丢失或摄入减少时，如严重呕吐、腹泻、胃液、胰液或胆汁大量丢失，长期限制氯化钠的摄入，肾上腺皮质功能减退症，加压素分泌增多的稀释性低钠、低氯血症。

3. 脑脊液低氯症

脑脊液为细胞外液的一部分，低钠血症均伴有脑脊液低氯症。重症结核性脑膜炎时，氯化物含量显著降低；化脓性脑膜炎时偶见减少；普通型脊髓灰质炎与病毒性脑炎时基本正常。

4. 尿液氯化物排泄量

其增减情况基本上同尿钠一致。

四、血钙与离子钙测定

血钙包括扩散性钙和非扩散性钙，它们之间受 pH 值调节而呈动态平衡，钙离子主要功能是维持神经肌肉的兴奋性和参与凝血过程。离子钙为最具活性的可扩散钙，比测总钙更有价值，是指导临床补钙的重要指标。测离子钙用离子选择电极法，受机体酸碱失衡的影响很大，酸中毒时离子钙升高，纠正后离子钙回降。

（一）方法和原理

1. 甲基麝香草酚蓝比色法测定血清总钙

血清中钙离子在碱性溶液中与甲基麝香草酚蓝结合，生成蓝色的络合物。加入适量的 8 - 羟基喹啉，可消除镁离子对测定的干扰，与同样处理的钙标准液进行比较，求得血清总钙的含量。

2. 离子选择电极法测定离子钙

原理同钾、钠测定，仅电极不同。

（二）参考值

比色法：总钙为 2.25 ~ 2.58 mmol/L；离子选择电极法：离子钙为 1.10 ~ 1.34 mmol/L。总钙低于 2.25 mmol/L 为低钙血症，高于 2.58 mmol/L 为高钙血症。

（三）临床意义

1. 高钙血症

1）甲状旁腺功能亢进症：有原发性和继发性 2 种。后者继发于佝偻病、软骨病和慢性肾功能衰竭。

2）维生素 D 过多症：血清钙、磷均增高，钙质沉积于肾脏可发展成肾脏钙化病。

3）多发性骨髓瘤：血钙增高常因球蛋白增高而同钙结合增多。

4）肿瘤的广泛骨转移：血钙中度增高，血磷正常或略高，尿钙排泄增多和尿中羟脯氨酸排泄增多反映骨质胶原的分解。

5）肾上腺皮质功能减退症。

6）结节病：由于肠道过量吸收钙，而使血钙增高，血磷略高。

2. 低钙血症

1）甲状旁腺功能减退症。

2）佝偻病：常发生于一岁半以上的幼儿，其血清钙多在 1.9~2.4 mmol/L，偏低或接近正常。

3）软骨病：血清钙偏低，为 1.9~2.1 mmol/L。血清磷偏低，为 0.8~1.1 mmol/L。

4）吸收不良性低钙血症有严重的乳糜泻时，常有低血钙和隐性搐搦症，因饮食中的血钙与不吸收的脂肪酸生成钙皂而排出所致。

5）慢性肾炎、尿毒症：由于无机磷滞留，血清磷增高而钙下降，但不发生手足抽搐，因为血浆蛋白减低，使非扩散性钙减低，离子化钙反因酸中毒而相应增高。

6）大量输用枸橼酸盐抗凝血可引起低血钙的手足搐搦症，尤其是当血钙已偏低（如慢性肾炎）时。

五、血无机磷测定

无机磷与体内钙代谢密切相关，并受相应激素的控制，彼此相互制约。

（一）方法和原理

硫酸亚铁磷钼蓝比色法：以三氯醋酸沉淀蛋白，在无蛋白滤液中加入钼酸铵试剂，使与无机磷结合成磷钼酸，再以硫酸亚铁为还原剂，还原成蓝色化合物，进行比色测定。

（二）参考值

成人为 0.97~1.61 mmol/L；儿童为 1.29~1.94 mmol/L。

（三）临床意义

1. 增高

1）甲状旁腺功能减退症：本病常因甲状腺手术不慎伤及甲状旁腺或其血管，使激素分泌减少，肾小管对磷的重吸收失去控制而增强吸收，致使血磷增高。

2）假性甲状旁腺功能减退症也伴有血清磷增高。

3）维生素 D 过多症：维生素 D 促进肠道吸收钙磷，过多时血清钙磷均可增高。

4）肾功能不全或衰竭、尿毒症或慢性肾炎晚期等磷酸盐排泄障碍，而使血磷滞留。

5）多发性骨髓瘤：血磷可轻度增高。

6）骨折愈合期。

2. 减低

1）甲状旁腺功能亢进症：肾小管重吸收磷受抑制而减弱，尿磷排泄增多而致血磷减低。

2）佝偻病或软骨病：由于维生素 D 缺乏，钙吸收减少，刺激甲状旁腺功能亢进，使尿磷排泄增多而血磷减少。

3）糖利用增加：连续静脉注射葡萄糖，同时注射胰岛素的治疗措施，或患胰腺瘤伴有胰岛素增多症，使糖的利用增加。糖代谢必须经过磷酸化作用，因而需要大量无机磷酸盐,致使血磷下降。

4)肾小管变性病变使肾小管重吸收功能发生障碍,尿中丢失大量无机盐,血磷减低,如 Fanconi 综合征。

5)乳糜泻等:由于肠内有多量脂肪存在,抑制钙磷吸收,使血磷减低。

六、血清镁离子测定

镁是许多酶的辅助因子(包括所有以 ATP 为底物的酶)。镁在骨与软组织中的分布大致接近。

(一)方法和原理

Calmagite 法:血清中镁离子在碱性条件下与染料钙镁试剂(Calmagite)反应生成紫红色络合物。颜色的深浅与镁的浓度成正比,与经同样处理的标准品比较,可以求得镁的含量。

(二)参考值

0.7 ~ 1.10 mmol/L。

(三)临床意义

高镁血症的一个主要原因是使用硫酸镁治疗过量。低镁血症常与低钙血症同在,或与丢失过多、摄入过少等有关。

1. 血清镁降低

镁摄入过少和丢失过多都可产生低镁血症。其最主要的原因是长期进食不好,长期消化液丢失和长期只靠输液而无镁的补充。镁缺乏的症状表现为神经肌肉和心脏的兴奋性升高。

2. 血清镁增高

1)高镁血症的一个主要原因是服用治疗剂(如硫酸镁)过量。肾功能不全,特别是尿少的患者接受镁剂治疗后容易发生镁中毒(当血清镁离子高于 3 mmol/L 时,通常就会出现中毒症状)。镁过多的症状表现为拮抗神经冲动传递,导致肌肉无力。

2)尿毒症,急性和慢性肾衰竭,慢性肾小球肾炎。

3)内分泌疾病,如甲减,甲状旁腺功能减退症,肾上腺皮质功能减退症和糖尿病昏迷。

4)多发性骨髓瘤,严重脱水,红斑狼疮等。

七、微量元素——血清铜测定

(一)方法和原理

双环己酮草酰二腙比色法:加稀盐酸于血清中,使血清中与蛋白质结合的铜游离出来,再与氯醋酸沉淀蛋白质,滤液中的铜离子与双环己酮草酰二腙反应,生成稳定的蓝色化合物。

(二)参考值

成年男性:10.99 ~ 21.98 μmol/L;

成年女性:12.56 ~ 23.55 μmol/L。

（三）临床意义

1. 血清铜与血清铁的比值

可以鉴别黄疸性疾病。铁/铜比值大于 1 者多为传染性肝炎，小于 1 者多为阻塞性黄疸。恶性肿瘤血清铜含量增高，铁/铜比值小于 1。

2. 血清铜增高

见于甲亢，巨幼红细胞及再生障碍性贫血、色素沉着病、珠蛋白生成障碍性贫血、结缔组织病、霍奇金病及其他恶性肿瘤等，还可见于口服避孕药、雌激素治疗、肾透析等情况。

3. 血清铜降低

肝豆状核变性时，由于铜蓝蛋白合成减低，血清铜总量降低，而尿铜则增高；血清铜减低还可见于某些缺铁性贫血，烧伤患者以及其他各种原因引起的低蛋白血症等。

八、微量元素——血清锌测定

锌的代谢功能主要表现在含锌酶。锌在生长、性成熟、伤口愈合、味觉的产生、免疫反应等方面都起着重要作用。

（一）方法和原理

吡啶偶氮酚比色法：血清中的高价铁及铜离子被维生素 C 还原成低价，两者均能同氰化物生成络合物。锌也能和氰化物结合，但水合氯醛能选择性地释放锌，使锌与 2 － ［（5 －溴 － 2 吡啶）－偶氮］ － 5 －二乙氨基苯酚（5 － Br － PADAP）反应生成红色复合物，与同样处理的标准品比较，以求得血清锌含量。

（二）参考值

成人血清锌：$9.0 \sim 20.7 \ \mu mol/L$。

（三）临床意义

青少年、婴儿、孕妇、癌症和烧伤患者是缺锌的高危人群。肾病、胃肠病和酗酒也可缺锌。肢体或口腔皮肤损害、腹泻、厌食、脱发、严重生长迟缓、容易激动、易感染等综合征可出现在缺锌的各个阶段。在轻度缺锌阶段可有嗜睡、生长迟缓、食欲低下，皮肤改变等。

1）血清锌降低：常见于乙醇中毒性肝硬化、原发性肝癌、胃肠吸收障碍、慢性肾病以及其他慢性消耗性疾病。

2）血清锌增高：见于工业污染引起的急性锌中毒。

九、血清铁及总铁结合力测定

（一）方法和原理

亚铁嗪比色法：血清中的铁与转铁蛋白结合成复合物，在酸性介质中铁从复合物中解离，被还原剂还原成二价铁，再与亚铁嗪直接作用生成紫红色复合物，与经同样处理的铁标准液比较，求得血清铁含量。

总铁结合力是指血清中转铁蛋白能与铁结合的总量。将过量铁标准液加到血清中，使之与未带铁的转铁蛋白结合，多余的铁被轻质碳酸镁粉吸附除去，然后测定血清中的总铁含量，即为总铁结合力。

（二）参考值

1. 成年男性血清铁：11～30 μmol/L；成年女性血清铁：9～27 μmol/L。

2. 成年男性血清总铁结合力：50～77 μmol/L；成年女性血清总铁结合力：54～77 μmol/L。

（三）临床意义

1. 血清铁降低

1）体内总铁不足，如营养不良、铁摄入不足或胃肠道病变、缺铁性贫血。

2）铁丢失增加，如泌尿道、生殖道、胃肠道的慢性长期失血。

3）铁的需要量增加，如妊娠及婴儿生长期、感染、尿毒症、恶病质等。

2. 血清铁增高

见于血色素沉着症（含铁血黄素沉着症）、溶血性贫血（从红细胞中释放的铁增加）、肝坏死（贮存铁从肝脏放出）、铅中毒、再生障碍性贫血等。

3. 血清总铁结合力增高

见于各种缺铁性贫血，运铁蛋白合成增强。

4. 血清总铁结合力降低

见于遗传性转铁蛋白缺乏症，肾病、尿毒症转铁蛋白丢失，肝硬化、血色素沉着症贮存铁蛋白缺乏。

（刘霞）

第五节　血气分析与酸碱平衡

一、血液气体指标

多用电极法，一般仅测定血中氧气、pH值和二氧化碳，其他各项指标是应用公式计算求得。

（一）反映酸碱状态的主要指标

1. 血红蛋白

主要功能是运输氧和二氧化碳，同时又是很重要的缓冲物，血红蛋白携带氧时偏酸。在计算各种参数时，血红蛋白均有影响。

2. 血酸碱度

用 H^+ 浓度或 H^+ 负对数（pH）表示。它是指血液与空气隔绝条件下，全血中血浆的酸碱度。

参考值：动脉或毛细血管动脉化血 pH 值 7.35～7.45 或 H^+ 浓度 35～45 mmol/L；静脉血较动脉血 pH 值低 0.05～0.10。

临床意义：血液 pH 值主要取决于 HCO_3^- 与 H_2CO_3 的比值。动脉血 pH 值是判断酸碱平衡调节中机体代偿程度最重要的指标，它反映体内吸收性和代谢性调节综合作用的结果。pH 值在 7.1~7.3 之间是严重的失代偿性酸中毒（酸血症），而 pH 值 > 7.45 为失代偿性碱中毒（碱血症）；pH 值 < 6.80 或 > 7.80 为病理耐受极限。但 pH 值的应用有局限性：①pH 值只能决定是否有酸血症或碱血症，pH 值正常不能排除无酸碱失衡，可能还存在代偿性酸碱失衡或复合性酸碱失衡；②单凭 pH 值本身不能区分酸碱平衡紊乱的类型，不能区别是代谢性还是呼吸性酸碱失衡，进一步测定 PCO_2，计算出 H_2CO_3 和 HCO_3^- 是非常必要的。

3. 动脉血二氧化碳分压（$PaCO_2$）

$PaCO_2$ 是血液中物理溶解的二氧化碳分子所产生的压力。正常人血中溶解的二氧化碳仅为总二氧化碳的 5%，其溶解度很低且主要以水化状态的 H_2CO_3 存在，血中 PCO_2 和 H_2CO_3 保持动态平衡。血中 PCO_2 直接影响 pH 值，反映转运二氧化碳的能力，其主要靠肺功能进行调节，是反映呼吸功能对酸碱平衡调节的重要指标。

参考值：$PaCO_2$ 正常值为 35~45 mmHg，平均为 40 mmHg，以 H_2CO_3 计为 1.05~1.3 mmol/L；静脉血可较动脉血高 6~7 mmHg，但因采血的静脉部位不同，可有很大的差别。

临床意义：高于参考值的称为高碳酸血症或呼吸性酸中毒；低于参考值为低碳酸血症或呼吸性碱中毒。PCO_2 大于 60 mmHg 为严重的呼吸性酸中毒；大于 80 mmHg 则可发生呼吸中枢严重抑制，甚至呼吸中枢麻痹。代谢性碱中毒或代谢性酸中毒时，由于肺的代偿作用，$PaCO_2$ 也可升高或降低，但幅度都较小。结合其他检查，可用以确定有无呼吸性酸中毒或呼吸性碱中毒。

4. 碳酸氢盐（HCO_3^-）

HCO_3^- 反映转运二氧化碳的量，是血清中二氧化碳的化学结合形式。在血中实际测得的碳酸氢盐称实际碳酸氢盐（AB），它受肺和肾功能的影响；用标准条件平衡所测的碳酸氢盐称标准碳酸氢盐（SB），它不受呼吸的影响，所以能代表代谢对酸碱平衡的作用，代表 HCO_3^- 在血中的缓冲能力。

参考值：22~27 mmol/L，平均 24 mmol/L。

临床意义：

1）SB 的增减反映代谢因素：SB 在代谢性酸中毒时降低，在代谢性碱中毒时升高。但在呼吸性酸中毒和呼吸性碱中毒时，由于肾脏的代偿，也可以发生继发性增高或降低。SB 作为代谢变化的较好指标，但不能表明体内 HCO_3^- 的实际量。

2）AB 受呼吸和代谢两方面因素的影响：正常情况下 PCO_2 为 40 mmHg 时 AB = SB，如果 AB > SB，则表明 PCO_2 > 40 mmHg，可见于呼吸性酸中毒及代偿后的代谢性碱中毒；反之 AB < SB，则表明 PCO_2 < 40 mmHg，见于呼吸性碱中毒或代偿后的代谢性酸中毒。

3）在酸碱失衡诊断上应把 AB 与 SB 两个指标结合起来分析更有参考价值。AB 与 SB 两者皆正常，为酸碱平衡正常；AB 与 SB 两者均低于正常，为代谢性酸中毒失代偿；AB 与 SB 两者均高于正常，为代谢性碱中毒失代偿；AB > SB 提示 CO_2 潴留，多见于通气功能不足导致的呼吸性酸中毒；AB＜SB 提示 CO_2 排出过多，见于通气过度所致的呼吸性碱中毒。

5. 缓冲碱（BB）

BB 主要反映身体中和固定酸的能力，且不受呼吸的影响，临床意义基本与 AB、SB 相同。

参考值：45～55 mmol/L，平均 50 mmol/L。

BB 有几种形式：①血浆缓冲碱（BBp），是指血浆中具有缓冲作用的阴离子，主要包括碳酸氢盐、磷酸盐和血浆蛋白等，受 PCO_2 的影响。参考值：41～42mmol/L。②全血缓冲碱（BBb），是血液中具有缓冲作用的碱的总和，除 BBp 外，还有血红蛋白。受 PCO_2 的影响较小，但随血红蛋白含量而变化。③细胞外液缓冲碱（BBecf），由血液和细胞间液组成，两者相互交换，但血中有血红蛋白，若将 BBecf 视为整体而将它的血红蛋白定为 50～60 g/L，书写为 BB_{Hb5}。参考值：42～46 mmol//L。

临床意义：在血浆蛋白和血红蛋白稳定的情况下，BB 增高提示代谢性碱中毒，BB 减少提示代谢性酸中毒。如 BB 降低而 HCO_3^- 正常，则提示患者有 HCO_3^- 以外的碱储不足，如低蛋白血症、贫血等。

6. 碱剩余（BE）或碱不足（BD）

BE 或 BD 是指在标准条件下，即温度 37℃ 时，一个标准大气压，PCO_2 为 40 mmHg，血红蛋白完全氧合，用酸或碱将 1 L 血液的 pH 值调整至 7.40，所需的酸碱量就是 BE。若用酸滴定，使血液 pH 值达 7.40，则表示被测血液的碱过多，BE 用正值表示；如需用碱滴定，说明被测血液的碱不足，BE 用负值来表示。可根据 pH 值和 PCO_2 数据计算而得。BE 也同样分为血浆碱剩余（BEp）、全血碱剩余（BEb）和细胞外液碱剩余（BEecf）。以上指标均可通过血气分析仪测得。

参考值：±3 mmol/L。

临床意义：大于＋3 mmol/L 提示代谢性碱中毒；BE 负值增大，小于－3 mmol/L 提示代谢性酸中毒。

7. 二氧化碳结合力（CO_2CP）

CO_2CP 是全血在 PCO_2 在 40 mmHg、PO_2 在 100 mmHg、25℃ 时，以碳酸氢盐形式存在的二氧化碳量，是化学性结合的二氧化碳，即所谓的碱储。单纯测定结合的二氧化碳较难，常包括溶解的二氧化碳，其含量很低。

参考值：22～31 mmol/L，平均 27 mmol/L。

临床意义：与 SB 相当。CO_2CP 降低提示代谢性酸中毒，或呼吸性碱中毒肾脏的代偿反应；CO_2CP 增高提示代谢性碱中毒，或呼吸性酸中毒肾脏的代偿结果。测定 CO_2CP 只需采集静脉血标本，因此，在无血气分析仪条件下可用此指标判断酸碱紊乱。

8. 二氧化碳总量（TCO_2）

TCO_2 包括结合和溶解的二氧化碳总和，是指未经正常人肺泡气平衡，在 37～38℃ 下测定的血浆中 TCO_2。

参考值：24～32 mmol/L。

临床意义：基本和 CO_2CP 相同。

上述 HCO_3^-、CO_2CP、SB、DB、BE 等指标均反映体内酸碱状态，但体内酸碱状态受 H^+ 代谢和呼吸两方面因素的影响，加之代偿机制、缓冲功能等使各项指标具有一定的局限性。HCO_3^- 和 BE 近年来为各实验室较多采用的代谢性指标，但仍有不足之处，临床应注意综合分析。

（二）反映氧合状态的指标

包括氧分压、氧含量、氧容量、氧饱和度和肺泡—动脉氧分压等，目的是检测呼吸和循环功能。血氧测定方法有氧电极法、测氧量法和氧合血红蛋白分光光度法等，现在多用氧电极法。

1. 动脉血氧分压（PaO_2）

血浆中物理溶解的氧分子产生的分压力。

参考值：80 ~ 100 mmHg。

临床意义：检查目的是判断有无缺氧及缺氧的程度。PaO_2 降低提示低氧血症；PaO_2 降至 60 mmHg 以下，机体已近失代偿边缘，是诊断呼吸衰竭的标准。

2. 氧含量

氧含量是指血液与空气隔绝条件下血中氧的含量，包括物理溶解和化学结合两部分，反映血标本中氧的实际含量。

参考值：动脉血 150 ~ 230 ml/L；静脉血 110 ~ 180 ml/L。部位不同，静脉血氧含量可有很大的差别。同一人的动脉血氧含量约比静脉血氧含量高 50 ml/L，男性比女性高。

临床意义：增加 PO_2 可提高氧的溶解量，如高压氧舱治疗，可将溶解氧量提高到 30 ~ 50 ml/L。动脉血、静脉血氧含量都降低见于各类贫血、空气稀薄、供氧不足、呼吸道受压或阻塞、肺炎、肺水肿和右向左分流的先天性心脏病等；静脉血氧含量降低见于局部血液淤滞、休克、心力衰竭等。氰化物中毒时，由于组织摄氧能力降低，静脉血氧含量可不减少。动静脉瘘时，其向心端血氧含量增加。巨肢症者，患病肢体血氧含量明显高于正常肢体。心导管检查时，由于上腔静脉的血来自头部和上肢，氧含量较下肢血的氧含量低，可相差 10 ~ 30 ml，冠状静脉窦含氧量最低；因右心血来自以上几处，有层流存在，所以右心室各部的氧含量有差别。正常的差限度是：右心房与上腔静脉差小于 19 ml/L；右心房与右心室差小于 9 ml/L；肺动脉与右心室差小于 5 ml//L。如差值超过此限，可能存在心内左向右的分流，故可将此差值作为诊断房间隔缺损、室间隔缺损和动脉导管未闭等先天性心脏病的依据。

3. 氧容量

氧容量为血标本与大气或氧充分接触平衡后的氧含量，其量由血红蛋白量决定，血红蛋白含氧量为 1.34 ml/g。

参考值：16 ~ 24 mol/L。

临床意义：测定氧容量的目的主要在于计算血氧饱和度。

4. 动脉血氧饱和度（SaO_2）

SaO_2 为动脉血氧含量与血氧容量的比值，即血液在一定氧分压下与氧结合的程度。

参考值：SaO_2 大于 95%，静脉血氧饱和度为 64% ~ 88%。

临床意义：降低见于肺通气或换气功能障碍的疾病，如肺炎、肺气肿等。

5. 肺泡 – 动脉血氧分压差（$P_{A-a}O_2$）

肺泡气与动脉血之间氧分压的差值。

参考值：吸空气时为 20 mmHg；吸纯氧时低于 50 mmHg。随年龄增长而升高，成人一般小于 15 mmHg，高龄者达 24 mmHg，但不超过 30 mmHg，儿童为 50 mmHg。

临床意义：$P_{A-a}O_2$ 是反映换气功能的指标，是肺部受累导致缺氧的标志。$P_{A-a}O_2$ 增大，提示肺脏受累所致氧合障碍，同时伴有 PaO_2 降低，临床可见于急性呼吸窘迫综合征、肺间质纤维化等疾病；而肺外病变如呼吸中枢和神经—肌肉疾病等所致的缺氧，只有 PaO_2 降低而无 $P_{A-a}O_2$ 增大。

6. 氧解离曲线（ODC）

氧解离曲线是反映 PaO_2 与 SaO_2 间关系的曲线。曲线呈 S 形，分为上部平坦段和下部陡直段两部分。PaO_2 在 60 mmHg 以上时，曲线平坦，PaO_2 变化对 SaO_2 影响不大。在肺泡环境中 PaO_2 较高，只需在 70 mmHg 以上，SaO_2 大于 90%，有利于血红蛋白氧合。PaO_2 在 60 mmHg 以下，曲线陡直，PaO_2 稍有降低，SaO_2 即可大幅度下降。在组织环境中 PaO_2 较低，有利于氧合血红蛋白解离，释放更多的氧供组织需要。氧解离曲线受 H^+ 浓度、$PaCO_2$、温度、细胞内 2，3 – DPG 等因素的影响。当它们升高时，曲线右移，有利于氧的释放；反之，曲线左移，血红蛋白与氧结合紧密，加重组织缺氧。

7. P_{50}

在标准条件下（pH 值 7.40、体温 37℃、PCO_2 40 mmHg、BE 为 0），SaO_2 在 50% 时的 PaO_2 值。

参考值：26.5 mmHg。

临床意义：P_{50} 反映血红蛋白与氧的亲和力，是内呼吸的一个指标。P_{50} 也受 H^+ 浓度、PCO_2、温度、2，3 – DPG 等因素的影响。上述指标升高时，P_{50} 增大，氧解离曲线右移，血红蛋白与氧的亲和力降低，释氧增多。此时尽管 SaO_2 低，但组织仍无明显缺氧；反之，P_{50} 降低，曲线左移，血红蛋白与氧亲和力增加，氧不易释出，即使 SaO_2 增高，也不易改善组织缺氧。

二、酸碱平衡紊乱的类型

很多疾病都可以导致体内酸碱平衡紊乱，诊断时首先应了解疾病发生经过、临床表现，然后结合血气分析各项指标综合分析是原发性还是继发性改变、是单纯型还是复合型酸碱紊乱。

（一）单纯型酸碱紊乱

1. 呼吸性酸中毒

呼吸性酸中毒是指因呼吸功能障碍导致原发的血浆 $PaCO_2$ 升高所致 H^+ 浓度增加，pH 值下降的病理生理过程。常见于多种呼吸系统疾病如慢性阻塞性肺病、哮喘、胸廓畸形、呼吸肌麻痹、异物阻塞以及其他可以累及呼吸系统的疾病均可降低肺泡通气量，致 CO_2 潴留，产生呼吸性酸中毒。

实验室检查：急性呼吸性酸中毒时，$PaCO_2$ 增高，pH 值下降，AB 正常或略升高、

BE 基本正常。肾脏代偿时，$PaCO_2$ 每升高 1.0 mmHg，HCO_3^- 约可增加 0.07 mmol/L；慢性呼吸性酸中毒时，$PaCO_2$ 增高，pH 正常或降低，AB 升高，AB > SB，BE 正值增大。$PaCO_2$ 每升高 1.0 mmHg，HCO_3^- 经代偿后约可增加 0.3 ~ 0.4 mmol/L（平均 0.35 mmol/L）。但肾脏代偿有一定的限度，急性呼吸性酸中毒时，HCO_3^- 不超过 32 mmol/L，慢性呼吸性酸中毒时，HCO_3^- 不超过 45 mmol/L。

2. 呼吸性碱中毒

1）慢性呼吸性碱中毒病因

慢性肺间质纤维化患者长期缺氧或长期人工呼吸机使用不当等情况。实验室检查：$PaCO_2$ 下降，pH 值正常或升高，HCO_3^- 降低，AB 小于 SB，BE 负值增大；尿中 Cl^-、NH_4^+ 排出减少，尿 pH 值增高；血中酮体和乳酸可增加。

2）急性呼吸性碱中毒病因

①肺部疾患，如支气管哮喘发作期、急性呼吸窘迫综合征、急性间质性肺炎、重症肺炎等。②呼吸机使用不当。③中枢神经系统疾患，如脑外伤、脑炎、脑血管意外等。④其他，如癔症、甲亢、发热及应用呼吸中枢兴奋药等均可导致过度通气、二氧化碳排出过多。

实验室检查：$PaCO_2$ 降低，pH 值升高，HCO_3^- 轻度下降，BE 不变；由于肾小管排 H^+ 减少，血清 K^+ 可轻度降低；由于 pH 值升高，蛋白结合 Ca^{2+} 增加，血清游离钙浓度下降，是呼吸性碱中毒时出现感觉异常、肌肉纤颤以致抽搐的原因。

3. 代谢性酸中毒

1）高阴离子间隙（AG）型代谢性酸中毒

病因：任何固定酸（乳酸或酮体、硫酸、磷酸等）的血浓度增加都可导致高 AG 型代谢性酸中毒，见于乳酸性酸中毒，各种原因如休克、心搏骤停、肺水肿、重度贫血、严重肝病、糖尿病、白血病等导致的缺氧均可引起乳酸性酸中毒；酮症酸中毒，常见于糖尿病、饥饿和乙醇中毒等；非挥发性酸排泄障碍，见于急性、慢性肾衰竭时，硫酸、磷酸等不能从尿中排泄，在体内蓄积致 AG 增高；水杨酸中毒，因治疗或意外情况摄入大量水杨酸类药物（如阿司匹林）。

实验室检查：HCO_3^- 减少，pH 值降低，SB 减少，BE 负值增大，$PaCO_2$ 轻度降低或正常；血 Cl^- 无变化；因 H^+ 向细胞内转移，K^+ 移至细胞外，血 K^+ 升高。

2）正常 AG 型代谢性酸中毒

病因：当血浆 HCO_3^- 浓度降低而同时伴有血 Cl^- 代偿性升高时，则表现为正常 AG 型高氯性酸中毒，见于①消化道丢失 HCO_3^-，如严重腹泻、小肠和胆道瘘管、肠吸引术等。②肾脏疾病，如轻或中度肾衰竭、近端和远端小管性酸中毒。③药物，如碳酸酐酶抑制剂（如乙酰唑胺）、含氯或酸性药物（如氯化铵、盐酸精氨酸）、输注大量生理盐水使体内 HCO_3^- 稀释，血 Cl^- 升高。

实验室检查：HCO_3^- 减少，pH 值降低，血 Cl^- 代偿性增高。

4. 代谢性碱中毒

代谢性碱中毒是指原发的血浆 HCO_3^- 升高而引起的一系列病理生理过程。体液中

H^+ 和 Cl^- 丧失或 HCO_3^- 含量增加,均可引起代谢性碱中毒。临床常见的原因包括大量丢失胃液、严重低血钾或低血氯、库欣综合征等致经肾脏丢失 H^+ 以及输入过多碱性物质等。

实验室检查:AB、SB、BB 增高,pH 值接近正常,BE 正值增大,$PaCO_2$ 上升。机体失代偿时,$PaCO_2$ 反而降低或正常,pH 值上升。

(二)混合型酸碱平衡紊乱

1. 酸碱一致的混合型

1)呼吸性酸中毒合并代谢性酸中毒

病因:心搏、呼吸骤停,慢性阻塞性肺疾病并发休克、糖尿病酮症、肾衰竭。

实验室检查:pH 值显著降低;两种酸中毒使 $PaCO_2$ 和 HCO_3^- 向相反方向移动,最终结果取决于哪种酸碱紊乱占优势,较常见 $PaCO_2$ 升高,HCO_3^- 降低,在慢性呼吸性酸中毒时已有继发性 HCO_3^- 增加,合并代谢性酸中毒时,HCO_3^- 亦可能在正常范围;BE 负值增大;血 Cl^- 正常或偏高,血 K^+ 升高;尿液呈强酸性。

2)呼吸性碱中毒合并代谢性碱中毒

病因:肝功能衰竭、败血症和严重创伤等因高血氨、细菌毒素、疼痛等刺激呼吸中枢而发生通气过度,加之应用利尿剂不当或呕吐等;剧烈呕吐导致代谢性碱中毒,同时合并感染、高热致过度通气时;慢性呼吸性酸中毒患者体内 HCO_3^- 代偿性增多,此时采用机械通气不当使二氧化碳排出过多。

实验室检查:pH 值明显升高;$PaCO_2$ 和 HCO_3^- 分别向相反方向移动,最终结果取决于哪种酸碱紊乱占优势,常见 $PaCO_2$ 降低,HCO_3^- 升高;BE 正值增大;血 Cl^- 降低,血 K^+ 降低;尿液呈强碱性。

2. 酸碱混合型

1)呼吸性酸中毒合并代谢性碱中毒

病因:合并代谢性碱中毒原因均属医源性,如使用利尿剂或糖皮质激素不当引起低钾;纠正酸中毒时补充碱性药物过量;人工机械通气改善肺泡通气过度,使二氧化碳排出过快,$PaCO_2$ 迅速下降,而慢性呼吸性酸中毒使代偿增加的 HCO_3 不能相应较快地从肾脏排出,致 HCO_3^- 增多等。

实验室检查:两种酸碱紊乱使 pH 值向相反方向移动,最终结果取决于哪种紊乱占优势,常见 pH 值升高大于或等于 7.40;$PaCO_2$ 和 HCO_3^- 都显著升高,HCO_3^- 超过预计代偿增加的限度(慢性呼吸性酸中毒时,实测 HCO_3^- 大于 $24 + \Delta PaCO_2 \times 0.35 + 5.58$,$\Delta PaCO_2$ 为实测值与预计值间的差值);BE 正值明显增大;血 K^+、血 Cl^- 明显降低,血 Na^+ 和 Mg^{2+} 亦可降低;由低钾继发的代谢性碱中毒,肾小管仍加强泌 H^+,尿液呈反常性酸性改变。

2)呼吸性碱中毒合并代谢性酸中毒

病因:见于引起肺泡通气过度的疾病(如重症肺炎、弥漫性间质性肺病、重症发热或人工机械通气不当等),因持续严重缺氧或合并休克、糖尿病酮症、肾功能衰竭等,使乳酸或酮酸产生增多,固定酸排出减少,都可致代谢性酸中毒。

实验室检查：两种酸碱紊乱使 pH 值向相反方向移动，最终结果取决于哪种紊乱占优势，常见 pH 值升高或接近正常；$PaCO_2$ 和 HCO_3^- 显著降低；血 K^+ 正常，血 Cl^- 增高或正常，血 Na^+ 正常；AG 多增大。

3）代谢性酸中毒合并代谢性碱中毒

病因：见于尿毒症或糖尿病患者因频繁呕吐而大量丢失 H^+ 和 Cl^-；剧烈呕吐伴有严重腹泻时。

实验室检查：两种酸碱紊乱使 pH 值、$PaCO_2$ 和 HCO_3^- 都向相应方向移动，最终结果取决于哪种紊乱占优势，故 pH 值、$PaCO_2$ 和 HCO_3^- 可升高、降低，也可正常，临床分析时应注意。

4）不存在呼吸性酸中毒合并呼吸性碱中毒这种酸碱紊乱类型，因为不可能在同一患者身上同时发生二氧化碳过多或过少。

无论是单纯型还是混合型酸碱平衡紊乱都不是一成不变的。由于病情的发展和治疗措施的影响，原有的酸碱平衡紊乱可以被纠正，也可能转化或合并其他类型的酸碱平衡紊乱。因此，在诊断和处理时，应密切结合病史，定期作出及时、准确的判断，提出合理的治疗方案。

（刘霞）

第六节　肝脏疾病的实验诊断

一、胆红素代谢功能检查

（一）血清总胆红素（STB）与血清结合胆红素（SDB）测定

重氮反应法是目前手工操作和自动化仪器测定最常用的方法，其原理是对氨基苯磺酸与亚硝钠形成重氮苯磺酸（重氮试剂）与胆红素反应，生成 2 分子偶氮二吡咯偶氮胆红素，它在中性时呈红紫色，在酸性或碱性时呈蓝色。

1. 方法和原理

1）重氮比色法：在待测血清中加入重氮试剂出现紫红色的偶氮胆红素后，于 1 分钟时立即进行光电比色，所得数值即为 1 分钟胆红素含量，此数值基本上相当于结合胆红素含量。当 1 分钟胆红素测定后，于该溶液中再加入一定量乙醇溶液，使原来脂溶性非结合胆红素继续显色，再经过光电比色所得数值即为血清总胆红素含量。

2）改良咖啡因法（J－G 法）：血清中结合胆红素和重氮苯磺酸直接反应，生成的重氮胆红素，显色强度反映结合胆红素量；在同样条件下，游离胆红素须有加速剂使胆红素氢键破坏后与重氮试剂反应。咖啡因、苯甲酸钠为加速剂，醋酸钠维持 pH 值同时兼有加速作用。维生素 C（或叠氮钠）破坏剩余重氮试剂，终止结合胆红素测定管的偶氮反应，防止游离胆红素的缓慢反应。加入碱性酒石酸钠使偶氮胆红素在此碱性条件下呈蓝色。在 600 nm 波长处比色，测定蓝色偶氮胆红素的生成量。

3）胆红素氧化酶法：胆红素氧化酶（BOD）催化胆红素氧化，反应如下：

$$胆红素 + \frac{1}{2}O_2 \xrightarrow{BOD} 胆绿素 + H_2O$$

$$胆绿素 + O_2 \longrightarrow 淡紫色化合物$$

胆红素的最大吸收峰在 450 nm 附近。随着胆红素被氧化，$A_{450\,nm}$ 下降；下降程度与胆红素浓度成正比，在 pH 值 8.0 条件下，未结合胆红素及结合胆红素均被氧化。加入十二烷基硫酸钠（SDS）及胆酸钠等阴离子表面活性剂可促进其氧化。

2. 参考值

成人总胆红素 3.4 ~ 17.1 μmol/L，结合胆红素 0 ~ 6.8 μmol/L，非结合胆红素 1.7 ~ 10.2 μmol/L。

3. 临床意义

血清总胆红素能准确反映黄疸的程度。结合胆红素、非结合胆红素定量对鉴别黄疸的类型有主要意义。

1）高胆红素血症的病因：临床上有不少疾病，如溶血、肝内外阻塞时，引起血清胆红素大于 342 μmol/L 时，称为高胆红素血症。高胆红素血症往往引起皮肤或眼膜变黄，称为黄疸症。高胆红素血症根据增加的胆红素类型可分 3 种：

（1）未结合胆红素血症：溶血性黄疸病的总胆红素 >85.5 μmol/L，而非结合胆红素占 80% 以上，大多数属于溶血性疾病。

（2）结合胆红素血症：结合胆红素增加，尿胆红素呈阳性反应，多因胆汁滞留引起。

（3）未结合及结合胆红素血症：两种胆红素均增加，肝炎、肝硬化的黄疸症多属此型。临床上，大多数的黄疸症属于此型。

2）胆红素代谢异常的病因

（1）Gilbert 综合征：肝细胞运送缺陷，造成胆红素无法进入肝细胞膜内进行代谢，也可能因尿苷二磷酸葡萄糖醛酸基转移酶（UDPG 转移酶）活性减少。血清胆红素少于 34.2 μmol/L，大部分属于非结合型胆红素。

（2）Crigler – Najjar 综合征：又称为先天性 UDPG 转移酶缺乏症，为极少见的严重的胆红素脑病。血中胆红素在 342 ~ 855 μmol/L。50% 婴儿在 1 年内死亡，余者有脑损伤后遗症。

（3）Dubin – Johnson 综合征：结合型胆红素无法从肝细胞进入胆小管排出，而增加于血清中者，为先天性黄疸病，又称为家族性慢性原因不明黄疸症。

（4）新生儿黄疸症：新生儿黄疸的原因，除上述先天性因素外，最常见有①新生儿生理性黄疸 UDPG 转移酶在初生期数天内较为不足，以致形成新生儿的生理性黄疸。血清胆红素在 3 ~ 6 天增加达 205.2 μmol/L，早产儿甚至高达 256.5 μmol/L，但 7 ~ 10 天即逐渐恢复正常。血清未结合型胆红素占总胆红素的 80% 以上。②新生儿溶血症（HDN）少数 Rh 或 ABO 血型不合造成溶血，血清胆红素迅速增加，清蛋白无法完全结合，以致过多的末结合型胆红素（>342 μmol/L）进入脑细胞中，基底神经核的脑细胞核被胆红素染成黄色，引起神经系统的损伤，称之为胆红素脑病。

新生儿黄疸的认定标准如下：①出生第 1 天即有黄疸；②出生后，每天胆红素以 85.5 μmol/L 增加；③3 ~ 5 天，足月胆红素超过 205.2 μmol/L，早产儿胆红素超过 273.6 μmol/L；④1 周后胆红素仍超过 171 μmol/L。

（二）尿胆红素定性试验

1. 方法和原理

非结合胆红素不能透过肾小球屏障，因此不能在尿中出现；而结合胆红素为水溶性，能够透过肾小球基底膜在尿中出现。正常成年人尿中含有微量胆红素，大约为 3.4 μmol/L，通常的检验方法不能被发现，当血中结合胆红素浓度超过肾阈（34 mmol/L）时，结合胆红素可自尿中排出。采用加氧法检查，胆红素被氧化为胆绿素而使尿呈绿色；若用重氮反应法检查，胆红素成为重氮胆红素，尿呈紫色。

2. 参考值

健康人尿胆红素呈阴性反应。

3. 临床意义

一般血液中直接胆红素增高，当其含量超过肾阈（ > 34 μmol/L）时，可以自尿中排出。阳性多见于肝细胞性黄疸（急性黄疸型肝炎、黄疸出血型钩端螺旋体病）及阻塞性黄疸（胆石症、胰头癌）。溶血性黄疸由于结合胆红素多不增高，尿内无胆红素，故本试验一般呈阴性反应。

（三）尿胆原定性试验

1. 方法和原理

健康人尿中尿胆原含量极少，当尿胆原含量增高，在酸性溶液中和对二甲氨基苯甲醛发生醛化反应而生成樱红色的化合物，是为定性试验阳性。根据其产生樱红色的稀释度来判断尿胆原含量的多少。

2. 参考值

定量：（0.84 ~ 4.2）μmol/24 h；

定性：阴性或弱阳性。

3. 临床意义

尿内尿胆原在生理情况下仅有微量，但受进食和尿液酸碱度的影响，在餐后或碱性尿中，由于肾小管对尿胆原重吸收减少和肠道尿胆原生成增加，故尿中尿胆原稍增加；相反，在酸性尿中则减少。若晨尿稀释 4 倍以上仍呈阳性，则为尿胆原增多。

1）尿胆原增多：见于①肝细胞受损，如病毒性肝炎、药物或中毒性肝损害及某些门脉性肝硬化患者。②循环中红细胞破坏增加及红细胞前体细胞在骨髓内破坏增加，如溶血性贫血及巨幼细胞贫血。③内出血时由于胆红素生成增加，尿胆原排出随之增加；充血性心力衰竭伴肝淤血时，影响胆汁中尿胆原转运及再分泌，进入血中的尿胆原增加。④其他，如肠梗阻、顽固性便秘，使肠道对尿胆原回吸收增加，使尿中尿胆原排出增加。

2）尿胆原减少或阙如：见于①胆道梗阻，如胆石症、胆管肿瘤、胰头癌、Vater 壶腹癌等，完全梗阻时尿胆原阙如，不完全梗阻时则减少，同时伴有尿胆红素增加；②新生儿及长期服用广谱抗生素时，由于肠道细菌缺乏或受到药物抑制，使尿胆原生成减少。

二、血清酶及同工酶检查

（一）血清氨基转移酶及其同工酶测定

1. 血清氨基转移酶

氨基转移酶简称转氨酶，是一组催化氨基酸与 α - 酮酸之间的氨基转移反应的酶类，用于肝功能检查主要是丙氨酸氨基转移酶（ALT）和天门冬氨酸氨基转移酶（AST）。

1）方法和原理（速率法）

（1）丙氨酸氨基转移酶

在反应系统中加入 LD 和还原型辅酶 I（又称还原型烟酰胺腺嘌呤二核苷酸，NADH），可发生下列酶偶联反应：

$$L - 丙氨酸 + 2 - 氧代戊二酸 \xrightarrow{LD} 丙酮酸 + L - 谷氨酸$$

$$丙酮酸 + NADH + H^+ \xrightarrow{ALT} L - 乳酸 + NAD^+$$

将无 2 - 氧代戊二酸的底物溶液与标本混合，37℃保温 5 分钟，以消除标本中所含的 α 酮酸（如丙酮酸）引起的副反应。然后再加入 2 - 氧代戊二酸启动反应进行，于 340 nm 波长处连续监测 NADH 在线性反应期内吸光度（A）下降的速率（ΔA/min），求得 ALT 的活力（U/L）。

（2）天门冬氨酸氨基转移酶

在反应体系中加入苹果酸脱氢酶（MDH）和 NADH，可发生下列酶偶联反应：

$$L - 天门冬氨酸 + 2 - 氧代戊二酸 \xrightarrow{AST} 草酰乙酸 + L - 谷氨酸$$

$$草酰乙酸 + NADH + H^+ \xrightarrow{MDH} 苹果酸 + NAD^+$$

将无 2 - 氧代戊二酸的底物液与标本混合，37℃保温 5 分钟，以消除标本中所含的 α 酮酸（如丙酮酸）引起的副反应。然后加入 2 - 氧代戊二酸启动反应的进行，在 340nm 波长下连续监测 NADH 在线性反应期内吸光度下降的速率（ΔA /min），以求出 AST 活力的大小（U/L）。

2）参考值范围

	比色法（Karmen 法）	连续监测法（37℃）
ALT	5 ~ 25 卡门单位，	10 ~ 40 U/L；
AST	8 ~ 25 卡门单位，	10 ~ 40 U/L。

ALT/AST≤1。

3）临床意义

（1）急性病毒性肝炎：ALT 与 AST 均显著升高，可在正常上限的 20 ~ 50 倍，甚至 100 倍，但 ALT 升高更明显，ALT/AST > 1，是诊断病毒性肝炎的重要检测手段。在肝炎病毒感染后 1 ~ 2 周，转氨酶达高峰，在第 3 周到第 5 周逐渐下降，ALT/AST 比值逐渐恢复正常。在急性肝炎恢复期，如转氨酶活性不能降至正常或再上升，提示急性病毒性肝炎转为慢性。急性重症肝炎时，病程初期转氨酶升高，以 AST 升高明显，如在症状恶化时，黄疸进行性加深，酶活性反而降低，即出现"酶胆分离"现象，提示肝细胞严重坏死，预后不佳。

（2）慢性病毒性肝炎：转氨酶轻度上升（100~200 U/L）或正常，ALT/AST>1，若 AST 升高较 ALT 显著，即 ALT/AST<1，提示慢性肝炎进入活动期可能。

（3）乙醇性肝病、药物性肝炎、脂肪肝、肝癌等非病毒性肝病：转氨酶轻度升高或正常，且 ALT/AST<1。乙醇性肝病 AST 显著升高，ALT 几乎正常，可能因为乙醇具有线粒体毒性及乙醇抑制吡哆醛活性有关。

（4）肝硬化：转氨酶活性取决于肝细胞进行性坏死程度，终末期肝硬化转氨酶活性正常或降低。

（5）肝内、外胆汁淤积：转氨酶活性通常正常或轻度上升。

（6）急性心肌梗死后 6~8 小时，AST 增高，18~24 小时达高峰，其值可在参考值上限的 4~10 倍，与心肌坏死范围和程度有关，4~5 天恢复，若再次增高提示梗死范围扩大或新的梗死发生。

（7）其他疾病：如骨骼肌疾病（皮肌炎、进行性肌萎缩）、肺梗死、肾梗死、胰腺炎、休克及传染性单核细胞增多症，转氨酶轻度升高（50~200 U/L）。

2. AST 同工酶

1）原理：在肝细胞中有 2 种 AST 同工酶，存在于胞质组分者称为上清液 AST（ASTs），存在于线粒体中者称为线粒体 AST（ASTm）。正常血清中大部分为 ASTs，ASTm 仅占 10% 以下，当肝细胞受到轻度损害，线粒体未遭破坏，血清中 ASTs 漏出增加，而 ASTm 正常。如肝细胞严重损害，线粒体遭到破坏，此时血清中 ASTm 升高，因此，ASTm 升高表明肝细胞坏死严重。

2）临床意义：轻、中度急性肝炎，血清中 AST 轻度升高，其中以 ASTs 上升为主，ASTm 正常；重症肝炎、暴发性肝炎、乙醇性肝病时，血清中 ASTm 升高。

（二）碱性磷酸酶及其同工酶测定

1. 碱性磷酸酶（ALP）

ALP 为一组基质特异性很低，在碱性环境中水解磷酸单酯化合物的酶。该酶含 Zn^{2+}、Mg^{2+} 和 Mn^{2+}，是其激活剂；磷酸盐、硼酸、草酸盐和 EDTA 为其抑制剂。该酶广泛分布于人体各组织细胞，肾脏、肝脏、骨骼中含量较丰富。正常人血清中 ALP 主要来源于肝、骨和肠，以肝源性和骨源性为主。妊娠时，ALP 活性升高可能来源于胎盘。近年来认为 ALP 的真正作用是将底物中磷酸基团转移到另一含羟基基团的化合物上。

1）方法和原理：连续监测法，在碱性溶液中，血清 ATP 作用于磷酸对硝基苯酚（4-NPP），产物为磷酸盐与对硝基苯酚（4-NP），前者与基质中的二乙醇胺（DEA）结合形成二乙醇胺磷酸盐；后者在碱性溶液中转变为对硝基酚氧离子，其醌式结构呈黄色。连续监测 405 nm 波长处吸光度增加的速度，即可计算出 ALP 活性。

2）参考值：磷酸对硝基苯酚连续监测法（30℃），成人 40~110 U/L，儿童<250

U/L。

3）临床意义

（1）ALP 在妊娠妇女、儿童可出现正常生理性增高。

（2）骨骼疾病如佝偻病、成骨细胞瘤、骨折恢复期等，血清 ALP 均可增高。

（3）阻塞性黄疸时，血清 ALP 明显增高，其增高的程度与阻塞的程度、持续的时间成正比。

（4）肝脏疾患如急性或慢性黄疸性肝炎、原发性或转移性肝癌、胆汁性肝硬化等，血清 ALP 也可增高。

（5）当急性重型肝炎出现酶—胆分离现象，血清 ALP 也随之下降。

2. ALP 同工酶

1）原理：ALP 同工酶可根据琼脂凝胶电泳分析、热抑制反应（56℃，15 分钟）及其抗原性不同区分为 6 种：ALP1 ~ ALP6，根据其来源不同，ALP2、ALP3、ALP4、ALP5 分别称为肝型、骨型、胎盘型和小肠型，ALP1 是细胞膜组分和 ALP2 的复合物，ALP6 是 IgG 和 ALP2 复合物。

2）参考值：正常人血清中以 ALP2 为主，占总 ALP 的 90%，出现少量 ALP3；发育中儿童 ALP3 增多，占总 ALP 的 60% 以上；妊娠晚期 ALP4 增多，占总 ALP 的 40% ~ 60%；血型为 B 型和 O 型者可有微量 ALP5。

3）临床意义

（1）在胆汁淤积性黄疸，尤其是癌性梗阻时，100% 出现 ALP1，且 ALP1 > ALP2。

（2）急性肝炎时，ALP2 明显增加，ALP1 轻度增加，且 ALP1 < ALP2。

（3）80% 以上的肝硬化患者，ALP5 明显增加，可在总 ALP 的 40% 以上，但不出现 ALP1。

（三）γ-谷氨酰转移酶及同工酶测定

1. γ-谷氨酰转移酶

γ-谷氨酰转移酶（GGT），是催化 γ-谷氨酰基转移反应的一种酶。在体内分布较广，血清中的 GGT 主要源自于肝脏，故检测血清 GGT 活力可辅助诊断各种肝胆系统疾病。在骨骼系统疾病时也发现有 GGT 增高现象，因此，GGT 与 ALP 可互补应用于骨骼系统和肝脏系统疾病的鉴别诊断。

1）方法和原理

连续监测法：以甘氨酰甘氨酸（双甘肽）作为酶反应的受体，

$$\gamma-谷氨酰对硝基苯胺 + 双甘肽 \xrightarrow{GGT} \gamma-谷氨酰双甘肽 + 对硝基苯胺$$

对硝基苯胺呈黄色，在 405 nm 波长处有吸收峰，故连续监测 405 nm 波长处吸光度增加的速率（$\Delta A / \min$），即可求出 GGT 的活力（U/L）。

2）参考值：硝基苯酚连续监测法（37℃），<50 U/L。

3）临床意义

（1）胆管阻塞性疾病：原发性胆汁性肝硬化、硬化性胆管炎等所致的慢性胆汁淤积，肝癌时由于肝内阻塞，诱使肝细胞产生多量 GGT，同时癌细胞也合成 GGT，均可使 GGT 明显升高，可达参考值上限的 10 倍以上。

（2）急、慢性病毒性肝炎和肝硬化：急性肝炎时，GGT 呈中度升高，慢性肝炎、肝硬化的非活动期，酶活性正常，若 GGT 持续升高，提示病变活动或病情恶化。

（3）急、慢性乙醇性肝炎和药物性肝炎：GGT 呈明显或中度以上升高（300～1 000 U/L），ALT 和 AST 仅轻度增高，甚至正常。酗酒者戒酒后 GGT 可随之下降。

（4）其他：脂肪肝、胰腺炎、胰腺肿瘤、前列腺肿瘤等 GGT 可轻度增加。

2. GGT 同工酶

血清中 GGT 同工酶有 3 种形式：GGT1（高分子质量形式）、GGT2（中分子质量形式）和 GGT3（低分子质量复合物），但缺少理想方法加以测定。GGT1 存在于正常血清、胆管阻塞及恶性浸润性肝病中，GGT2 存在于肝脏疾病中，GGT3 无重要意义。

（四）单胺氧化酶测定

单胺氧化酶（MAO）为一种含铜的酶，分布在肝、肾、胰、心等器官，肝中 MAO 来源于线粒体，在有氧情况下，催化各种单胺的氧化脱氢反应，即：$R - CH - NH_2 + H_2O + O_2 \rightarrow RCHO + NH_3 + H_2O_2$，可通过检测底物的减少量、氧的消耗量和 NH_3 生成量来确定 MAO 的活性，血清 MAO 活性与体内结缔组织增生呈正相关，因此，临床上常用 MAO 活性的测定来观察肝脏纤维化程度。

1. 方法和原理

比色测定法：

以苄胺偶氮 - β - 萘酚为底物，MAO 催化下列反应的进行：

对苄胺偶氮 - β - 萘酚（$R - CH_2 - NH_2$）$+ O_2 + H_2O \xrightarrow{\text{MAO}}$ 对苄醛偶氮 - β - 萘酚（$R - CHO$）$+ H_2O_2 + NH_3$，产物 $R - CHO$ 量与 MAO 活力成正比，用环己烷抽提产物 $R - CHO$ 后直接比色测定，与已知量的标准液比较，求出 MAO 的活力单位。

2. 参考值

成人正常值为：伊藤法 <30 U；

中野法 23～49 U。

3. 临床意义

血清 MAO 活性与体内结缔组织增生呈正相关，因此临床上常用 MAO 活性测定来观察肝脏纤维化程度，80% 以上的肝硬化患者 MAO 明显增高。急性肝炎若 MAO 增高较明显，提示存在急性重型肝炎，是肝细胞质中线粒体遭到破坏、MAO 释放入血之故；慢性活动性肝炎约有半数患者 MAO 增高。MAO 增高还可见于糖尿病、甲亢和心功能不全所致肝瘀血等病。

三、血清总胆汁酸测定

胆汁酸是胆汁中固体物质含量最多的一种，是胆固醇代谢最终产物，是一大类胆烷酸的总称。

（一）方法和原理

1.3 α - 羟基胆汁酸酶法测定

$$3\alpha - 羟基胆汁酸 + NAD^+ \xrightarrow{3\alpha - 羟基类固醇脱氢酶} 3\alpha-酮基胆汁酸 + NADH + H^+$$

$$NADH + H^+ + NBT \xrightarrow{心肌黄酶} NAD + 甲瓒$$

2. 血清中总胆汁酸酶偶联法测定

本法特点是效应系统与偶联系统双途径用同一指示物，产生了放大效应，提高了吸光度和检测的灵敏度。

在上述酶法基础上，增加了 3 - 氧 - 5β - 类固醇 Δ^4 脱氢酶（$\Delta^4 DH$），作为 3α - 羟类固醇脱氢酶（$3\alpha - HSD$）的偶联酶，使 $3\alpha - HSD$ 作用生成的 3 - 酮类固醇脱氢变为 3 - 酮 Δ^4 类固醇，增加甲瓒浓度，提高反应敏感度。甲瓒的产量与总胆汁酸成正比，在 540 nm 波长处比色。与同样处理的标准品比较，计算其含量。

（二）参考值

禁食成人血清 $1 \sim 7$ μmol/l。

（三）临床意义

肝胆系统与肠道处于正常状态时，胆汁酸的合成、分泌、排泄及肝肠循环都处于动态平衡，又因肝肠循环基本上属于"封闭式"的，故血液中胆汁酸的含量极微。当肝胆有疾病时，循环血液中的胆汁酸含量即有不同程度的增加。目前，胆汁酸的测定已被广泛用于临床，并认为是一种灵敏的肝功能试验。

1. 空腹血清胆汁酸测定的意义

1）肝硬化：胆汁酸的测定对肝硬化的诊断有较高价值，且较常规肝功能试验灵敏。因胆酸的合成减少，故胆酸与鹅脱氧胆酸之比 <1。

2）慢性肝炎：胆汁酸在指示疾病的活动上较常规肝功能试验灵敏可靠。当疾病复发时，胆汁酸先于 AST 升高。亦有报道，在慢性肝炎恢复期时，胆汁酸恢复正常较常规肝功能试验为晚。

3）急性病毒性肝炎：急性肝炎早期，血清中胆汁酸含量增高。胆酸与鹅脱氧胆酸之比 >1，表示有胆汁淤积。有人认为总胆汁酸 >100 mg/L，且以胆酸含量为主，常提示胆汁淤积性黄疸。

2. 餐后 2 小时血清胆汁酸测定的临床意义

空腹血清胆汁酸测定对肝病的诊断有一定意义，但也有重叠现象，不利于鉴别诊断。测定餐后 2 小时血清中胆汁酸浓度更敏感，因餐后胆囊收缩，大量胆汁排入肠中，再经过肝肠循环回到肝脏，肝细胞轻度损害时胆汁酸清除率即下降，餐后 2 小时血中胆汁酸仍维持高水平，从而可观察肝细胞的微小变化，对早期肝病的诊断极有价值。当回肠切除、炎症或旁路时，患者血清胆固醇减少，餐后因回肠末端重吸收引起的胆汁酸不出现升高，此可作为回肠吸收的指征。

3. 胆汁酸耐量试验的临床意义

Cowen 提出胆汁酸耐量试验较其他试验更灵敏。急性肝病时，耐量试验的异常率可达 100%，慢性肝病时达 92%。

四、血氨测定

健康人血液中仅有很少的游离氨，主要来自体内蛋白质代谢过程中氨基酸脱氨作用和肠道细菌产生的氨基酸氧化酶分解蛋白质而产生氨。氨有毒性，其主要去路为在肝内合成尿素而解毒，经肾脏排出体外。

（一）方法和原理

血浆氨酶法测定。

α -酮戊二酸 $+ NH_4^+ + NAD（P）H \longrightarrow$ 谷氨酸 $+ NAD（P）^+ + H_2O$

在过量 α -酮戊二酸、NAD（P）H 和足量谷氨酸脱氢酶（GLDH）条件下，酶促反应的速率，即 NAD（P）H 转变成 NAD（P）$^+$ 使 340 nm 吸光度下降率与反应体系中氨的浓度呈正比关系。

（二）参考值

谷氨酸脱氢酶法：11 ~ 35 $\mu mol/L$。

（三）临床意义

1. 严重肝病时常有门脉高压、胃肠道黏膜水肿、运动迟缓，使肠内蛋白质及其水解产物等含氮物质受细菌作用，产生大量氨而被吸收。被吸收的大量氨一方面通过门体分流途径进入体循环，另一方面进入肝的氨因肝功能严重损害，不能将氨经鸟氨酸循环合成无毒的尿素，使一部分氨未经处理而进入体循环，导致血氨升高。

2. 慢性肝病可造成营养不良，使肌肉中的蛋白质和支链氨基酸分解代谢加强，造成以谷氨酰胺进入体循环，导致血氨升高。

3. 肝硬化腹水患者长期服用利尿剂，可引起水电解质紊乱及酸碱平衡失调，碱中毒能增高氨的浓度，因为在碱性条件中有利于 $NH_4^+ \rightarrow NH_3 + H^+$，氨与 NH_4^+ 不同，氨可以自由通过细胞膜，若细胞内 pH 值较血液和组织间液低时，细胞内 NH_3 回扩散受阻，使氨在组织细胞中蓄积。

（王欣）

第七节　心肌疾病的实验诊断

一、肌酸激酶测定

（一）参考值

连续监测法：男性为 38 ~ 174 U/L；女性为 26 ~ 140 U/L。

（二）临床意义

1. CK 是心肌梗死患者血清中出现最早的酶之一。急性心肌梗死 2 ~ 4 小时开始增高，12 ~ 24 小时达高峰，2 ~ 4 天后恢复正常水平。因此是心肌梗死诊断的重要指标，较 AST、LD 的特异性高。

2. 病毒性心肌炎也有明显增高，对诊断和预后有参考价值。

3. 脑血管意外、脑膜炎、甲低、肺梗死等均可升高。

4. 骨骼肌疾病，如进行性肌营养不良、皮肌炎、多发性肌炎、骨骼肌损伤等可增高。

二、肌酸激酶同工酶测定

（一）参考值

速率法：0 ~ 25 U/L。

（二）临床意义

1. CK – MB 升高：常被认为是心肌损害特异性指标，对心肌梗死早期诊断很有价值。

2. CK – BB 增高：可见于脑外伤，脑血管意外，脑手术后等。

3. CK – MM 增高：可见于肌肉损伤及肌内注射后，是骨骼肌损伤的特异性指标。

三、乳酸脱氢酶测定

（一）参考值

速率法（30℃）：95 ~ 200 U/L。

（二）临床意义

LD 升高常见于：

1. 心肌梗死

心肌梗死后 9 ~ 20 小时开始上升，36 ~ 60 小时达到高峰，持续 6 ~ 10 天恢复正常（比 AST、CK 持续时间长），因此，可作为急性心肌梗死后期的辅助诊断指标。

2. 肝脏疾病：急性肝炎，慢性活动性肝炎，肝癌，肝硬化，阻塞性黄疸等。

3. 血液病：如白血病、贫血、恶性淋巴瘤等。

4. 骨骼肌损伤、进行性肌萎缩、肺梗死等。

5. 恶性肿瘤转移所致胸、腹水中 LD 活力往往升高。

四、乳酸脱氢酶同工酶测定

（一）参考值

圆盘电泳法：LD_1 为 32.7 ± 4.6%，LD_2 为 45.1 ± 3.53%，LD_3 为 18.5 ± 2.96%，LD_4 为 2.9 ± 0.89%，LD_5 为 0.85 ± 0.55%。

（二）临床意义

1. LD 升高且 $LD_1 > LD_2$，可见于心肌损伤、急性心肌梗死、心肌病、溶血性贫血、恶性贫血、肺栓塞等。

2. LD_5 升高且 $LD_5 > LD_4$，可见于肝硬化、肝癌、急性肝炎、肌炎、骨骼肌损伤。

3. $LD_5 > LD_4$ 都升高以 LD_4 更明显，可见于阻塞性黄疸。

五、血清 α-羟丁酸脱氢酶活性测定

(一) 参考值

健康成年人：72~182 U/L (37℃)。

(二) 临床意义

临床上测定血清 α-HBD 活性可用于心肌梗死的诊断和鉴别诊断。α-HBD 与 AST、LD、CK 及其同工酶 CK-MB 一起构成了心肌酶谱，可帮助诊断心肌梗死。肝病和心肌病均能引起 LD 活性增高，计算 α-HBD/LD 比值可帮助诊断肝病（比值增高）和心肌病（比值降低）。

六、血清肌红蛋白测定

临床意义：血清 Mb 主要用于心肌梗死的早期诊断，比血清心肌型肌酸激酶同工酶（CK-MB）的灵敏度高，发病早期即可采集标本，发病 24 小时达高峰。血清 Mb 水平还可用于神经肌肉疾病如肌营养不良、肌萎缩和多肌炎等的诊断。心脏外科手术患者血清 Mb 升高，可作为判断心肌损伤程度及愈合情况的一项客观指标。

七、血清肌钙蛋白测定

(一) 参考值

0.1~0.2 μg/L。

(二) 临床意义

心肌肌钙蛋白 T（cTnT）：急性心肌梗死后 2 小时能在血清中测出，存在时间较长，浓度较高，是评价心肌微量坏死的敏感指标，4~6 小时时有较高的阳性预告值（90%）。一般认为 cTnT > 0.5 μg/L 即存在心肌损伤。cTnT 检测不受溶栓剂、梗死部位、年龄及性别影响。

cTnT 对不稳定型心绞痛患者心肌轻度损伤时的特异性和敏感性均优于 CK-MB，手术期心肌细胞损伤时 cTnT 较 CK-MB 更特异。

心肌肌钙蛋白 I（cTnI）对急性心肌梗死早期诊断价值与 cTnT 同。

（王欣）

第八节 肾脏疾病的实验诊断

一、肾小球功能检查

（一）内生肌酐清除率测定

1. 原理

肌酐是肌酸的代谢产物。人体血液中肌酐的生成可有内、外源性两种，如在严格控制饮食条件和肌肉活动相对稳定的情况下，血肌酐的生成量和尿的排出量较恒定，其含量的变化主要受内源性肌酐的影响，而且肌酐分子量为113，大部分从肾小球滤过，不被肾小管重吸收，排泄量很少，故肾单位时间内，把若干毫升血液中的内生肌酐全部清除出去，称为内生肌酐清除率（Ccr）。

2. 方法

1）受检者应禁食肉类3天，不饮咖啡和茶，停用利尿剂，试验前避免剧烈运动。饮足量的水，使尿量不少于1 ml/min。

2）准确收集24小时尿，测定肌酐含量。

3）于收集尿样的同时，抽静脉血3 ml，测定血清肌酐含量（测定方法同血清肌酐测定）。

4）计算：内生肌酐清除值（L/24 h）$= \dfrac{\text{尿中肌酐（μmol/L）}}{\text{血中肌酐（μmol/L）}} \times 24\ \text{h 尿量（L）}$。

校正的内生肌酐清除值（L/24 h）$=$ 内生肌酐清除值（L/24 h）$\times \dfrac{1.73}{\text{体表面积（m}^2\text{）}}$。

以正常人24小时内生肌酐清除率128 L（即24小时内有128 L血中的肌酐通过肾脏被清除）作为100%，则内生肌酐清除率（%）$=$ 校正的内生肌酐清除值 $\times 100/128$（或 $\times 0.78$）。

目前临床上主张用每分钟清除值报告，计算方法如下：

内生肌酐清除值（ml/min）$= \dfrac{\text{尿中肌酐（μmol/L）}}{\text{血中肌酐（μmol）}} \times \text{每分钟排尿量} \times \dfrac{1.73}{\text{体积面积（m}^2\text{）}}$。

3. 参考值

成人80~120 ml/min，老年人随年龄增长，有自然下降趋势。

4. 临床意义

1）及早发现肾脏损害：急性、慢性肾小球损害及肾血流减少等均可使内生肌酐清除率降低，且较其他检查如尿素氮（BUN）、肌酐等为早。

2）肾小球滤过功能损害的观测：肾功能不全代偿期内生肌酐清除率在50~80 ml/min；肾功能不全失代偿期内生肌酐清除率在20~50 ml/min；肾功能衰竭期（尿

毒症早期）内生肌酐清除率为 10 ~ 20 ml/min；尿毒症晚期或肾衰竭终末期内生肌酐清除率 < 10 ml/min。

3）指导治疗：慢性肾衰竭内生肌酐清除率 < 30 ~ 40 ml/min，应开始限制蛋白质摄入；< 30 ml/min，氢氯噻嗪等利尿治疗常无效，不宜应用；< 10 ml/min 应结合临床进行肾替代治疗，对袢利尿剂（如呋塞米、依他尼酸钠）的反应也已极差。此外，肾衰竭时凡由肾代谢或以肾排出的药物也可根据内生肌酐清除率降低的程度来调节用药剂量和决定用药的时间间隔。

（二）血清肌酐测定

1. 方法和原理

速率法：肌酐的化学速率法测定是根据肌酐与苦味酸反应，生成橘红色的苦味酸肌酐复合物的拟一级反应动力学。在碱性反应环境中，样品中的肌酐或干扰物质和苦味酸的反应速度不同，选择适宜的速率监测时间，可以提高肌酐测定的特异性。

2. 参考值

全血肌酐为 88.4 ~ 176.8 μmol/L；血清或血浆肌酐，男性为 53 ~ 106 μmol/L，女性为 44 ~ 97 μmol/L。

3. 临床意义

1）肌酐经肾小球滤过后不被肾小管重吸收，通过肾小管排泄。在肾脏疾病初期，血清肌酐值通常不升高，直至肾脏实质性损害时，血清肌酐值才增高。在正常肾血流条件下，肌酐值如升高为 176 ~ 353 μmol/L，提示为中度至重度的肾损害。所以，血肌酐测定对晚期肾脏病临床意义较大。

2）心功能不全时血液流经肾脏减少，致使肌酐排出减少，造成血肌酐升高。

3）血肌酐与尿素同时测定，两者均升高表示肾功能严重受损，若仅有尿素升高，而血肌酐在正常范围内，则可能为肾外因素引起。

4）血中的肌酐由外源性和内源性两类组成，主要由肾小球滤过，肾小管基本不吸收。内源性肌酐由肌肉产生，每天生成量相当恒定，在外源性肌酐摄入量稳定的情况下，血液中肌酐的浓度取决于肾小球的滤过功能。当肾实质受损时，血中肌酐浓度升高，这是检验肾小球滤过功能的重要指标。

5）增高：①各种原发性和继发性肾脏损害，急、慢性肾功能不全。②心功能不全时血液流经肾脏减少，引起肌酐排出减少，造成血肌酐升高。③血肌酐与 BUN 同时测定，两者都升高，表示肾功能严重受损，若仅有 BUN 升高，而血肌酐在正常范围内，则可能为肾外因素引起。

6）降低：肌肉萎缩时血肌酐降低。

（三）血清尿素氮测定

BUN 主要经肾小球滤过，从小便中排出体外，当肾小球受损时滤过率降低，血中 BUN 升高。所以 BUN 是反映肾小球滤过功能的重要指标。

1. 方法和原理

1）酶耦联速率法：尿素在尿素酶催化下，水解生成氨和二氧化碳，氨在 α - 酮戊二酸和 NADH 存在下，经谷氨酸脱氢酶（GLDH）催化生成谷氨酸。同时，NADH 被氧化成氧化型辅酶 I（NAD）。NADH 在 340 nm 波长处有吸收峰，其吸光度下降的速率与待测样品中尿素的含量成正比。其反应式如下：

$$尿素 + H_2O \xrightarrow{尿素酶} 2NH_3 + CO_2$$

$$NH_3 + \alpha - 酮戊二酸 + NADH + H^+ \xrightarrow{GLDH} 谷氨酸 + NAD^+ + H_2O$$

2）二乙酰一肟显色法：在酸性反应环境中加热，尿素与二乙酰缩合，生成色素原二嗪，称为 Fearon 反应。因为二乙酰不稳定，故通常由反应系统中二乙酰一肟与强酸作用，产生二乙酰。二乙酰和尿素反应，缩合生成红色的二嗪。

2. 参考值

成人 3.2 ~ 7.1 mmol/L，婴儿、儿童 1.8 ~ 6.5 mmol/L。

3. 临床意义

各种肾脏疾患均可使 BUN 增高，且可受肾外因素影响，故 BUN 并不是肾功能的特异指标。

血液尿素浓度受多种因素的影响，分生理性因素和病理性因素两个方面。

1）生理性因素：高蛋白饮食引起血清尿素浓度和尿液排出量显著升高。血清尿素浓度男性比女性平均高 0.3 ~ 0.5 mmol/L，随着年龄的增加有增高的倾向。成人的日间生理变动平均为 0.63 mmol/L。妊娠妇女由于血容量增加，尿素浓度比非孕妇低。

2）病理性因素：常见于肾脏因素，其次为非肾脏因素。血液尿素增加的原因可分为肾前性、肾性及肾后性三个方面：

（1）肾前性：最重要的原因是失水引起的血液浓缩。血液浓缩可引起肾血流量减少、肾小球滤过率减低而使血尿素潴留。这种情况可见于剧烈呕吐、幽门梗阻、肠梗阻和长期腹泻等。

（2）肾性：急性肾小球肾炎、肾病晚期、肾功能衰竭、慢性肾盂肾炎及中毒性肾炎都可出现血液中尿素含量增高。

（3）肾后性疾患：如前列腺肿大、尿路结石、尿道狭窄、膀胱肿瘤致使尿道受压等都可能使尿路阻塞引起血液中尿素含量增加。

血尿素减少较为少见，常常表示严重的肝病，如肝炎合并广泛性肝坏死。

异常结果分析：血中尿素主要经肾小球滤过，从小便中排出体外，当肾小球受损时，滤过率降低，血中尿素升高。所以，尿素是反映肾小球滤过功能的重要指标。

（四）血 β_2 微球蛋白的测定

$\beta_2 - MG$ 主要由淋巴细胞产生，是一种小分子蛋白质，可自由通过肾小球滤过，正常情况下几乎全部由肾小管重吸收，尿液中含量很低。

1. 方法和原理

常用 RIA 测定血或尿中 $\beta_2 - MG$。是利用 $\beta_2 - MG$ 和标记 $\beta_2 - MG$ 竞争抗体，抗原抗体复合物用第二抗体测定和计数；放射性强度与血清或尿 $\beta_2 - MG$ 浓度成反比。

2. 参考值

正常人血中 $\beta_2 - MG$ 为 0.8 ~ 2.4 mg/L，平均约 1.5 mg/L。

3. 临床意义

血清 β_2 - MG 浓度增高可反映肾小球滤过率降低或体内合成增多。尿中 β_2 - MG 浓度增高时表明肾小管再吸收功能降低，因而可早期发现肾小管功能损害。还可用于肾移植术后成活情况、糖尿病肾病、肾功能不全、痛风肾以及某些恶性肿瘤的诊断和治疗监测。

（五）血清尿酸测定

1. 原理

尿酸是机体内嘌呤代谢的最终产物，由肾小球滤过，在近端肾小管中98% ~100%被重吸收。当肾小球滤过功能受损时，尿酸即潴留于血中，是肾小球滤过功能受损的早期指标。

2. 参考值

男性 268 ~488 mmol/L，女性 178 ~387 mmol/L。

3. 临床意义

1）增高：①肾脏疾病如急慢性肾炎可升高，其他肾脏疾病的晚期如肾结核、肾盂肾炎、肾盂积水等也可升高。②痛风是核蛋白和嘌呤代谢失调所致，其患者血尿酸可明显升高。③白血病及其他恶性肿瘤，由于恶性细胞增殖周期快、核酸分解加强，因此，血中尿酸升高。肿瘤化疗后血尿酸升高更明显。子痫患者也可升高。

2）降低：恶性贫血，范科尼综合征血尿酸降低。

二、肾小管功能试验

（一）肾脏浓缩和稀释功能试验

1. 原理

肾浓缩和稀释尿液功能主要在远端小管和集合管进行。在日常或特定饮食条件下观察患者尿量和尿比重的变化，称为浓缩稀释试验，作为判断远端小管功能的指标。

2. 参考值

正常人 24 小时尿量为 1 000 ~2 000 ml；昼尿量与夜尿量之比为（3 ~4）∶1；12 小时夜尿量不应超过 750 ml；尿液最高比重应在 1.020 以上；最高比重与最低比重之差，不应少于 0.009。

3. 临床意义

①少尿加高比重尿见于血容量不足引起的肾前性少尿；②多尿（ >2 500 ml/24 h），低比重尿，夜尿增多，或比重固定在 1.010，表明肾小管浓缩功能差，见于慢性肾炎、慢性肾衰竭、慢性肾盂肾炎、痛风肾损害、急性肾衰竭多尿期或其他继发性肾小管间质疾病。

（二）尿渗量（尿渗透压）测定

1. 原理

液体的渗透压是由溶液中溶质的毫摩尔浓度决定的，尿液渗透压反映尿液中溶质的摩尔数。尿比重和尿渗透压都能反映尿中溶质的含量，但尿比重易受溶质微粒大小和性质的影响，如蛋白质、葡萄糖等均可使尿比重增高；而尿渗透压则反映尿中各种溶质微粒的总数目，而与溶质分子相对重量、微粒体积大小无关，因而，测定尿渗透压较测定尿比重更好，更能反映肾浓缩和稀释能力。

2. 参考值

正常人禁饮后尿渗量为 $600 \sim 1\,000$ mOsm/（kg·H_2O），平均 800 mOsm/（kg·H_2O）；血浆渗量为 $275 \sim 305$ mOsm/（kg·H_2O），平均 300 mOsm/（kg·H_2O）。尿/血浆渗量比值为（$3 \sim 4.5$）:1。

3. 临床意义

①判断肾浓缩功能：禁饮尿渗量在 300 mOsm/（kg·H_2O）左右时，即与正常血浆渗量相同，称为等渗尿；若小于 300 mOsm/（kg·H_2O），称低渗尿；正常人禁水 8 小时后尿渗量小于 600 mOsm/（kg·H_2O），再加尿/血浆渗量比值等于或小于 1，均表明肾浓缩功能障碍。见于慢性肾盂肾炎、多囊肾、尿酸性肾病等慢性间质性病变时，也可见于慢性肾炎后期，以及急、慢性肾衰竭累及肾小管和间质。②一次性尿渗量检测用于鉴别肾前性、肾性少尿。肾前性少尿时，肾小管浓缩功能完好，故尿渗量较高，常小于 450 mOsm/（kg·H_2O）；肾小管坏死致肾性少尿时，尿渗量降低，常小于 350 mOsm/（kg·H_2O）。

三、尿微量蛋白的测定

（一）尿微量清蛋白测定

1. 方法和原理

尿清蛋白的 RIA 测定，是建立在标记抗原和非标记抗原与有限量的特异性抗体的竞争性结合反应，形成抗体抗原复合物。用已知浓度的清蛋白标准品和一定量的标记清蛋白抗原与限量抗体反应，即可测出各浓度标准物质时的标记抗原抗体复合物的结合率。查标准曲线可得尿清蛋白含量。

2. 参考值

24 小时尿清蛋白含量为（5.24 ± 3.13）mg/24 h，晨尿清蛋白含量（1.38 ± 0.95）mg。

3. 临床意义

测尿中清蛋白可了解肾小球有无损伤，是肾小球受损诊断的最灵敏方法，可鉴别糖尿病肾病与高血压肾病，监测对肾小球有损伤的药物等。

（二）α_1 微球蛋白（$\alpha_1 - MG$）

1. 临床意义

用于评价近曲小管对滤过的微小蛋白重吸收的功能和容量。肝细胞和淋巴细胞可合成 $\alpha_1 - MG$，其相对分子量在 $25 \sim 33$ KD，等电点 pH 值为 $3.6 \sim 4.4$。$\alpha_1 - MG$ 也称作蛋白质 HC，据报道有免疫抑制性，它对抗原诱导的淋巴细胞的激活和嗜中性白细胞的向化性具有抑制作用。部分 $\alpha_1 - MG$ 在血清中以游离分子状态出现。也有一部分外于 IgA 和蛋白结合状态中。

2. 参考值

痕量（透射浊度法）。

（三）尿 β_2 微球蛋白

尿 β_2 – GM 的测定见"血清 β_2 – 微球蛋白的测定"。

β_2 – GM 临床意义：经典肾小管标记蛋白，可直接反映肾小管功能；血 β_2 – GM 升高：肾小球滤过功能差，见于早期肾小球病变，急、慢性肾炎，慢性肾功能不全等病症以及长期血透患者；也见于淋巴细胞白血病、胃淋巴瘤、血管性鼻淋巴瘤、黑色素瘤等肿瘤疾病。

（四）尿微量转铁蛋白（MTF）

1. 方法和原理

免疫透射比浊法。

2. 临床意义

肾小球选择通透性指标，尿转铁蛋白升高：见于糖尿病肾病、高血压早期肾损伤，以及肾外肾炎、链球菌感染性肾炎、肾盂肾炎等各种肾炎。

（五）免疫球蛋白 IgG 测定

临床意义：

血 IgG（U – IgG）：肾小球选择通透性指标；

尿 IgG（U – IgG）：肾功能恶化和预后不良。

（六）视黄醇结合蛋白（RBP）

1. 参考值

（101 ± 38.8）μg/gCr（Lucertini 氏酶连免疫法）。

2. 临床意义

肾脏疾病时，肾小球滤过率降低和肾小管功能失调可导致尿中 RBP 显著升高。

在对肾小管功能评价中，Bernard 氏发现测定尿中 RBP 的含量要较 β_2 – GM 更为稳定。并较血肌酐、BUN、菊粉廓清率更准确和灵敏，更能早期发现肾小管功能损害。

（七）尿 N – 乙酰 – β – 氨基葡萄糖苷酶（NAG）测定

NAG 是检测肾损伤，特别是肾小管缺血、坏死的敏感指标。

1. 参考值

0 ~ 22 U/gCr。

2. 临床意义

病理性增高见于各种肾实质性病变，肾移植排异反应，肾毒性药物使用过多。某些肾小球肾炎、肾病综合征也有部分升高。

（王欣）

第九节 其他血清酶类测定

一、酸性磷酸酶测定

（一）参考值

1. 比色测定法：0.5～1.9 U/L。

2. 速率法

血清总 ACP 男 <6.6 U/L，女 <5.5 U/L（37℃）；

前列腺 ACP <2.6 U/L；

前列腺 ACP = 总 ACP - 非前列腺 ACP。

（二）临床意义

增高见于：

1. 前列腺癌特别是转移性前列腺癌，ACP 明显增高，而 PAP 对前列腺癌的诊断更敏感。

2. 前列腺肥大、前列腺炎，血清 ACP 可增高。

3. 变形性骨炎，甲状旁腺功能亢进，溶血性疾病，急、慢性粒细胞白血病，急性尿潴留等，ACP 也可增高。

二、淀粉酶测定

（一）参考值

尿液为 <800 U/L；血清为 20～220 U/L。

（二）临床意义

1. 急性胰腺炎，血清淀粉酶可明显增高，但持续时间不长，一般腹痛 8 小时开始升高，12～24 小时达高峰，48～72 小时开始下降，3～5 天恢复正常。

2. 慢性胰腺炎，胰腺肿瘤，流行性腮腺炎，唾液腺化脓以及急性腹膜炎，阑尾炎时均可轻度增高。

3. 尿淀粉酶于起病后 12～24 小时开始升高，下降较血清淀粉酶慢。肾功能严重障碍时，血清中淀粉酶升高，而尿淀粉酶降低。

4. 降低：见于肝硬化，肝功能衰竭等。

三、血清脂肪酶测定

（一）参考值

健康成年人：0～7 U/L。

（二）临床意义

胰腺是血清脂肪酶的主要来源，故急性胰腺炎患者常见血清脂肪酶增高，血清淀粉酶也有增加，但后者在病程中持续时间较短，尤其是在患病后期，测定血清脂肪酶活力可辅助诊断急性胰腺炎。胰腺癌患者有近半数血清脂肪酶活力增加。慢性胰腺炎偶见增加。

四、超氧化物歧化酶（SOD）测定

（一）参考值

比色法为 555~633 μg/（g·Hb）。

（二）临床意义

SOD 与抗氧化、抗衰老和抗辐射损伤有关。①增高：见于高血压、高血脂、冠心病等；②降低：见于老年人、肝硬化、肝癌、免疫复合物病。

五、血清 N－乙酰 β－氨基葡萄糖苷酶测定

（一）参考值

健康成年人：血清 NAG 活性 21.54±6.4 U/L；尿液 16.1 U/g 肌酐。

（二）临床意义

正常情况下，NAG 不能通过肾小球滤过，在肾脏损害时，尿中此酶活性可明显增高，后者是肾小管损害的较敏感的指标，故对肾损伤的诊断及受损程度的判断有非常高的临床价值。在肾移植患者，测定尿中 NAG 活力对排斥反应的早期发现很有帮助，一般在临床各种症状及体征出现前 1~3 天尿 NAG 即升高。

六、胆碱酯酶测定

（一）参考值

酶法：782~1 494 U/L。

（二）临床意义

血清胆碱酯酶测定的临床意义在于酶活力降低。肝脏合成胆碱酯酶，故肝实质细胞损害时降低。有机磷毒剂是乙酰胆碱酯酶及胆碱酯酶的强烈抑制剂，测定血清胆碱酯酶与测定全血胆碱酯酶一样，是协助有机磷中毒诊断及预后估计的重要手段。

七、血清 5′－核苷酸酶（5′－NT）

（一）参考值

比色法：2~17 U/L，儿童稍低。

（二）临床意义

1. 血清 5'－核苷酸酶广泛存在于肝胆组织中，增高主要见于肝胆系统疾病。

2. 在骨骼疾病时不升高，因此可以对 ALP 升高进行鉴别。两者活性同时增高，提示为肝胆疾病；ALP 增高而 5′－核苷酸酶正常，提示为骨骼系统疾病。

3. 对黄疸原因的判断：阻塞性黄疸时 5′－核苷酸酶可以高出 6 倍以上，肝细胞性黄

疸一般升高不超过 3 倍。

4. 某些药物，如阿司匹林、吲哚美辛、磺胺类药物、林可霉素、苯唑西林、雄性激素、雌性激素等可使 5′- 核苷酸酶升高。

八、血清单胺氧化酶（MAO）

（一）参考值

伊藤法：30 U。

（二）临床意义

1. MAO 参与胶原成熟的最后架桥形成阶段，使胶原和弹性硬蛋白结合，因此是肝硬化诊断指标之一，其增高与肝实质的纤维化程度有一定的关系。

2. 大部分重症肝硬化和伴有肝硬化的肝癌、急性重型肝炎患者等 MAO 增高。慢性中、重度肝炎患者中 50% MAO 升高，提示有肝细胞坏死和纤维化形成。

3. 糖尿病、系统性硬化症、甲亢、肢端肥大症及各种胶原病、心力衰竭、心功能不全引起的心源性肝硬化或肝窦长期高压等 MAO 可升高。

九、胰蛋白酶（Try）

（一）参考值

RIA：0.1 ~ 0.5 mg/L。

（二）临床意义

胰蛋白酶是胰分泌的主要消化酶之一，主要是用于诊断胰腺功能。增高见于急、慢性胰腺炎及胰腺癌。此外，慢性肾衰竭、胆囊炎、十二指肠溃疡穿孔等疾病时也可升高。

十、葡萄糖 - 6 - 磷酸脱氢酶

G - 6 - PD 脱氢酶测定主要用于溶血性贫血的诊断。

（一）参考值

20 ~ 33 μmol/L。

（二）临床意义

G - 6 - PD 减少主要见于 G - 6 - PD 缺乏症；是指红细胞 G - 6 - PD 活性降低和（或）酶性质改变导致的溶血性贫血，临床可表现为先天性非球形红细胞性溶血性贫血、新生儿黄疸、蚕豆病、药物性溶血、感染性溶血等。

十一、血清醛缩酶（ALD）

血清醛缩酶在正常血清中含量恒定，在组织细胞内含量较多，当组织破坏时可释放入血液。可用于各种肿瘤检查，酶活性与肿瘤组织破坏程度相一致。

十二、神经元特异性烯醇化酶（NSE）

（一）参考值

RIA 法：15 μg/L；EIA 法：12 μg/L。

（二）临床意义

1. 由神经原因引起的肌肉萎缩时增高，重症肌无力、脊髓灰质炎、多发性硬化时此酶均升高，可有助于鉴别诊断。

2. 各种肿瘤、急性病毒性肝炎、慢性肝炎、肝硬化、急性心肌梗死、进行性肌营养不良、烧伤等疾病时可增高。

十三、亮氨酸氨基肽酶（LAP）

（一）参考值

比色法：27~50 U/L。

（二）临床意义

增高见于：①肝胆疾病，如肝癌、肝硬化、胆道癌、良性胆道梗阻、胆囊炎、胆石症、胆汁淤积、脂肪肝。②胰腺疾病，如急性胰腺炎时轻度升高，胰腺癌时明显升高。③其他疾病，如心肌梗死、长期饮酒、肾上腺皮质激素和促肾上腺皮质激素使用时、严重烧伤、白血病、肿瘤等。

十四、脯氨酰羟化酶（PH）

（一）参考值

比色法：39.5±11.87 μg/L。

（二）临床意义

增高见于：①转移性肝癌 PH 大部分正常，而原发性肝癌则增高；②肝硬化、血吸虫性肝纤维化时明显增高，肝细胞坏死伴胶原纤维合成亢进，慢性中度、重度肝炎因伴有肝细胞坏死及假小叶形成均可增高，而急性肝炎、轻型慢性肝炎则大多正常；③慢性肝炎、肝硬化 PH 活性进行性增高，提示肝细胞坏死及纤维化加重，若治疗后 PH 下降提示治疗有效，可作为随访和预后判断的指标。

（王欣）

第十节　激素测定

一、甲状腺激素检测

（一）甲状腺素（T_4）和游离甲状腺素测定（FT_4）

1. 参考值

T_4 为 $65 \sim 155$ nmol/L；FT_4 为 $10 \sim 30$ pmol/L。

2. 临床意义

1）T_4 增高：甲亢、某些急性甲状腺炎、肝炎、肥胖等疾病时 T_4 可增高。妊娠、服用雌激素可使甲状腺结合球蛋白（TBG）增高，导致 T_4 升高。

2）T_4 减少：甲减、肾病综合征、慢性肝炎、胃肠道丢失蛋白过多等疾病时 T_4 可减少。甲状腺功能正常的患者服用苯妥英或卡马西平可使血清 T_4 或 FT_4 降低 30%。

对于甲状腺功能紊乱的诊断，T_4 不能提供充足的信息。在分析 T_4 浓度变化时应结合 TBG 变化加以考虑。

（二）三碘甲状腺原氨酸（T_3）和游离三碘甲状腺原氨酸（FT_3）测定

1. 参考值

RIA：T_3 为 $1.6 \sim 3.0$ nmol/L；FT_3 为 $4 \sim 10$ pmol/L。

2. 临床意义

1）T_3 和 FT_3：是判定甲状腺功能的基本试验。甲亢时 T_3 和 FT_3 升高；甲减时 T_3 和 FT_3 降低。FT_3 对甲亢的诊断较为敏感，是诊断 T_3 型甲亢特异的指标。

2）观察甲亢和甲减药物治疗的效果。

3）与 T_4 同时测定可作为 T_3 型及 T_4 型甲亢鉴别的特异方法。T_3 型甲亢 T_3 升高，T_4 正常；T_4 型甲亢 T_4 升高，T_3 正常。

4）T_3 中毒、缺碘甲状腺肿、TBG 增高患者 T_3 增高；甲减、TBG 减少患者 T_3 降低。

5）妊娠、雌激素、口服避孕药，能使 T_3 升高；雄激素、肢端肥大症、肝硬化、肾病综合征及某些药物（水杨酸、保泰松等）能使 T_3 降低。

6）总 T_3 升高见于甲亢患者，且早于总 T_4 升高，在甲亢早期或复发初期，T_3 可在 T_4 尚未升高时就已升高。总 T_3 降低常见于甲低，但不如 T_4 敏感。

7）游离 T_3 和 T_4 不受血液中 TBG 改变的影响，故直接测定游离 T_3 和 T_4 对了解甲状腺功能比总 T_3 和总 T_4 意义更大。增高常见于甲亢；降低见于甲低。

8）反 T_3 升高见于甲亢，且比 T_3 和 T_4 灵敏。当用抗甲状腺药物治疗时，T_3 下降较快，而反 T_3 下降缓慢，当 T_3 和反 T_3 都正常，表示用药适当，如果反 T_3 和 T_4 均低于正常，表示用药量过大。另外，有许多非甲状腺疾病，如慢性肝炎、肝硬化、肾功能衰竭、心脑血管疾病、糖尿病等可见反 T_3 有增高。降低常见于甲低。

（三）血清甲状腺结合球蛋白测定

1. 参考值

RIA：血清 TBG 为 15～34 mg/L。

2. 临床意义

主要用于评估促甲状腺激素（TSH）水平或临床症状与 T_4、T_3 浓度不相符的情况，或评估 FF_4 与 T_4 之间不能解释的差异。血浆 TBG 升高可导致 T_4、T_3 的假性升高，此时 TSH 可正常。通过计算 T_4（μg/L）/TBG（mg/L）比值可消除因 TBG 升高导致的 T_4 假性升高，若此比值在 3.1～4.5，提示甲状腺功能正常，比值在 0.2～2.0，应考虑存在甲减，而比值在 7.6～14.8 时，则应考虑为甲亢。先天性 TBG 紊乱，可能部分或完全缺乏 TBG，或 TBG 升高。

（四）甲状腺 ^{131}I 吸收率

^{131}I 进入甲状腺后能放射出 γ 射线，测出甲状腺对 ^{131}I 的摄取率即可了解甲状腺的功能状态，以此可辅助诊断甲状腺疾病。

1. 实验方法

测定时间稍有差别，有些医院采用口服 ^{131}I 后 6 小时测定一次；有些医院于口服后 3 小时及 24 小时测定两次。一般情况下吸碘曲线为渐升型。也可采用静脉注射法于静脉内注入 2～10 μCi ^{131}I 后，连续记录吸收 ^{131}I 曲线 10 分钟，正常人呈缓慢上升型，平均为 0.86%（0%～4.5%）。本法除节省检查时间外，因其反映了碘离子的运转机制，故适用于服用抗甲状腺药物者。

2. 临床意义

1）摄 ^{131}I 率增高：摄取率 3 小时 >25%、24 小时 >45% 即为增高。

（1）甲亢：除摄 ^{131}I 率增加外，还可出现摄取高峰向前移（正常情况下在 24 小时出现高峰），高峰提前出现于 3～6 小时。因此口服法多采用 2、3、4 小时测定法。如 3 小时 ^{131}I 吸收率 >25%，4 小时 >30%，24 小时 >47%，即有诊断意义。口服法试验的结果受硫脲类药物的影响，故服药期间不宜用此法检测。

（2）地方性甲状腺肿：地方性甲状腺肿主要由缺碘而致，缺碘时甲状腺激素合成不足，TSH 分泌则增多。此外，缺碘时血中甲状腺激素升高的主要部分是 T_3。其含碘量较 T_4 少但生物适应性较强，故早期患者可无甲减表现。缺碘的晚期因长期过度的 TSH 刺激，甲状腺上皮细胞的功能趋向衰竭，可导致甲减。由于缺碘和 TSH 增高，故地方性甲状腺肿和患者 ^{131}I 吸收率明显增高，但与甲亢不同的是，其吸收碘的高峰不前移。

（3）散发性单纯性甲状腺肿：本病与缺碘无明确关系。多种病因使甲状腺激素的生理需要或甲状腺激素合成发生障碍，均可使本病患者发生相对或绝对甲状腺激素不足，导致 TSH 分泌增加与甲状腺 ^{131}I 吸收增多。与甲亢不同的是本病的 ^{131}I 吸收率试验的吸收高峰不前移。

（4）先天性甲状腺功能减低：如耳聋—甲状腺肿综合征。

（5）药物影响：口服雌激素类避孕药后可见摄 ^{131}I 率增高。

2）摄 ^{131}I 率减低：3 小时 <5% 或 24 小时 <15% 即为减低。

（1）原发性甲减：甲状腺 ^{131}I 吸收率明显降低，通常 24 小时 ^{131}I 吸收率小于 15%，严重者近于 0。

（2）继发性甲减。

（3）亚急性非化脓性甲状腺炎。

（4）药物与食物因素：摄入含碘药物、含碘食物及抑制甲状腺摄取 ^{131}I 的激素等。

（五）甲状腺 ^{99m}Tc（^{99m}锝）吸收率

^{99m}Tc 进入甲状腺后不参与合成甲状腺激素，正常人甲状腺 ^{99m}Tc 吸收率比 ^{131}I 吸收率低得多。但本法在甲亢诊断方面与 ^{131}I 吸收率的可靠性相似。

临床意义：甲亢患者的平均 ^{99m}Tc 吸收率与正常人群有极显著差异，故可完全代替 ^{131}I 吸收率的测定来诊断甲亢。本法具备以下优点：①可同时观察甲状腺的形态、大小和结构。②所用 ^{99m}Tc 的放射强度仅为 ^{131}I 常用检查量的放射强度的 1/80。③不受抗甲状腺药物的影响。

二、甲状旁腺检测

（一）血清甲状旁腺激素（PTH）

1. 参考值

测定 N 末端测定法：8 ~ 24 mg/L。

测定 C 末端测定法：50 ~ 330 mg/L。

2. 临床意义

1）降低：可见于甲状旁腺功能减退症。如仅为血浆 PTH 水平低于正常值，并不能据此作出甲状旁腺功能减退症的诊断，需结合其他临床情况全面分析。甲状旁腺切除术可引起甲状旁腺功能减退，但若免疫测定法可在血清中检出 PTH，则这种减少可能是暂时性的。

2）增高：见于①血浆 PTH 水平正常或略高，如患者同时存在低血钙和高血磷，则可考虑为假性甲状旁腺功能减退症。该病的发病机制为靶器官（骨或肾）对 PTH 反应低下或无反应。②血浆 PTH 明显高于正常，若此时血清钙浓度的升高也不能抑制甲状旁腺激素的分泌，可能为原发性甲状旁腺功能亢进。③异位性甲状旁腺亢进，激素可能由甲状旁腺之外的其他异位肿瘤所分泌，如肾癌和支气管癌时 PTH 增高，但它不受血钙浓度的影响。④继发性甲状旁腺功能亢进，可见于慢性肾病（其浓度达正常值上限的 10 倍）、假性甲状旁腺功能减退症等。⑤第三期甲状旁腺功能亢进，长期继发性甲状旁腺功能亢进后，可能出现自主的甲状旁腺功能亢进。

（二）血清降钙素（CT）

1. 参考值

男性 <14 ng/L。

女性 <28 ng/L。

2. 临床意义

1）增高：见于①甲状腺髓样癌，此种癌起源于甲状腺滤泡旁细胞，可产生多处生物活性物质，其中以降钙素为主。患者血清降钙素水平高于正常几十倍到几百倍。如进行肿瘤切除治疗则降钙素水平可恢复正常。②肺小细胞癌，此种癌可产生多种激素，其中也包括降钙素。血清降钙素水平与肺小细胞癌的活动程度明显相关，病变广泛的患者其降钙素的水平明显升高。缓解时可降低到正常水平，复发后再次升高，故降钙素测定有助于发现此症，也可作为临床估计本病发展变化的指标。③肾功能衰竭患者常升高。④新生儿、儿童和孕妇因骨骼更新快，故血清降钙素水平可升高。⑤其他，卓艾综合征、慢性肾功能衰竭、恶性贫血、假性甲状旁腺功能减退、高钙血症等。

2）降低：见于①成年妇女降钙素水平较男性为低，且随年龄的增加而降低，停经妇女降低更明显。②甲状腺全切除者在血中测不到降钙素。

（三）钙耐量试验

1. 参考值

3.24~3.49 mmol/L。

2. 临床意义

静脉滴注钙盐后可造成血钙水平突然骤升，通过反馈机制抑制甲状旁腺素分泌，并从而导致尿磷排出减少，血磷水平升高。甲状旁腺功能亢进症患者的甲状旁腺基本或完全失去对血钙水平升高的正常反馈效应，静脉滴注钙盐不能抑制甲状旁腺的分泌功能，因而使血清 T_4 仍处于高水平状态，尿磷排出量减少的程度亦低于正常人。

（四）磷清除率

1. 参考值

6.3~15.5 ml/min。

2. 临床意义

1）升高：见于甲状旁腺功能亢进症。

2）降低：见于甲状旁腺功能减退症。

三、胰岛素检测

（一）血清胰岛素

1. 参考值

成人：4~24 μU/ml（1μU=0.04 ng）；大于60岁：6~35 μU/ml。

2. 临床意义

1）增高：见于胰岛细胞瘤、肢端肥大症、库欣综合征、嗜铬细胞瘤、甲亢、肥胖症、肝脏疾病、感染、胰岛素治疗期间、肾功能障碍、家族性高胰岛素血症等。

2）降低：见于1型糖尿病、嗜铬细胞瘤、醛固酮增多症、垂体功能低下、胰腺炎、胰腺切除术后等。

（二）血清胰岛素释放试验

1. 参考值

空腹：（20.0±13.58）μU/ml；1小时：（102.76±49.9）μU/ml（最大量）；2小时：（76.52±41.67）μU/ml；3小时：（44.93±30.88）μU/ml。

2. 临床意义

胰岛素释放试验是一种用于检查胰岛功能的试验。通过此试验可以将糖尿病分为 1 型糖尿病（胰岛素依赖型）与 2 型糖尿病（非胰岛素依赖型）。1 型糖尿病患者的胰岛 β 细胞分泌胰岛素的数量减少或缺乏，因此胰岛素治疗有效。2 型糖尿病胰岛素的含量可能正常或稍低。

（三）血清胰高血糖素（PG）

1. 参考值

$50 \sim 150$ nmol/L。

2. 临床意义

1）增高：见于糖尿病、胰高血糖素瘤、肢端肥大症、库欣综合征、甲减、肝硬化、肾功能不全等。

2）降低：见于特发性胰高血糖素缺乏、胰腺切除后等。

（四）血清 C 肽

1. 参考值

$265 \sim 1\,324$ pmol/L。

2. 临床意义

测定血液中 C 肽水平，再结合血糖和胰岛素释放试验，有助于糖尿病的分型和指导临床治疗，1 型糖尿病患者空腹血清胰岛素和 C 肽值均低于正常值，口服葡萄糖后无高峰出现；2 型糖尿病患者的 C 肽和胰岛素可正常或稍高，刺激后高峰延迟出现。用胰岛素治疗的患者，若血中 C 肽值不太低，并对试验餐有一定的反应能力，说明胰岛 β 细胞有一定贮备能力，可考虑减量甚至停用胰岛素；若 C 肽值太低，则仍需使用胰岛素治疗。

1）增高：见于胰岛细胞瘤、服用类固醇激素、胰岛素抵抗状态等。

2）降低：见于 1 型糖尿病。

四、性腺激素检测

（一）睾酮测定

1. 参考值

RIA：成年男性 $10.4 \sim 34.6$ nmol/L，成年女性 $0.7 \sim 3.1$ nmol/L。女性睾酮水平还受月经周期及妊娠的影响。

2. 临床意义

1）升高：①睾丸间质细胞瘤。②性早熟：包括真性性早熟和假性性早熟。③先天性肾上腺皮质增生症：21 - 羟化酶缺乏症和 11 - 羟化酶缺乏症。④肾上腺皮质功能亢进症：如腺癌可出现睾酮水平明显升高。⑤多囊卵巢综合征：大部分患者的睾酮水平升高。⑥其他：雄激素类药物、女性肥胖、中晚期妊娠等，可见睾酮水平稍有升高。

2）降低：①Klinefelters 综合征：也称原发性小睾丸症，系由染色体异常所致。②睾丸不发育症：睾酮水平极低；重者，其睾酮水平与女性相当。③Kallmann 综合征：也称嗅神经—性发育不全综合征，系家族性促性腺激素缺乏所致。④男性 Turner 综合征：为常染色体显性遗传病，睾酮水平降低，但促性腺激素水平升高。⑤Laurence - Moon - Biedl 综合征：为常染色体隐性遗传病，睾酮及促性腺激素水平均低。⑥其他：如睾丸炎症、肿瘤、外伤、放射损伤、高泌乳素血症等，均可见血睾酮水平降低。

（二）雌二醇测定

1. 参考值

男性为 50 ~ 200 pmol/L。

女性卵泡期为 94 ~ 433 pmol/L；黄体期为 499 ~ 1 580 pmol/L；排卵期为 704 ~ 2 200 pmol/L；绝经期为 40 ~ 100 pmol/L。

2. 临床意义

1）增高：卵巢肿瘤，原发性或继发性性早熟，男性女性化，妊娠期妇女，肝硬化患者。

2）减少：原发性或继发性卵巢功能不全，卵巢切除后，下丘脑病变，垂体前叶功能减退。

（三）血浆雌三醇测定

1. 参考值

男性 52 ~ 135. 3 nmol/L；女性卵泡期 62. 4 ~ 132. 1 nmol/L。

2. 临床意义

1）作为高危妊娠生化监控的一个主要指标。

2）雌三醇主要对子宫颈和阴道作用明显，妊娠晚期血浆雌三醇含量变化反映胎儿胎盘功能。

3）增高常见于先天性肾上腺增生所致的对胎儿男性化的影响，双胎妊娠及孕妇肝功能损害。降低可见于胎儿宫内死亡、先兆子痫、无脑儿及严重母子血型不合等。

（四）黄体酮测定

1. 参考值

RIA：非孕妇女卵泡期（早）为（0.7 ± 0.1）μg/L，卵泡期（晚）为（0.4 ± 0.1）μg/L；排卵期为（1.6 ± 0.2）μg/L；黄体期（早）为（11.6 ± 1.5）μg/L，黄体期（晚）为（5.7 ± 1.1）μg/L。

2. 临床意义

正常妇女月经周期中，黄体期最高，卵泡期最低；妊娠时，黄体酮从第 7 周开始升高，至 35 周达高峰。

1）升高：见于葡萄胎、妊高征、糖尿病孕妇、多胎妊娠、原发性高血压、卵巢颗粒层膜细胞瘤、卵巢脂肪样瘤等。

2）降低：见于原发性和继发性闭经、无排卵型功能性出血、黄体功能不全、多囊卵巢综合征、妊娠胎盘功能不良、胎儿发育迟缓、死胎等。

五、垂体激素的测定

（一）血清促甲状腺激素（TSH）测定

1. 参考值

电化学发光法：$0.27 \sim 4.2$ μU/ml。

2. 临床意义

原发性甲低时由于 T_3、T_4 分泌减少，负反馈刺激垂体分泌 TSH 增加。甲低治疗（服用 T_4）时，TSH 的浓度也将明显发生变化，故测定血清 TSH 浓度可作为疗效的判断指标。甲状腺摘除术后、放射性碘治疗后或服用抗甲状腺药物时，T_3、T_4 水平降低，TSH 增加。甲亢时由于 T_3、T_4 分泌增加，反馈调节使垂体分泌 TSH 减少。继发性甲低时 TSH 多降低。

（二）血浆促肾上腺皮质激素（ACTH）测定

1. 参考值

正常成人血浆 ACTH 的水平呈现昼夜规律，其峰值在早晨 $6 \sim 8$ 时，为 $5.5 \sim 22.2$ pmol/L；最低值在晚上 $6 \sim 11$ 时，一般 < 11.1 pmol/L。应激、妊娠和月经周期均可使 ACTH 分泌增加，浓度可达 133.2 pmol/L。因 ACTH 的分泌是以脉冲方式释放，对单次结果不能做出肯定解释。

2. 临床意义

ACTH 检测可用于鉴别诊断皮质醇增多症（皮质醇增多症必须通过皮质醇检测或相应的功能试验确诊）、肾上腺皮质功能减退以及疑有异位 ACTH 分泌（如肿瘤患者伴低钾和代谢性碱中毒；任何小细胞肺癌患者临床无皮质醇增多症的体征）。ACTH 依赖性皮质醇增多症（如下丘脑—垂体性库欣综合征）时，血浆 ACTH 水平在参考范围上限或轻度升高，夜间 ACTH 多 > 15 ng/L。ACTH 不依赖性皮质醇增多症（如肾上腺皮质肿瘤致库欣综合征）时，夜间皮质醇增多（ > 150 ng/L）伴 ACTH 缺如（ < 5 ng/L）。异位 ACTH 综合征或原发性肾上腺皮质功能减退时，血浆 ACTH 水平常常显著升高（ > 100 ng/L）。继发性肾上腺皮质功能减退时，皮质醇和 ACTH 水平都降低。肾上腺糖皮质激素治疗可使 ACTH 迅速降低。

3. 注意事项

标本采集最好在上午 8 时进行，空腹，EDTA 或肝素抗凝，由于 ACTH 不稳定，血标本应立即放于冰浴中，低温离心取血浆，-20℃保存待测。

（三）血浆泌乳素（PRL）测定

1. 参考值

正常成年男性：$0.28 \sim 0.72$ nmol/L；成年女性：$0.24 \sim 0.96$ nmol/L。孕妇、口服避孕药或哺乳妇女 PRL 水平较一般成年女性高，绝经后女性的 PRT 水平下降。

2. 临床意义

血浆 PRT 水平增高常见于：

1）垂体肿瘤，肢端肥大症及原发性甲低。

2）恶性肿瘤可异位分泌 PRL，如支气管肺癌、卵巢癌及绒毛膜上皮癌等。

3）某些药物如氯丙嗪、口服避孕药及大剂量雌激素均可致 PRL 水平增高。

（四）胰岛素测定

1. 参考值

正常成人 4~12 U/ml。

2. 临床意义　血清胰岛素测定，对糖尿病、低血糖症、皮质醇症、胰岛细胞瘤及某些代谢性疾病具有重要的诊断价值。

六、血浆前列腺素 F_{2a}（PGF_{2a}）

1. 方法和原理

TRIFMA 法测定。

前列腺素（PG）类化合物是一组 20 个碳原子组成的脂肪酸，不能直接标记或包被固相，故必须先将其与多聚赖氨酸经化学偶联结合，生成衍生物，再进行 Eu^{3+} 链抗生物素蛋白标记。以 BAS - 双抗体夹心法测血浆中 PGF_{2a} 含量。

2. 临床意义

1）PGF_{2a} 有收缩血管的作用，主要作用于血管壁的 PG 受体，抑制腺苷酸环化酶，使 cAMP 浓度降低，导致血管收缩。

2）PGF_{2a} 可引起速发型变态反应，主要可导致支气管痉挛及黏液分泌；

3）另外 PGF_{2a} 能引起肺血管和支气管平滑肌收缩，临床可引起内毒素性休克；

4）PGF_{2a} 在恶性肿瘤的发病机制方面，如皮肤癌的促发过程中起一定作用。

七、环核苷酸测定

1. 参考值

血浆 cAMP：（15.8 ± 2.8）pmol/ml；血浆 cGMP：（4.75 ± 0.32）pmol/ml；cAMP/cGMP 比值为 5.20 ± 0.64。

2. 临床意义

目前认为，cAMP 与 cGMP 是互相拮抗的一对物质，在正常生理状态下，组织或血浆中的两者浓度比值保持相对恒定，两者比例失调是某些疾病的发病机制的一项客观指标。目前在临床上主要用于肿瘤、心血管疾病、免疫、甲亢、肺结核、糖尿病、慢性肾炎尿毒症及甲低的辅助诊断指标。

八、肽类激素测定

（一）血清促胃液素测定

1. 参考值

正常成人空腹血清 1.6~15.2 pmol/L，餐后为 15.7~51.4 pmol/L。

2. 临床意义

结果升高常见于促胃液素瘤、慢性肾功能衰竭、胰岛素瘤等；结果降低常见于甲低、浅表性胃炎、十二指肠溃疡和胃切除术后等。

（二）血浆心房钠尿肽测定

1. 方法和原理

测定方法参考胰岛素测定。

2. 临床意义

增高常见于心血管系统疾病，如高血压、冠心病、心功能不全、室上性心动过速、心脏起搏等，肝硬化也见增高；降低常见于甲亢、心房颤动等。

（王欣）

第七章　临床免疫学检查

临床免疫学是免疫学中一个重要的分支学科，它应用免疫学的理论与技术，研究疾病的病因、发生、发展和转归，并对疾病进行诊断和防治。临床免疫学检查常用于感染性疾病、自身免疫性疾病、变态反应性疾病、免疫缺陷病、肿瘤等疾病的诊断与疗效监测。本章主要叙述体液免疫、自身抗体、细胞免疫、肿瘤标志物、感染免疫等五个方面的常用检查。

第一节　体液免疫和特种蛋白检验

一、免疫球蛋白检测

（一）IgG、IgA、IgM 测定

IgG、IgA、IgM 含量的检测通常采用单向免疫扩散法或免疫比浊法。人体免疫球蛋白的含量随着年龄的增长而逐渐升高，到 12 岁以后基本稳定不变。

1. 参考值

成人的参考值如下：

IgG：7.6～16.6 g/L；

IgA：0.71～3.35 g/L；

IgM：0.48～2.12 g/L。

2. 临床意义

1）免疫球蛋白增高：①IgG、IgA、IgM 均增高，见于各种慢性感染、慢性肝病、肝癌、淋巴瘤及某些结缔组织病如 SLE、类风湿关节炎等。②在 5 种免疫球蛋白中，仅有某一种免疫球蛋白增高而其他不增高或减低，主要见于免疫增殖性疾病，如分泌型多发性骨髓瘤，可分别见到 IgG、IgA、IgD、IgE 增高，据此分为各型骨髓瘤；在原发性巨球蛋白血症时呈单独 IgM 明显增高；在各种过敏性疾病如过敏性皮炎、外源性哮喘及某些寄生虫感染等也可见 IgE 单独增高。

2）免疫球蛋白减低：5 种免疫球蛋白均见减少，见于各类先天性和获得性体液免疫缺陷病及长期应用免疫抑制剂的患者。

（二）IgD 测定

IgD 仅占血清免疫球蛋白的 0.02%～1.0%，它的生理功能还不十分清楚，目前已知道的 IgD 抗体的活性包括抗核抗体（ANA）、抗基底膜抗体、抗链球菌溶血素"O"（ASO）抗体等。

1. 参考值

0.6～2.0 mg/L。

2. 临床意义

1）增高

（1）IgD 型骨髓瘤：以 IgD 单克隆性增多为特征，发病频率较低（在已报告的多发性骨髓瘤中少于1%），大部分为多发性，少数为孤立性或浆细胞白血病；男性稍多于女性。患者初诊时，血清 IgD 水平在 20～2 000 mg/dl，多在 100 mg/dl 以上，个别有达6 000 mg/dl 或以上者。特征为 70% 以上合并单克隆轻链病（本周蛋白），而且绝大多数（90% 以上）为 Lambda 型，易引起肾功能损害，预后多不良。有些病例因单克隆性IgD 增高幅度不大，用免疫电泳法或固相免疫法鉴定困难或不能检出，应在经过中追踪观察。

（2）高免疫球蛋白 D 血症合并周期热综合征（HIDS）为常染色体隐性遗传性疾病，反复发热和淋巴结肿大，血清 IgD 增高。

（3）多克隆增多：见于慢性骨髓炎、皮肤感染症、大动脉炎综合征、肝硬化、结核病、霍奇金病、肾小球肾炎和风湿病的某些病例。与某些超敏反应有关 如青霉素过敏者可见有血清 IgD 抗体，也见于接触性皮炎、荨麻疹等病例。

2）减低：有报告提示 IgD 减低与 HLA 抗原相关。风湿性疾病存在有抗 IgD 抗体。减低的意义多不明。

（三）IgE 测定

IgE 主要由鼻咽部、扁桃体、支气管、胃肠道等黏膜固有层的浆细胞分泌，血清含量低，仅为血清总 Ig 的 0.002%，在个体发育中合成较晚。lgE 为亲细胞抗体，能与肥大细胞、嗜碱性粒细胞膜上的 FcεR 结合，在 I 型变态反应性疾病的发病中具有重要的作用。

1. 参考值

ELISA：0.1～0.9 mg/L。

2. 临床意义

1）I 型变态反应性疾病：如过敏性支气管哮喘、特应性皮炎、过敏性鼻炎、荨麻疹等 lgE 常升高。

2）与 IgE 有关的非过敏性疾病也可升高，如 IgE 型骨髓瘤、寄生虫感染等。

3）急慢性肝炎、SLE、严重烧伤等有时可见血清 lgE 升高。HIV 感染的晚期可出现lgE 明显升高。

二、血清 M 蛋白检测

M 蛋白或称早克隆免疫球蛋白，是一种单克隆 B 淋巴细胞异常增殖时产生的，具有相同结构和电泳迁移率的免疫球蛋白分子或其分子片段（如轻链、重链等），又称 M 组分，其一般不具有抗体活性。

（一）结果判定

蛋白电泳法、免疫电泳法：阴性。

（二）临床意义

血清中检测到 M 蛋白，提示单克隆免疫球蛋白增殖病，见于：

1. 多发性骨髓瘤

占 M 蛋白血症的 35%～65%。其中 IgG 型占 60% 左右；IgA 型占 20% 左右；轻链（κ 或 λ）型占 15% 左右；IgD 和 IgE 型罕见。多发性骨髓瘤中有 40%～60% 的患者尿中有本周蛋白即免疫球蛋白轻链（κ 或 λ）存在。

2. 巨球蛋白血症

占 M 蛋白血症的 9%～14%，血液中存在大量的单克隆 19S、24S、27SIgM，80% 的 M 蛋白为 κ 轻链，20% 的 M 蛋白为 λ 轻链。本病与多发性骨髓瘤、淋巴瘤和慢性淋巴细胞白血病有些相似，因首先由 Waldenström 所描述，因此又名 Waldenström 病。少数患者有 7S 单体 IgM 异常增多，又称 7SIgM 病（Solomen – Konkel 病）。

3. 重链病（HCD）

其 M 蛋白的实质为免疫球蛋白重链合成异常增多。现已发现有 α 重链病、γ 重链病和 μ 重链病等。

4. 半分子病

系由免疫球蛋白一条重链和一条轻链构成的半个 Ig 分子的单克隆蛋白片段异常增生而导致的疾病，现已发现有 IgA 类和 IgG 类半分子病。

5. 恶性淋巴瘤

其血液中可发现有 M 蛋白。

6. 良性 M 蛋白血症

其是指血清或尿中存在单一免疫球蛋白或其片段，原因不明，长期观察也未发现骨髓瘤或巨球蛋白血症证据的患者。老年人中发现良性 M 蛋白血症者较多，应注意与多发性骨髓瘤相鉴别。

三、血清补体检测

补体（C）是一组具有酶原活性的糖蛋白，它由传统途径的 9 种成分 C1（C1q、C1r、C1s）～C9，旁路途径的 3 种成分及其衍生物、B、D、P、H、I 等因子组成。补体、体液因子或免疫细胞共同参与灭活病原体的免疫反应，也参与破坏自身组织或自身细胞而造成的免疫损伤。

（一）总补体溶血活性（CH50）测定

以溶血素（抗体）致敏的绵羊红细胞（抗原抗体复合物）激活待测血清中的 C1，进而引起补体活化的连锁反应，在绵羊红细胞上形成多分子的聚合物，影响其膜表面的结构与功能，最终导致绵羊红细胞溶解。溶血程度与补体量呈正相关，为 S 形曲线关系，故一般以 50% 溶血作为检测终点（CH50），较为灵敏、准确。

补体是存在于正常人和脊椎动物新鲜血清中的一组血清球蛋白。检测血清总补体的含量对研究疾病的机理、发展和转归有一定的实际意义。

1. 参考值

试管法为 50～100 U/ml。

2. 临床意义

1) 增高

（1）自身免疫性疾病：SLE、恶性类风湿关节炎、肌无力。

（2）感染症（如风湿热、急性肝炎、恶性肿瘤等）：由于干扰素的作用，补体成分多见升高；C5、C9 为急性期反应蛋白，多显著增高。

（3）痛风、阻塞性黄疸、甲状腺炎、急性心肌梗死、妊娠、蛋白同化激素使用等。

2) 减低

（1）生成减少：①先天性减少，如先天性补体缺陷症、选择性 C2 缺乏症（常染色体共显性遗传，白种人多，黄种人少）、重症复合免疫不全症；②获得性减少，补体成分大部分由肝细胞合成，在重症肝炎、慢性肝炎，特别是肝硬化时，产生减少。

（2）活化过多：①血清病、自身免疫性疾病如 SLE、恶性类风湿关节炎、青年类风湿关节炎、肌无力、自身免疫性溶血性贫血、Felty 综合征、皮肤血管炎等；②遗传性血管神经性水肿；③获得性 C1 抑制物缺乏症；④DIC、多器官功能障碍综合征（MODS）；⑤疟疾、急性病毒性肝炎初期、PMH、冷球蛋白血症、补体冷活化（在试管中）。

（3）异化亢进：补体在血液中的半衰期缩短，每日更新一半，在病理情况下如肾病综合征、漏出性失蛋白性胃肠症等丢失增多（由于反馈作用合成也加速）。

（二）补体 C3 测定

补体 C3（C3）是一种由肝脏合成的 β_2 球蛋白，由 α 和 β 两条多肽链组成。C3 在补体系统各成分中含量最多，是传统途径和旁路途径被激活的关键物质。

补体 C3 是血清 11 种补体成分之一。特别是对一些轻型，不典型的急、慢性肾炎，C3 检测可以作出诊断、分型。

1. 参考值

（14±0.27）g/L。

2. 临床意义

C3 的增多与减少基本与总补体活性所述相似，但更为敏感。在机体组织损伤和急性炎症时，常增高或为正常，如菌血症、肺炎、扁桃体炎、结核、伤寒、麻疹、流脑等；肿瘤患者，尤以肝癌，血清 C3 含量升高更为显著，但胰腺癌晚期与隐性淋巴细胞白血病则呈降低趋势。C3 含量降低可见于以下原因：①补体成分消耗增加，如血清病、链球菌感染后的肾小球肾炎、全身性 SLE、冷球蛋白血症、自身免疫性溶血性贫血、类风湿关节炎、器官移植后的排斥反应。②补体大量丢失，多见于肾病综合征或大面积烧伤、外伤、手术等。③补体合成不足，主要为肝病患者，如肝硬化、慢性活动性肝炎和急性肝炎的重症病例。补体成分缺陷多具遗传特点，C3 及 C3 调控因子的缺损虽然少见，但是倘若发生，将可引起危及生命的感染。

（三）补体 C4 测定

补体 C4（C4）由肝脏、巨噬细胞合成，分子量为 180 ku，C4 作为 C1 酯酶的底物，在 Mg^{2+} 的参与下，C4 裂解为 C4a 与 C4b 两个片段，参与补体的经典激活途径。

C4 是血中 11 种补体成分之一。测定 C4 含量有助于 SLE 等自身免疫性疾病的诊断和治疗。

1. 参考值

（0.55±0.11）g/L。

2. 临床意义

CRP 增高见于风湿热活动期，结节性动脉周围炎，皮肌炎，心肌梗死，组织损伤等；降低见于慢性活动性肝炎，SLE，类风湿关节炎，急性肾小球肾炎等。

四、细胞因子的检测

目前细胞因子的测定主要采用 ELASA 方法。

（一）白细胞介素 -2 活性和白细胞介素 -2 受体测定

白细胞介素 -2（IL-2）主要由活化的 T 细胞产生，作用于表达 IL-2 受体（IL-2R）的淋巴细胞，促进淋巴细胞生长、增殖、分化。它对机体的免疫应答和抗病毒感染等有重要作用。

1. 参考值

IL-2：5~15 kU/L；IL-2R：<200 U/ml。

2. 临床意义

1）IL-2 增高：见于①自身免疫性疾病，如 SLE、类风湿关节炎等；②再生障碍性贫血，多发性骨髓瘤；③移植排斥反应发生后。

2）IL-2 降低：见于①免疫缺陷疾病，如重症联合免疫缺陷病、艾滋病等；②恶性肿瘤；③1 型糖尿病；④某些病毒感染，如尖锐湿疣等。

3）IL-2R 对急性排斥反应和免疫性疾病有诊断意义，可作为病情观察和药效监测的一项指标。

（二）肿瘤坏死因子测定

TNF 分为 TNF-α 和 TNF-β 两型。前者来源于单核细胞、吞噬细胞；后者来源于 T 淋巴细胞。两型的结构虽然不同，但生物活性类似，都有引起肿瘤组织出血、坏死和杀伤作用，都可引起抗感染的炎症反应效应，以及对免疫细胞的调节、诱生作用。

1. 参考值

（4.3±2.8）μg/L。

2. 临床意义

TNF 有炎症介质作用，能阻止内毒素休克、DIC 的发生；有抗感染效应，抑制病毒复制和杀伤病毒感染细胞；有抗肿瘤作用，杀伤和破坏肿瘤细胞。血中 TNF 水平增高特别对某些感染性疾病（如脑膜炎球菌感染）的病情观察有价值。

（三）干扰素测定

干扰素是宿主细胞受病毒感染后产生的一种非特异性防御因子，分为 α、β、γ3 种，能抑制病毒在细胞内的生长，同时还有抗肿瘤、免疫调节、控制细胞增殖的作用。

1. 参考值

1~4 kU/L。

2. 临床意义

1）增高：SLE，非活动性类风湿关节炎，恶性肿瘤早期，急性病毒感染，再生障碍性贫血。

2）降低：严重血友病，乙型肝炎携带者，哮喘，活动性类风湿关节炎。

（张学芹）

第二节　细胞免疫检查

一、T 细胞免疫检测

（一）T 细胞花环形成试验

T 淋巴细胞表面有绵羊红细胞受体，能与绵羊红细胞结合形成花环，称为 E 玫瑰花环形成试验（ERFT），根据试验的条件（如时间、温度等）不同，可将形成的红细胞花环分别定义为红细胞总花环（EtRFC）、活性花环（EaRFC）、稳定性花环（EsRFC）。这些试验常用于检测外周血 T 淋巴细胞的数量及判断细胞免疫的水平，尤以 EaRFC 能更可靠地反映 T 淋巴细胞的免疫功能，有助于细胞免疫缺陷性疾病的诊断及疗效观察，亦有助于恶性肿瘤疗效观察及预后判断。

1. 参考值

EaRFC 为（23.6±3.5）%；EsRFC 为（3.3±2.6）%；EtRFC 为（64.4±6.7）%。

2. 临床意义

1）增高：重症肌无力、器官移植排斥反应、甲亢与甲状腺炎患者、慢性活动性肝炎或慢性迁延性肝炎。

2）降低：某些病毒感染，如麻疹、腮腺炎、流感及带状疱疹等；原发性细胞免疫缺陷病，如先天性胸腺发育不全；艾滋病；恶性肿瘤；应用放射线照射或使用肾上腺皮质激素等免疫抑制剂。

（二）T 淋巴细胞转化试验

T 淋巴细胞在有丝分裂原（如 PHA）的刺激下，引起细胞内新的 DNA 合成及细胞分化，从而发生一系列增殖变化，如细胞体积增大、细胞质增加、核仁明显、染色质疏松等，称为淋巴母细胞。也可用³H－TDR 掺入法，用液体闪烁仪测定细胞的脉冲数/分（cpm），判断细胞的增殖程度。该试验主要用于体外检测 T 淋巴细胞的生物学功能，反映机体的细胞免疫水平。

1. 参考值

形态学法：转化百分率为（60.1±7.6）%；³H－TDR 掺入法：刺激指数（SI）＝测定组 cpm 均值/对照组 cpm 均值，正常 SI＜2。

2. 临床意义

T 淋巴细胞转化率增高见于唐氏综合征。T 淋巴细胞转化率降低常见于：①恶性肿瘤；②淋巴肉芽肿；③重症结核，重症真菌感染，瘤型麻风；④运动失调性毛细血管扩张症；⑤应用放射线照射或者使用肾上腺皮质激素等免疫抑制剂。

（三）T 细胞亚群测定

成熟的 T 淋巴细胞表面均可表达 CD3 分子，而 CD4、CD8 不能同时表达于成熟的 T 淋巴细胞表面，故可将成熟的 T 淋巴细胞分为 CD4⁺T 细胞和 CD8⁺T 细胞 2 个亚群。血液中 T 淋巴细胞亚群的检测是观察机体细胞免疫水平的重要方法，对恶性肿瘤、自身免疫性疾病、免疫缺陷病、血液系统疾病的诊断、治疗及预后判断有重要作用。

1. 参考值

间接免疫荧光法（IFA）：CD3 为（63.1% ± 10.8）%；CD4（TH）为（42.8 ± 9.5）%；CD8（TS）为（19.6 ± 5.9）%；CD4/CD8（TH/TS）为（2.2 ± 0.7）/1。流式细胞术：CD3 为 61% ~ 85%；CD4 为 28% ~ 58%；CD8 为 19% ~ 48%；CD4/CD8 为（0.9 ~ 2.0）/1。

2. 临床意义

CD3 下降常见于：①恶性肿瘤；②自身免疫性疾病，如 SLE、类风湿关节炎等；③先天性免疫缺陷病，艾滋病；④接受放疗、化疗或者使用肾上腺皮质激素等免疫抑制剂。CD3 上升则见于慢性活动性肝炎、重症肌无力等。

CD4/CD8 的比值作为免疫调节的一项指标，正常值 1.4 ~ 2.0，若其比值 > 2.0 或 < 1.4，表明细胞免疫功能紊乱。CD4/CD8 < 1.4 常见于①免疫缺陷病，如艾滋病的比值常小于 0.5；②恶性肿瘤；③再生障碍性贫血，某些白血病；④某些病毒感染。CD4/CD8 > 2.0 常见于自身免疫性疾病，如 SLE、类风湿关节炎等。

二、B 细胞免疫检测

（一）B 淋巴细胞膜表面免疫球蛋白测定

B 淋巴细胞膜表面有一种特征性的免疫球蛋白（SmIg），而 T 淋巴细胞表面无膜免疫球蛋白，因此，该实验主要用于检测外周血 B 淋巴细胞的百分率，有助于免疫缺陷病、淋巴细胞增生性疾病的病因诊断及疗效观察，还可判断 B 细胞的发育程度。

1. 参考值

SmIg 阳性细胞为 16% ~ 28%。SmIgG 为 4% ~ 13%；SmIgM 为 7% ~ 13%；SmIgA 为 1% ~ 4%；SmIgD 为 5% ~ 8%；SmIgE 为 1% ~ 1.5%。

2. 临床意义

主要用于检测外周血 B 细胞的百分率。升高见于慢性淋巴细胞白血病、巨球蛋白血症；降低见于原发性免疫缺陷病、恶性肿瘤。

（二）B 细胞分化抗原测定

应用 CD19、CD20 和 CD22 等单克隆抗体，分别与 S 细胞表面抗原结合。通过免疫荧光法、免疫酶标法或流式细胞术进行检测，分别求出 CD19、CD20、CD22 等阳性细胞百分率和 B 淋巴细胞数。

1. 参考值

流式细胞术：CD19 (11.74 ± 3.37)%。

2. 临床意义

升高见于急性淋巴细胞白血病（B 细胞型，且有 SmIg、HLA – D 表达）、慢性淋巴细胞白血病和 Burkitt 淋巴瘤等；降低见于无丙种球蛋白血症、使用化疗或免疫抑制剂后。

三、自然杀伤细胞免疫检测

（一）NK 细胞活性

NK 细胞最主要的功能特征是对肿瘤细胞及其他靶细胞具有非特异的杀伤力，这种杀伤效应不依赖抗体与补体。体外检测 NK 细胞活性是了解 NK 细胞功能及其与某些疾病关系的一个重要手段。

1. 参考值

流式细胞术法为 (13.8 ± 5.9)%。

2. 临床意义

增高见于某些病毒感染性疾病的早期，长期使用干扰素或使用干扰素的诱导物，骨髓移植后，习惯性流产；降低见于恶性肿瘤，特别是中晚期或伴有转移的肿瘤，免疫缺陷病及使用肾上腺激素等免疫抑制剂，部分病毒感染、细菌感染及真菌感染，某些白血病及白血病前期。

（二）抗体依赖性细胞介导的细胞毒作用

K 细胞表面具有 IgG 的 Fc 受体，当靶细胞表面结合有特异性抗体时，其 Fc 段活化，能与 K 细胞表面的 Fc 受体结合，从而触发对靶细胞的杀伤或破坏，这一过程即抗体依赖性细胞介导的细胞毒（ADCC）作用，凡具有 IgG 的 Fc 受体的细胞均具有 ADCC 效应。

1. 参考值

^{51}Cr 释放率 <10% 为阴性，10% ~20% 为可疑阳性，≥20% 为阳性。

2. 临床意义

增高见于活动性肺结核、器官移植后的慢性排斥反应，用于监测排斥反应发生的时间与强度。降低见于恶性肿瘤、某些病毒感染，如乙型肝炎。

（王珊）

第三节 自身抗体检测

一、类风湿因子检测

RF 是最先在类风湿关节炎患者血清中发现的，是一种抗变性 IgG 的自身抗体，主要是 IgM 型抗体，但也有 IgG、IgA、IgD、IgE 型抗体。

1. 参考值

胶乳凝集法、RIA 或 ELISA 法为阴性。前法血清稀释度低于 1:10。

2. 临床意义

1）增高见于 80% 的没有经过治疗的类风湿关节炎的患者，80% 的皮肌炎患者，80% 的硬皮病、恶性贫血患者，53% 的 SLE 患者，75% 的自身免疫性贫血患者，60% 的慢性活动性肝炎患者。

2）高丙种球蛋白血症、传染性单核细胞增多症、冷球蛋白血症、白血病、亚急性心内膜炎也可出现阳性。

3）75 岁以上的老年人和 1%~4% 的正常人胶乳试验可以出现弱阳性反应。

二、抗核抗体检测

ANA 是以细胞的核成分为靶抗原的自身抗体的总称。用 IFA 时，有几种荧光图谱：①均质型，与抗 dsDNA 和抗组蛋白抗体有关；②斑点型或颗粒型，与多种自身抗体有关，如抗 UIRNP、抗 Sm、抗 Scl-70、抗 SSB/La、抗 SSA/Ro 等抗体；③核仁型：与针对核糖体、U3RNP、RNA 聚合酶的抗体有关。

（一）抗双链 DNA 抗体检测

抗 DNA 抗体识别嘌呤和嘧啶碱基，分为抗双链 DNA 抗体（dsDNA）、抗单链 DNA 抗体（ssDNA）和抗 Z-DNA 抗体。抗 dsDNA 抗体的靶抗原是细胞核中 DNA 的双螺旋结构，识别成双碱基对的 DNA，同时可与天然或单链 DNA 反应。

1. 结果判定

IFA 阳性时，Hep-2 细胞核浆均质性着染，有丝分裂细胞中染色质呈强均质性着染；肝细胞呈周边型核着染；短膜虫动基体均质性着染，核浆呈弱均质性着染。

2. 临床意义

抗 dsDNA 抗体阳性见于活动期 SLE，阳性率 70%~90%。本试验特异性较高，达 95%，但敏感性较低。对 SLE 的诊断和治疗监测极为重要，是 SLE 诊断标准之一。也是迄今为止参与 SLE 发病机制的唯一一种自身抗体，该抗体与核小体形式存在的胞外 DNA 形成免疫复合物，沉积于毛细血管壁导致器官损伤。极少见于药物诱导性 SLE、类风湿关节炎、原发性干燥综合征中。

（二）抗 Sm 抗体检测

即抗 Smith 抗体，可识别所有 snRNP 核心蛋白 A 到 G。但用免疫印迹法（WB）检测主要识别 B（分子量为 28 000）、B´（分子量 29 000）、D（分子量 16 000）多肽抗原。B 多肽有 3 个不同的表位，D 多肽可被两类不同的 SmD 抗体识别，一类抗体是识别整个 D 抗原，另一类抗体仅识别 D 抗原 C 端，与 EBNA - 1（EB 病毒核抗原 1 型）有同源性。

1. 结果判定

抗体阳性时，IFA 中 Hep - 2 细胞核浆呈粗颗粒型，有时伴细小核点，核仁呈阴性，有丝分裂细胞染色体阴性着染。

2. 临床意义

抗 Sm 抗体为 SLE 所特有，疾病特异性达 99%，且能反映 SLE 的活动程度，但敏感性较低，平均为 20%。该抗体与中枢神经系统受累、肾病、肺纤维化及心内膜炎有一定关系。多数情况下，患者还出现抗 dsDNA 或抗组蛋白抗体。

（三）抗组蛋白抗体检测

组蛋白是一种与 DNA 结合的富含赖氨酸与精氨酸的碱性蛋白，由 H1、H2A、H2B、H3、H4、H5、［H2A - H2B］- DNA 二聚体构成，常以四聚体形式存在，组成核小体，缺乏种属特异性和器官特异性。相应抗体称抗组蛋白抗体（AHA）。

1. 结果判定

抗体阳性时，IFA 中 Hep - 2 细胞核浆呈均质型，分裂期细胞染色质呈强着染。

2. 临床意义

50% ~ 70% 的 SLE 及 95% 以上的药物诱导性狼疮可出现抗组蛋白抗体。常见的药物有肼苯达嗪、普鲁卡因胺、尼酸及氯丙嗪。组蛋白抗体的主要靶抗原为（H2A - H2B）- DNA 复合物，但不同的药物可诱导出针对不同组蛋白的抗体。该抗体与 SLE 或青少年型 SLE 没有特别的相关，但与疾病活动度有关。在药物诱导性狼疮中，该抗体可持续很长时间。在类风湿关节炎及原发性胆汁性肝硬化中抗组蛋白抗体阳性率为 5% ~ 14%。IgG 和 IgA 型抗体有临床意义，而 IgM 类抗体则意义不大。

（四）抗 ENA 抗体测定

可提取性核抗原（ENA）又称可溶性核抗原，指的是细胞核在盐水中可以溶解的一部分抗原成分。当血清中存在 ANA 时，IF - ANA 检测阳性，需要行抗 ENA 抗体检查，以便进一步明确诊断。

1. 参考值

阴性。

2. 临床意义

抗 ENA 抗体含有多种成分。目前能够检测出的有抗 Ro（又称 SSA）抗体、抗 La（又称 SSB）抗体、抗 Sm 抗体、抗 RNP 抗体，当抗 ENA 抗体阳性时，还需要作它的分型检查。识别以下多种多肽的抗体的临床意义见表 7 - 1。

表 7 - 1　　抗核抗体谱在风湿病中的阳性率（%）

	系统性红斑狼疮	药物性狼疮	混合性结缔组织病	类风湿关节炎	系统性硬化症	多发性肌炎	干燥综合征
ANA	>95	>95	99	20～50	30	20～30	20～60
抗 dsDNA 抗体	50～80	少见	少见	3～5	少见	少见	0～29
抗 DNP 抗体	70	–	8	少见	少见	少见	5～30
抗组蛋白抗体	25～66	90	–	20	0～27	0～10	0～30
抗 Sm 抗体	25～40	少见	少见	–	少见	少见	少见
抗 RNP 抗体	26～45	–	100	10	10～22	0～20	0～14
抗 SSA 抗体	30～40	–	少见	5～20	0～10	少见	60～75
抗 SSB 抗体	0～15	–	0～20	0～5	0～5	少见	50～60
抗 Scl - 70 抗体	–	–	–	–	30～60	–	–
抗着丝点抗体	–	–	–	–	40～90	–	–
抗 PM - 1 抗体	–	–	–	–	–	30～50	–
抗体 Jo - 1 抗体	–	–	–	–	–	20～35	–
抗核仁抗体	6	–	–	15	39	–	9

（王珊）

第四节　肿瘤标志物的检测

一、肿瘤标志物分类

（一）按肿瘤标志物生物学特性可分为

1. 肿瘤相关抗原

CEA、前列腺特异性抗原（PSA）、鳞状上皮细胞癌抗原（SCCA）、糖链抗原（CA19 - 9、CA50、BCA225、唾液酸癌胚抗原 SLX 和 SSEA - 1）、癌抗原（CA125、CA15 - 3、CA130）肿瘤相关糖蛋白（TAG72 或 CA72 - 4）、胰腺癌相关抗原（DU - PAN - 2、POA 和 PCAA）、尿岩藻糖（UFC）、组织多肽抗原（TPA）、KMO1 等。

2. 蛋白质、氨基酸、肿瘤代谢产物

AFP、碱性胎蛋白（BFP）、维生素 K 缺乏诱导蛋白（PIVKA Ⅱ）、精浆蛋白（γSm）、免疫抑制酸性蛋白（IAP 或 ISAP）、唾液酸（SA）、肿瘤特异性增殖因子（TSGF）、降钙素基因相关肽（CGRP）、前胃泌素释放肽（PGRP）、细胞角质素片段（CYFRA21 - 1）、$\beta_2 m$、$\alpha_2 MG$、酸性糖蛋白（αAG）、铁蛋白（FER）、结合珠蛋白

（HPG）、CP、CRP、Ⅲ型胶原肽（PⅢP）、单羟酚衍生物（MHOP）、核基质蛋白22（NMP22）、膀胱肿瘤抗原（BTA）等。

3. 血清酶

ACP、神经元特异性烯醇酶（NSE）、岩藻糖苷酶（AFU）、5'－核苷酸磷酸二酯酶同工酶（5'－NPD）、LD及其同工酶（LD$_{iso}$）、ACP及其同工酶（ALP$_{iso}$）、GGT、5'－核苷酸磷酸二酯酶同工酶Ⅴ（5'－NPD）等。

4. 异位激素

胃泌素（GAS）、胰岛素（INS）、胰高血糖素（GLC）、血管活性肠肽（VIP）、血清素、胰多肽（PP）、生长抑素（SS）、肾上腺素（ADR）、皮质醇（COR）、甲状腺降钙素（TCT）、绒膜促性腺素（βhCG）等。

（二）按肿瘤标志物器官特异性可分为

1. 器官相对特异性肿瘤标志物

1）肝癌标志物：AFP、AFU、UFC、PIVKAⅡ、CA19－9、CA50、DU－PAN－2、CEA、GGT、ALP、POA、5'－NPD、KMO1。

2）胆囊、胆管癌标志物：CA19－9、CA50、UFC、GGT、ALP、DU－PAN－2、POA、CEA、KMO1。

3）胰腺癌标志物：CA19－9、CA50、DU－PAN－2、UFC、S2X、TAG72、POA、CEA、KMO1。

4）消化管肿瘤标志物：SCCA、CA19－9、CA50、CEA、TAG72。

5）肺癌标志物：小细胞癌，如PGRP、NSE；非小细胞癌，如CYFRA21－1；鳞癌，如SCCA；腺癌：SLX、CA50、CEA。

6）乳腺癌标志物：CA15－3、BCA225、CEA。

7）卵巢癌标志物：CA125、CA130、βhCG、SLX、TAG72。

8）子宫颈、阴道、皮肤、头颈部鳞癌标志物：SCCA。

9）前列腺癌标志物：PSA、γSm、PAP、尿CEA。

10）膀胱癌及尿路上皮癌标志物：尿CEA、BFP、BTA、NMP22。

11）甲状腺癌标志物：TCT、CGRP、CA19－9、MHOP、CEA。

12）神经母细胞瘤、神经内分泌肿瘤标志物：NSE。

2. 非器官特异性肿瘤标志物

TSGF、IAP、TPA、SA、MHOP、BFP、β_2m、α_2m、αAG、FER、HPG、CER、CRP、PⅢP、LD。

二、肿瘤标志物应用

可作为肿瘤标志的试验很多，但都有一定的局限性；数种试验联合可提高诊断的敏感性和特异性。多数肿瘤标志物由于诊断的敏感性不高，不适宜用于肿瘤的早期诊断，而用于治疗和复发的监测更有意义。

三、甲胎蛋白测定

AFP是胎儿发育早期，由肝脏和卵黄囊合成的一种血清糖蛋白，分子量70 000，电

泳时位于清蛋白和 α_1 球蛋白之间，胎儿出生后不久即逐渐消失。1963 年 Abelev 首先发现患肝细胞癌的小鼠存在 AFP，1964 年 Tatarinov 报道肝细胞癌患者血清中 AFP 升高。目前检测血清中 AFP 是临床上诊断肝癌的重要指标。

（一）测定方法

目前常用的方法有 ELISA、RIA、荧光偏振法、电化学发光和纸条快速酶免疫测定法。

（二）参考值

对流免疫电泳法为阴性；RIA 或 ELISA 法为低于 20 μg/L。

（三）临床意义

1. 原发性肝癌

血清 AFP 升高为原发性肝癌重要指标之一，灵敏度高，特异性强，是十分有价值的临床检查及普查项目。原发性肝癌阳性率在 90% 左右，血清 AFP ＞400 μg/L 可作为原发性肝癌的诊断阈值。但大部分患者呈持续性高水平，部分患者呈低水平升高（20～400 μg/L）。据陆培新等报道，AFP 持续性低阳性患者 1 年内肝癌发生率 12.99%；比正常发病率高 295 倍。但对肝细胞癌患者，第 1 项低阳性率后 1 年内肝癌发生率为 44.06%，2 年内为 64.58%，5 年内为 92.66%，说明对低阳性率患者的随访有助于早期诊断。汤钊猷等报道，血清 AFP 持续升高 ＞200 μg/L 8 周以上，若排除妊娠、活动性肝病、生殖腺畸胎瘤等，则原发性肝癌的诊断达 98%。但 AFP 阴性不能排除原发性肝癌，18%～20% 的原发性肝癌患者血清 AFP 正常。孔祥泉等对 168 例原发性肝癌做 AFP、B 超和 CT 检查，发现 AFP 对小肝癌最敏感，其灵敏度超过 B 超和 CT，在 168 例中有 12 例为小肝癌，皆为 AFP 先发现，呈持续性升高。另有 3 例为弥漫型肝癌，癌结节为黄豆大小，B 超和 CT 取代。B 超和 CT 总诊断要高于 AFP，3 种指标联合测定，肝癌检出率近似 100%。

2. 肝良性肝病

如病毒性肝炎、肝硬化有不同程度的升高，但其水平常小于 400 μg/L。实际上大部分患者一般小于 100 μg/L。AFP 升高的原因，主要是由受损伤的肝细胞再生而幼稚化时，肝细胞便重新具有产生 AFP 的能力，随着受损肝细胞的修复，AFP 逐渐恢复正常。孕妇血清 AFP，孕妇妊娠 2～3 个月，血清 AFP 开始升高，7～8 个月时达到高峰，但一般在 400 μg/L 以下，分娩后 3 周恢复正常。血清 AFP 可反映胎儿状态。如无脑儿、脊柱裂、先天性神经管畸形、宫内胎儿死亡等血清 AFP 异常升高。胃癌、胰腺癌 AFP 升高。

血清 AFP 减少，Merkatz 报道，孕妇血清 AFP 含量小于 10 μg/L 可视为胎儿染体异常的指标。

四、癌胚抗原检测

CEA 最初发现于成人结肠癌组织中，1965 年由 Gold 首先报道。CEA 是一种结构复杂的可溶性糖蛋白，分子量约为 180 000，胚胎期主要存在于胎儿的胃肠管、胰腺和肝脏，出生后明显降低。胃肠道恶性肿瘤时可见血清 CEA 升高，在乳腺癌、肺癌及其他恶性肿瘤患者的血清中也有升高。因此，CEA 是一种广谱肿瘤标志物，虽然不能作为诊断某种恶性肿瘤的特异性指标，但在恶性肿瘤的鉴别诊断、病情监测、疗效评价等方面，有重要价值。

（一）测定方法

与 AFP 相同，尤以荧光偏振法和光化学稳定、可靠。

（二）参考值

ELISA 法和 RIA 法为小于 15 μg/L。

（三）临床意义

1. 血清 CEA 升高主要见于结直肠癌、胰腺癌、胃癌、肝癌、肺癌、乳腺癌等，其他恶性肿瘤也有不同程度的阳性率。

2. CEA 连续随访检测，可用于恶性肿瘤手术后的疗效观察及预后判断，也可用于对化疗患者的疗效观察。一般情况下，病情好转时血清 CEA 浓度下降，病情恶化时升高。

3. 肠道憩室炎、直肠息肉、结肠炎、肝硬化、肝炎和肺部疾病也有不同程度的升高，但阳性的百分率较低。

4. 98% 的非吸烟健康人血清 CEA < 5 μg/L。吸烟者中约有 3.9% 的人 CEA > 5 μg/L。

五、糖蛋白抗原

（一）CA125

CA125 是一种存在于胎儿体腔上皮中的糖蛋白抗原，在组化染色时发现，CA125 存在于上皮性卵巢肿瘤的腺腔上皮细胞内。

1. 参考值

< 35 × 10³ U/L。

2. 临床意义

卵巢癌患者血清 CA125 水平明显升高，其阳性检出率可达 88%，故对诊断卵巢癌有较大的临床价值，尤其对评估治疗效果和判断有无复发转移极为灵敏。对其他非卵巢恶性肿瘤也有一定的阳性率，如宫颈癌、乳癌、胰腺癌、胃癌、肺癌、肝癌、结直肠癌等也有一定的阳性反应。非恶性肿瘤，如子宫内膜异位症、盆腔炎、卵巢囊肿、胰腺炎、子宫肌瘤、肝硬化等也有不同程度升高，但阳性率较低，注意鉴别。联合测定 CA125，CA19 - 9 及组织多肽抗原能提高阳性率，动态监测用于诊断治疗及预后。

（二）CA15 - 3

CA15 - 3 是一种分子量为 400 ku 的糖蛋白，是乳腺细胞上皮表面糖蛋白的变异物，乳腺癌患者的血清中可见 CA15 - 3 水平明显升高，近年推出作为乳腺癌标志物。

1. 参考值

< 25 × 10³ U/L。

2. 临床意义

哺乳期妇女或良性乳腺肿瘤的患者均低于此值，乳腺癌晚期 100%，其他期 75%

CA15-3 明显升高，同样它也具有广谱性，在 50% 肝癌、53% 肺癌、34% 卵巢癌患者其血清水平也可见不同程度升高，由于 CEA 在乳腺癌中有诊断价值，如两者联合使用可提高 10% 阳性率。

（三）CA19-9

CA19-9 是细胞膜上的糖脂质，在血清中以唾液黏蛋白形式存在，分布于正常胎儿的胰腺、胆囊、肝、肠等处。

1. 参考值

$< 37 \times 10^3$ U/L。

2. 临床意义

血清 CA19-9 增高见于：胰胆癌、胆囊癌、胆管壶腹癌，血清 CA19-9 水平明显增高，尤其是胰腺晚期患者，其 CA19-9 水平高达 50 万 U/ml，阳性检出率达 88.9%，是一项重要的辅助诊断指标，对监测病情变化和复发有很大价值。但对早期诊断价值不大。其他类型肿瘤：如胃癌、肝癌、结直肠癌、子宫内膜癌，CA19-9 也有一定程度的升高。CA19-9 与 CA242 和 CA50 同时检测，尤助于对恶性肿瘤患者阳性率的提高。良性疾病：如急性胰腺炎、胆囊炎、胆汁淤积性胆管炎、胆石症、肝硬化等，血清 CA19-9 也有一定幅度升高，注意与恶性肿瘤的鉴别。

（四）CA549

CA549 也是乳腺癌的标志物，它是一种酸性糖蛋白。

1. 参考值

大部分健康女性小于 11×10^3 U/L，异常升高者比例不高。

2. 临床意义

50% 乳腺癌、卵巢癌、40% 前列腺癌、33% 肺癌患者 CA549 升高，CA549 作为乳腺癌的早期诊断有不足之处。

（五）CA50

CA50 是一种唾液酸酯和唾液酸糖蛋白，正常组织中一般不存在，当细胞恶变时，糖基化酶被激活，造成细胞表面糖基结构改变而成为 CA50 标志物。

1. 参考值

< 20 μg/L。

2. 临床意义

90% 以上的结肠、胃、肺、胰、胆囊、膀胱、子宫和肝癌组织的神经节苷脂能与 CA50 单抗反应，对各种恶性肿瘤患者检测，CA50 总阳性率为 73.3%，胰、胆囊、肝、卵巢等癌的阳性率为 88%~94%。

六、人绒毛膜促性腺激素检测

人绒毛膜促性腺激素（hCG）是滋养层细胞的分泌产物，由 α、β 两条多肽链构成。妊娠与滋养层细胞肿瘤患者血中 hCG 含量升高。

（一）参考值

2.3~13.6 μg/L。

（二）临床意义

正常妇女可检测 hCG，作早孕诊断。葡萄胎和绒毛膜上皮癌患者测定 hCG 有辅助诊断价值，兼可判断疗效与预后。

七、前列腺特异抗原检测

PSA 是一种由前列腺上皮细胞分泌的蛋白酶，分子量 34 000 的单链糖蛋白，正常人血清内含量极微，在前列腺癌时，正常腺管结构遭到破坏，可见血清中 PSA 含量升高。

（一）参考值

RIA 法和 CLIA 法：PSA≤4.0 μg/L。

（二）临床意义

目前，临床上已用于前列腺癌的辅助诊断，也可作为监测前列腺癌病情变化和疗效判断的指标。

1. 前列腺癌患者可见血清 PSA 升高。以血清 PSA＞4.0 μg/L 判断为阳性，其阳性率在 50%～80%，PSA 的血清浓度和阳性率随病程的进展而增高。前列腺癌手术后，PSA 浓度可逐渐降至正常，若手术后 PSA 浓度不降或下降后再次升高，应考虑肿瘤转移或复发，因此，PSA 测定可作为监测前列腺癌病情变化和疗效的重要指标。

2. 前列腺肥大、前列腺炎、肾脏和泌尿生殖系统的疾病，也可见血清 PSA 水平升高，必须结合其他检查进行鉴别。

3. 约有 5% 的前列腺癌患者，前列腺 ACP 升高，但 PSA 在正常水平，因此，两者同时测定，可提高前列腺癌的阳性检出率。

（王珊）

第五节　病毒性肝炎的免疫学检测

一、甲型肝炎病毒标志物检测

（一）甲型肝炎病毒抗原和 RNA 测定

甲型肝炎病毒（HAV）是一种微小 RNA 病毒，呈无囊膜状颗粒，内含 RNA 基因，外由衣壳包封。急性甲型肝炎在病毒感染发病前 1～15 天，粪便中 HAVAg 阳性率为 70%～85%，发病 1 周后阳性率可降一半左右，发病半个月后很难检测到 HAVAg 阳性结果，因此，对甲型肝炎的诊断要尽早和尽快。

1. 参考值

HAVAg：ELISA 法为阴性；

HAV － RNA：反转录聚合酶链反应（RT － PCR）法为阴性。

2. 临床意义

①HAVAg 阳性见于 70.6% ~87.5% 的甲型肝炎患者；②HAV – RNA 阳性对诊断具有特异性，特别对早期诊断意义更大。

（二）甲型肝炎病毒抗体测定

机体感染 HAV 后，可产生 IgM、IgG 和 IgA 抗体。HAV – IgM 是病毒衣壳抗体，当患者感染了 HAV 后，血清中很快就会出现这种抗体，45% 患者在 1 周内出现阳性，35% 患者在发病 1~2 周出现阳性，10% 患者在发病 2~4 周出现阳性，4 周后几乎所有的病例都可出现阳性，该抗体可在血中维持 3~6 个月，以后逐渐消失。HAV – IgG 出现较晚，检测该项目可以明确是否曾经有过 HAV 感染，如为阳性说明曾有过感染，病愈后可长期存在。HAV – IgA 是肠道黏膜分泌的局部抗体。

1. 参考值

ELISA 法：抗 HAV – IgM 和抗 HAV – IgA 均为阴性。抗 HAV – IgG 阳性可见于部分成年人。

2. 临床意义

①抗 HAV – IgM 阳性说明机体正在感染 HAV，是早期诊断甲型肝炎的特异性指标；②甲肝早期和急性期，由粪便中测得抗 HAV – IgA 呈阳性反应，是早期诊断甲型肝炎的指标之一；③抗 HAV – IgG 阳性提示既往感染，可作为流行病学调查的指标。

二、乙型肝炎病毒标志物检测

（一）乙型肝炎病毒表面抗原测定

乙型肝炎病毒表面抗原（HBsAg）是乙型肝炎病毒（HBV）颗粒（Dane 氏颗粒）的外壳部分，由蛋白质所组成。

1. 参考值

阴性。

2. 临床意义

1）HBsAg 是血清中最早出现的 HBV 标志物，在急性肝炎时很快消失，若 6 个月后血清中 HBsAg 仍不消失，可成为慢性肝炎或 HBsAg 携带者，并可持续几年或十几年。HBsAg 是 HBV 感染的标志，可出现在各型乙型肝炎、肝细胞癌和无症状携带者中。

2）HBsAg 阴性时，应注意下列几种情况并不能排除 HBV 感染的存在：①受检者处于疾病潜伏期，HBsAg 可在接触病毒长达 6 个月后检测仍为阴性。②感染可为潜伏的和不活动的，但具有重新激活的可能。③HBsAg 分泌的量太少以致不能被现在的方法检测出来，或 HBsAg 可和抗体相结合形成复合物，不易被检出。

3）有时，HBsAg 和抗 HBs 可存在同一血清中，这种类型式发生在 10% ~20% 的慢性乙型肝炎患者中。这并非由于人为的原因，而是由于 HBsAg 发生变异。抗 – HBs 不能完全中和它，有细微的差异。这时，HBsAg 有诊断意义，抗 – HBs 并无预后意义。

4）HBsAg 可存在于肝脏、骨髓、血液、体液和各种分泌物中。HBsAg 的检测可用于病原学诊断、流行病调查、筛选献血员和血液制品等。

（二）乙型肝炎病毒表面抗体测定

乙型肝炎病毒表面抗体（HBsAb）是患者感染了 HBV 以后，对 HBsAg 蛋白质所产生的一种免疫反应性抗体（保护性抗体），它对 HBsAg 有一定的中和作用。

1. 参考值

阴性。

2. 临床意义

HBsAb 阳性证明以往有过乙型肝炎病毒感染的历史，机体产生了一定的免疫力；注射乙型肝炎疫苗或打过 HBsAb 免疫球蛋白，HBsAb 可呈阳性反应；HBsAb 是保护性抗体，血中抗体滴度在 1:64 或 P/N > 10 以上时才对机体有保护作用。

（三）乙型肝炎病毒 e 抗原测定

乙型肝炎病毒 e 抗原（HBeAg）是 HBV 核心颗粒中的一种可溶性蛋白质，由感染的肝细胞分泌入血，在血液中可游离存在。

1. 参考值

阴性。

2. 临床意义

HBeAg 增高说明患有乙型肝炎且具有较强的传染性，它的出现往往是乙型肝炎的早期或者是活动期；如 HBeAg 阳性持续时间大于 10 周以上或更长时间，患者可能进展为慢性持续性感染，肝组织常有较严重的损害，急性乙型肝炎容易演变成慢性肝炎或肝硬化；HBeAg 阳性孕妇有垂直传染性，9% 以上的新生儿将受乙型肝炎病毒感染，HBeAg 也为阳性。

（四）乙型肝炎病毒 e 抗体测定

乙型肝炎病毒 e 抗体（HBeAb）是 HBeAg 的对应抗体，但它不是保护性抗体，不能抑制病毒的增殖。

1. 参考值

阴性。

2. 临床意义

HBeAb 阳性多见于 HBeAg 转阴的患者，意味着 HBV 大部分被清除或抑制，生成减少，是传染性降低的一种指标。部分慢性乙型肝炎、肝硬化、肝癌患者也可检出 HbeAb。HBeAb 阳性仍会有一定的传染性，在 HBeAb 阳性的孕妇分娩婴儿中可有 20% 感染乙型肝炎病毒。

（五）乙型肝炎病毒核心抗原测定

乙型肝炎病毒核心抗原（HBcAg）的成分是蛋白质，存在于 HBV 颗粒的内部，相当于一般病毒的衣壳，外面被 HBsAg 所包裹，所以不容易在血中检测到游离的 HBcAg。

1. 参考值

阴性。

2. 临床意义

阳性表示患者血中有感染性的完整的 HBV，含量较多；表明 HBV 复制活跃，血液传染性强；患者预后较差，约有 78% 的病例病情恶化。

（六）乙型肝炎病毒核心抗体测定

乙型肝炎病毒核心抗体（HBcAb）是由 HBcAg 刺激肝细胞产生的一种免疫球蛋白，其中有 IgG、IgM、IgA 和 IgE 型。临床上常规检测的有 IgM 和 IgG 型。

1. 参考值

阴性。

2. 临床意义

乙肝核心抗体 IgM 增高可诊断急性乙型肝炎；单纯核心抗体 IgG 增高常表示有既往感染；HBcAb 的出现表明肝内 HBV 复制活跃，肝细胞受损较重，并且传染性较强；HBcAb 对乙型肝炎无保护作用，其持续阳性可长达数十年甚至保持终身。

（七）乙型肝炎病毒表面抗原蛋白前 S2 和前 S2 抗体测定

乙型肝炎病毒表面抗原蛋白前 S2（Pre – S2）是 HBV 表面的蛋白成分，能增强 HBsAg 的免疫原性同时有助于 HBV 吸附至肝细胞，是 HBV 入侵肝细胞的主要结构组分之一。抗 Pre – S2 是 HBV 的中和抗体。

1. 参考值

Pre – S2 为阴性；抗 Pre – S2 为阴性。

2. 临床意义

Pre – S2 阳性提示 HBV 复制异常活跃，有传染性；抗 Pre – S2 阳性见于乙肝急性期及恢复早期，提示 HBV 已被清除，预后良好。

（八）乙型肝炎病毒 DNA 测定

乙型肝炎病毒 DNA（HBV – DNA）呈双股环形，是 HBV 的基因物质，也是乙型肝炎的直接诊断证据。

1. 参考值

HBV – DNA 斑点杂交试验和聚合酶链反应（PCR）为阴性。

2. 临床意义

HBV – DNA 阳性是诊断乙型肝炎的佐证，表明 HBV 复制及有传染性；也用于监测应用 HBsAg 疫苗后垂直传播的阻断效果，若 HBV – DNA 阳性表明疫苗阻断效果不佳。

三、丙型肝炎病毒标志物检测

丙型肝炎病毒（HCV）属于黄病毒科，是一种直径为 30～60 nm，由核心和包膜两部分组成的球形颗粒。核心部分含有单股正链 RNA，约 1 万个核苷酸组成；而包膜部分则由结构蛋白和非结构蛋白区域组成，其中结构蛋白较保守，非结构蛋白区域易发生变异。HCV 为丙型病毒性肝炎的病原体，主要通过血液传播，是引起输血后肝炎的病原体之一。患者感染 HCV 后，主要在宿主的肝细胞内复制引起丙型肝炎，病情虽较乙型肝炎轻，但更易转为慢性。

（一）丙型肝炎病毒 RNA 测定

1. 参考值

阴性。

2. 临床意义

丙型肝炎病毒 RNA（HCV - RNA）阳性提示 HCV 复制活跃，传染性强；HCV - RNA 转阴提示 HCV 复制受抑，预后较好。连续观察 HCV - RNA，结合抗 - HCV 的动态变化，可作为丙型肝炎的预后判断和干扰素等药物疗效的评价指标。检测 HCV - RNA，对研究丙型肝炎发病机理和传播途径有重要价值。

（二）丙型肝炎病毒抗体 IgM、IgG 测定

HCV 感染机体后，机体产生抗 HCV 抗体，抗 HCV 为一种非保护性抗体，且抗 HCV 持续阳性患者，具有传染性。

1. 参考值

阴性。

2. 临床意义

急性 HCV 感染后 1～4 周，机体产生 HCV - IgM，持续 10～20 周，因此，HCV - IgM 阳性是诊断 HCV 急性感染的血清学指标；慢性 HCV 感染，HCV - IgM 阳性是病变活动的标志，ALT 常升高。HCV - IgG 出现晚于 HCV - IgM，阳性表明体内已有 HCV 感染，但不能作为 HCV 感染的早期诊断指标，而且由于实验试剂的限制，HCV - IgG 阴性不能完全排除 HCV 感染，必要时行 HCV - RNA 的检测。

四、丁型肝炎病毒标志物检测

丁型肝炎病毒（HDV）表面缺少外壳蛋白，本身不能复制，因此，不能引起疾病。HDV 的核酸炎型属于 RNA，只有在 HBsAg 阳性时，HDV 借助于 HBV 的外壳蛋白才能进行复制，引起丁型肝炎。

（一）丁型肝炎病毒抗原测定

1. 参考值

阴性。

2. 临床意义

丁型肝炎病毒抗原（HDVAg）阳性表示有传染性，而且患者肝脏内 HDV 复制活跃，并对肝脏有直接的损伤作用。此外还说明机体被感染，发生了在乙型肝炎的基础上又合并感染了丁型肝炎。一旦如此，可使疾病发生迅速变化，导致慢性肝炎或肝硬化。

（二）丁型肝炎病毒抗体测定

丁型肝炎病毒抗体（HDVAb）是患者感染乙型肝炎病毒后 3～8 周在血中出现的一种特异性抗体，占急性感染患者的 90%。HDVAb 不属于保护性抗体。

1. 参考值

阴性。

2. 临床意义

HDVAb 阳性只能在 HBsAg 阳性者的血清中测得，是诊断丁型肝炎的一项可靠指标；HDVAb 呈高滴度（>1:100～1:1 000）持续阳性者为 HDV 慢性感染，即使 HDV 感染的患者病情缓解后仍可长期阳性。

五、戊型肝炎病毒标志物检测

HEV 为单正股 RNA 病毒，有三个开放读码区（ORF），ORF1 编码 RNA 多聚酶等非结构蛋白，ORF2 编码核衣壳蛋白，ORF3 功能尚不清楚，其中 ORF2 和 ORF3 编码的蛋白有抗原性。HEV 为粪—口途径传播。临床表现黄疸发生率较高，多为急性自限性，但在老人和孕妇可发展为重型肝炎。

（一）检测方法

1. 检测粪便或肝组织 HEVAg 检测：用免疫电镜或 ELISA，未作常规检查。

2. 检测血清中抗 HEV – IgM 或 IgG 用 ELISA。

（二）临床意义

1. 粪便或肝组织检出 HEVAg 可确定 HEV 感染，但 HEVAg 只在黄疸出现前 14～18 天较易检出。

2. 抗 HEV – IgM 表明急性或近期感染。然而目前用重组多肽作抗原，检测抗 HEV – IgM，在 HEV 暴发流行地区有不少患者结果阴性，因此 HEV – IgM 阴性不能排除 HEV。

3. 抗 HEV 主要是抗 HEV – IgG。该抗体在发病后 2 天即可出现，几乎与抗 HEV – IgM 同时出现，近全部急性 HEV 患者阳性，持续时间亦短，不超过 6 个月。如有肝炎临床表现，抗 HEV 滴度 ≥1:40 或有动态变化可诊断 HEV。

近年有人认为抗 HEV 可持续存在 4 年甚至 14 年。如抗 HEV 存在时间确实较长，则应以检测抗 HEV – IgM 诊断 HEV 较妥。单纯抗 HEV – IgG 阳性可能只是过去感染。

六、庚型肝炎

HGV 首先于 1995 由 Simmons 等报告。现知 HGV 为单正股 RNA 病毒。可编码核心蛋白（C）、膜蛋白（E）等结构蛋白和丝氨酸蛋白酶、螺旋酶及聚合酶等非结构蛋白。对 HGV 患者血清行 PCR 检测，HGV – RNA 可阳性。

HGV 亦为输血传播，常与 HCV 合并或重叠感染。其致病性尚存在争论，有谓可引起急慢性肝炎、重症肝炎、肝硬化或无症状携带状态。

（一）检测方法

1. 检测血清中抗 HGV

用 ELISA。目前国内使用的抗原均为人工合成肽。

2. 检测血清中抗 HGV – E2

用 ELISA。所用抗原为基因重组。

（二）临床意义

1. 抗 HGV 与 HGV – RNA 的阳性符合率仅为 40% 左右，故抗 HGV 阳性可能不代表现症感染和感染后的免疫状态。

2. 抗 HGV – E2 与 HGV – RNA 存在明显的消长关系，即 HGV – RNA 转阴时，抗 HGV – E2 多开始转阳，抗 HGV – E2 可能是一种保护性抗体。抗 HGV – E2 转阳表示疾病康复。

（王珊）

第八章　临床病原学检查

第一节 细菌感染的病原学检查

一、细菌检验标本培养前的预处理

（一）标本的采集时间

一切细菌培养的标本都应在用抗生素之前采集。为了减少抗生素类药物的负面影响，在血培养瓶中加入适当的试剂以中和抗生素在血瓶中对细菌的影响，如使用硫酸镁、青霉素酶、对氨基苯甲酸（PABA）等。

（二）标本的正确采集

1. 血液

标本的采集要无菌操作，不要反复抽拉注射器，采血量不少于 5.0 ml，培养基不应少于 80 ml，使用一次性注射器前要做空白培养。

2. 尿标本

一般尿细菌培养要清晨以无菌手续采集中段尿。实验室在做接种前应进行尿沉渣的显微镜检查及硝酸盐还原试验，以筛查出无感染尿液。尿硝酸盐还原实验阴性，说明肠杆菌科细菌 $< 10^5$ CFU/ml，但它不说明其他细菌感染的存在。尿中白细胞或脓细胞 < 10 个/HP 也属无感染尿，应重留标本。镜下检查 20~30 个视野，如 1/2 的视野中有细菌，说明尿中细菌总数 $> 10^5$ CFU/ml，为感染尿。细菌室在接到尿培养标本后应立即培养，否则应将尿标本置冰箱中。对有诊断意义的尿标本（硝酸盐还原试验+，白细胞数 > 10 个/HP，1/2 视野中见到细菌，三项中之一项者），实验室最好再做一张革兰染色涂片，区分出革兰阳性或阴性细菌，是球菌还是杆菌，通知临床医生，并根据经验为患者选药先进行治疗。

3. 痰标本

痰标本最好留在无菌小皿内，挑取血、脓等病理变化部分接种。痰标本的采集有自然咳痰、气管穿刺抽吸、经气管镜抽取（如保护性标本刷）。目前还是以自然咳痰法留标本较多见。患者留痰之前，漱口 3 次，用力咳出清晨第一口痰。对卧床日久者扶患者坐起，用手轻轻拍背再嘱患者用力咳出，对无痰、少痰或黏稠痰不易咳出时，可用 10% 氯化钠加温 45℃雾化吸入。对小儿可轻压胸骨柄上部以诱发咳嗽。标本要立即送验，因为有些细菌（脑膜炎奈瑟菌、肺炎链球菌、流感嗜血杆菌等）容易自溶死亡，如不及时培养应置 4℃保存。

4. 脑脊液标本

脑脊液标本通常收集大约 3 ml，第 1 支无菌试管是先流出的部分做细菌学检查，第 2 支试验管的脑脊液做生化和常规化验。引起脑膜炎的细菌中，脑膜炎奈瑟菌约占 35%，肺炎链球菌约占 30%，流感嗜血杆菌约占 25%，在流感嗜血杆菌中有 10% ~

25%的菌株对氨苄西林产生耐药。对离心或未离心脑脊液标本做分离培养之后（血平皿2个，其中一个置低浓度CO_2箱中），做3张涂片，一张做革兰染色，一张做亚甲蓝单染色，一张备用，必要时做抗酸染色。对上述常见细菌革兰染色镜检即可初步诊断，如脑膜炎奈瑟菌革兰阴性肾形双球菌；肺炎链球菌革兰阳性双球菌，矛头状排列；流感嗜血杆菌革兰阴性，球状、杆状或球杆状，B型有明显荚膜。

5. 粪便标本

接到粪便标本之后，应挑选脓血或黏液部分分离培养，并针对培养目的选择合适的培养基。

二、临床标本细菌学检查

（一）血液及骨髓的细菌学检验

1. 标本采集

必须严格的无菌操作，封闭式接种于肉汤增菌瓶内，这样操作污染较少。厌氧菌占菌血症10%，要做厌氧培养。对大量使用抗生素仍有败血症迹象者要加做L型菌培养。

2. 采血时间

应在治疗前，并在发热时做培养，对已用药物而不能中止的患者，应在下次用药之前采集标本做培养。如伤寒应在发热1周内采血；化脓性脑膜炎等在发热1~2日采血；亚急性细菌性心内膜炎也应于寒战、高热时采血，或用多次采血法，即每隔1~2小时抽血1次，连续3~4次，或24小时内抽3~4次血做培养，如此可获较高的阳性检出率。

3. 采血部位

一般均可采静脉血液做培养，为提高阳性率，亚急性细菌性心内膜炎患者可采动脉血培养。对外周血培养阴性或病程后期的伤寒或布鲁氏菌病患者，可抽取骨髓做培养。

4. 采血量

一般约为培养基液体量的1/10，即50 ml肉汤抽血量为5 ml。但是，有些特殊情况，如休克患者或幼儿采血有困难时，采血量不少于2 ml。

5. 培养步骤

1）将已接种标本的增菌培养瓶，立即置于36~37℃温箱中孵育18~20小时，在血平板上盲目接种1次，然后每日早晚各观察1次。当血培养基生长细菌时可有数种不同的表现：肉汤均匀浑浊，视为有菌生长。若有凝胨样浑浊，可能是葡萄球菌。肉汤均匀浑浊，培养液表面有气泡时，可能是需氧性革兰阴性杆菌。上述两种情况，瓶底的血液均呈暗红色。有溶血现象，血培养层上面出现颗粒状生长，可能是溶血性细菌，多为β溶血性链球菌。表面形成菌膜，培养液微浑浊，可能是非发酵菌群。若培养菌液清晰，底层明显溶血，而上层的菌膜较厚时，可能是枯草杆菌。凡是培养液瓶内有浑浊，产生气泡，溶血，颗粒状，表面形成菌膜，产生色素（如绿色）等现象之一者，均表示有细菌生长。应立即分离于血琼脂平板，并做药物敏感试验，必要时接种双糖铁琼脂，涂片，做革兰染色，并将结果立刻通知临床。增菌培养液清晰透明而无上述现象者，则表示培养阴性，应继续放于35℃环境中7天。

2）盲目移种：除肉眼观察无细菌生长外，必须在 5 天及 7 天移种于血琼脂平板上分离培养，血平板可以观察溶血，但要加巧克力平板以免漏掉嗜血杆菌。分离培养皿平板上仍无菌生长，可做血培养未生长需氧菌报告。厌氧菌和 L 型细菌培养应放 10～14 天，方可报告血培养阴性。

6. 临床意义

正常人血液及骨髓内是无菌的，一旦从血液或骨髓标本中检出细菌排除污染均应迅速报告，为临床诊断菌血症、败血症或脓毒血症提供可靠依据。致病菌的检出可确定临床诊断，如伤寒或副伤寒沙门菌等。同时要主动地进行药物敏感试验，提供用药依据，以利治疗。

（二）脑脊液标本的细菌学检验

1. 标本采集

脑脊液的标本采集由临床医生以无菌方法穿刺腰椎，小脑延髓池或脑室收集 3～5 ml，盛于无菌试管内，做厌氧菌培养的标本注入无菌的厌氧小瓶内。标本采集后应立即送检，冬季最好保温（35～37℃），因为某些病原菌如脑膜炎奈瑟菌在低温时容易死亡，离体后迅速自溶。如果单做培养时，可采取床边接种法，以提高阳性检出率。

2. 脑脊液细菌学检验

1）直接涂片检查

（1）一般细菌涂片检查：脑脊液以 3 000 r/min 离心沉淀 10～15 分钟，倾去上清液（上清液可做生化试验用），取沉淀物先做培养后在玻片上做薄而均匀的涂片，自然干燥后，固定，进行革兰染色，镜检。根据镜检细菌的形态和染色特性，可作出初步报告。

如查见革兰阴性双球菌、肾形、凹面相对，大小着色深常不一致。在细胞数量甚多的脑脊液标本中，细菌数量甚少，常位于细胞内，但在早期患者的脑脊液中细胞数量较少时，也可见到较多的双球菌位于细胞外。上述两种情况均可报告为"找到革兰阴性双球菌"位于细胞内（外）"形似脑膜炎奈瑟菌"。

如查见革兰阳性双球菌，瓜子形，在菌体的周围有明显的荚膜，可报告为"找到革兰阳性双球菌，形似肺炎链球菌"。

如查见革兰阳性链球菌，菌体排列呈链状，甚至长链状，在菌体周围可出现微荚膜，可报告为"找到革兰阳性链球菌"。

如查见革兰阳性葡萄状球菌，菌体排列呈典型的葡萄状，可报告为"找到革兰阳性葡萄球菌"。

如查见革兰阴性，多形性，菌体大小不一，有杆状或长丝状，可报告为"找到革兰阴性杆菌，形似流感嗜血杆菌。"有条件时，以 b 型流感杆菌抗血清做荚膜肿胀试验，阳性者可报告为"荚膜肿胀试验检出 b 型流感嗜血杆菌"。

如查见小而规则的革兰阳性杆菌，单个或呈 V 形排列，应做运动性检查，出现翻滚式运动者，可报告为"找到革兰阳性杆菌，形似产单核李斯特氏菌"。

其他则根据细菌形态、排列及染色性，加以描述其特征，可报告找到革兰×性××菌。

（2）结核分枝杆菌涂片检查：与其他细菌性脑膜炎不同，脑膜炎的脑脊液不浑浊或微浊。脑脊液以 4 000 r/min 离心沉淀 30 分钟，倾去上清液，将沉淀物做小而集中的涂片。或将脑脊液静置于室温 18～24 小时，待形成纤维网后，取此网；置于玻片上，使其展开，待干后进行抗酸染色和荧光金胺染色。如查见红色直或弯曲的杆菌或荧光显微镜下查见亮黄色具有荧光的杆菌时，可报告"找到抗酸杆菌"。

（3）新型隐球菌涂片检查，取脑脊液的沉淀物 1 滴，于清洁玻片上，再取优质墨汁 1 滴混合，覆加盖片，先用低倍镜镜检，有明显肥厚荚膜的酵母样菌体时，再转高倍镜仔细观察细菌形态，若在暗视野的黑色背景中发现无色发亮酵母样菌体，并有明显肥大的荚膜时，可报告"找到形似新型隐球菌"。亦可用甲苯胺蓝（0.1%）染色法：新型隐球菌菌体呈红色，圆球状，荚膜不着色，白细胞深蓝色。

2）培养检查

（1）一般细菌培养：主要适用于脑脊液内的链球菌属、葡萄球菌属、奈瑟菌属、布鲁汉菌属、嗜血杆菌属及肠杆菌科和非发酵菌群等分离培养。培养基的选择有兔血斜面、羊血平板、巧克力平板、卵黄双抗培养基、麦康凯平板和葡萄糖牛肉汤增菌液。接种量应为 0.01～0.5 ml 的脑脊液沉淀物。分别种于两种培养基（羊血平板和巧克力平板）各三个，分别放置 35℃、37℃ 含 5%～10% CO_2，25℃ 的环境，孵育 24～48 小时，每天观察生长情况。无菌生长者可报告"无细菌生长"。有细菌生长时，根据菌落形态，染色镜检结果，按各类属生化特性进行鉴定，并做药物敏感试验。报告："有××菌生长"及药物敏感试验结果。

（2）结核分枝杆菌的培养：取脑脊液沉淀物约 0.2 ml，接种于改良罗氏或小川培养基上，置于 35～37℃ 培养，每周观察一次生长情况。一个月后无菌生长时，可报告"未生长抗酸性细菌"。若生长淡黄色，较干燥的小凸起的菌落，应先行抗酸染色。若为红色的细菌（抗酸染色阳性）则按结核分枝杆菌的生物特性进行鉴定分型，报告："有××结核分枝杆菌生长"。

（3）厌氧菌培养：同血液的厌氧菌培养方法。

（4）其他微生物的培养：例如真菌、螺旋体及病毒等引起的脑膜炎，将按各自的生物学特性进行检验。

3. 脑脊液中的某些抗原物质的检验

可利用特异抗体来测定相应的抗原物质的存在与否，一般采用凝集反应、沉淀反应、补体结合反应。有条件的实验室可采用琼脂扩散法、对流电泳法、荧光抗体法、放射免疫等方法来测定脑脊液中的相应抗原的存在。

4. 临床意义

正常人的脑脊液是无菌的，故在脑脊液中检出细菌（排除标本污染）都应视为致病菌。由于引起脑膜炎的细菌种类不同，而传播途径、治疗、处理及预防和预后均不同，因此，必须经细菌学检验以确定病原体。故脑脊液的细菌学检查是具有十分重要的意义。

（三）痰液及支气管分泌物的细菌学检验

1. 涂片检查

1）一般细菌涂片检查：挑取痰液中脓性或带血部分，以小竹签卷取，涂成均匀薄膜片，室温自然干燥，革兰染色、镜检，报告方法参阅"脑脊液标本的细菌学检验"。

2）结核分枝杆菌涂片和集菌法检查

（1）直接涂片检查：采集干酪样部分和脓性部分，做厚膜和薄膜痰涂片各一张，行抗酸染色和荧光染色，镜检发现典型的抗酸阳性分枝杆菌或荧光阳性分枝杆菌，可报告"找到抗酸杆菌或荧光分枝杆菌"，同时根据查见的抗酸杆菌数目多少进行报告。

（2）集菌法检查：常用的有碱消化沉淀法，酸消化浓缩法和苯漂浮法等。现介绍沉淀法如下：将痰液 5 ml 左右加入 1% NaOH 20 ml，连同容器（须能耐高热者）进行高压灭菌，103.43 kPa 加压 20 分钟或煮沸 30 分钟，促其液化；然后以 4 000～10 000 r/min 离心沉淀 30 分钟，倾去上清液，取沉淀物涂成薄膜或厚膜片，行抗酸或荧光染色镜检。只能确定有抗酸杆菌或无抗酸杆菌。

3）念珠菌及真菌涂片检查：挑取脓性或带血部分痰液少许，最好挑取其中带灰色小薄片的部分，涂于玻片中央，滴加 10% KOH 液 1～2 滴，混合后加盖片，在火焰上微温，待溶解后用显微镜观察未染色的膜片，观察后再揭开盖玻片，待干，固定，做革兰染色检查。

白色念珠菌：在新鲜湿片中，低倍镜观察可见成群的卵圆形，生芽或不生芽，薄壁的酵母样大细胞，有时尚能见到由于生芽后所形成的假菌丝，革兰染色阳性，可报告："找到酵母样菌，形似念珠菌。"

真菌：在新鲜湿片中，可见到有隔或无隔的菌丝体，甚至有类似菌丝的碎片和许多小而圆的孢子，散在于部分或整个视野中，革兰阳性的菌丝体，或着色不均，可报告："找到真菌丝及孢子。"根据菌丝及孢子特征也可初步判定为某类真菌。

4）厌氧菌涂片检查：涂片、染色同一般细菌。显微镜下根据形态和染色性，不能确定为厌氧菌，但是，镜下注意观察，带芽孢的革兰阳性杆菌或两端尖的革兰阴性杆菌时，有厌氧菌的可能性。如果痰液标本有特殊恶臭，涂片出现较多的同类形态的革兰阴性无芽孢杆菌时，有可能是类杆菌。

5）放线菌及奴卡氏菌涂片检查：将痰液倒入洁净平皿内，用生理盐水洗涤数次，如含血液，则加蒸馏水溶解红细胞。然后挑取黄色颗粒或不透明的着色斑点置玻片上，覆加盖玻片，轻轻挤压，在高倍镜下观察其结构。如发现中央为交织的菌丝，菌丝的末端排列呈放线状，末端较粗呈杆状时，揭去盖玻片，待干后行革兰及抗酸染色，镜检。

2. 细菌培养

1）一般细菌培养

（1）培养基的选择：痰中细菌很多，要选择合适的培养基，才会有好结果。最好选用羊血琼脂平板、麦康凯琼脂平板或 SS 琼脂平板。

（2）培养步骤：挑取黏液性、脓性或带血的痰液于接种环，画线接种于血平板及麦康凯或 SS 平板上。或用无菌生理盐水洗涤痰液，以除去表面杂菌，然后取一接种环标本，做画线接种于血平板及 SS 琼脂平板。置 35℃ 或 37℃ 的 5%～10% CO_2 环境中孵育 18～24 小时，观察菌落特点，分别将各种类型的菌落做涂片、染色及触酶和氧化酶试验。根据试验结果，作出初步鉴定，然后再按各类属细菌的生物学特征进行鉴定。

（3）报告方式：检出致病菌时除报告致病菌外，还要报告正常菌的存在情况。通常以甲型链球菌与奈瑟菌作为正常菌存在的指标。报告的各种细菌应该注明各自所占的比例，如甲型链球菌（＋）、奈瑟菌（＋）、肺炎克雷伯菌（＋＋），此报告说明肺炎克雷伯菌数量上占优势，诊断为病原菌。未检出数病菌时，应报告正常菌群。

2）结核分枝杆菌培养：氢氧化钠法和硫酸消化法两种方法为前处理痰标本结核培养常用方法。

培养方法：将处理的痰消化液接种于结核分枝杆菌培养基上，置 35～37℃ 培养，每周观察一次，至 4～6 周，未生长者报告"无结核分枝杆菌生长"。若在某周观察有菌生长时，应涂片，行抗酸染色，抗酸染色阳性。结合菌落和形态特点、生长速度、色泽、温度的要求做必要的鉴定试验，最好能将结核分枝杆菌分出型别。

3）厌氧菌培养

（1）培养基的选择：选用厌氧性血平板和卡那、万古霉素血平板，硫乙醇酸盐液体培养基及组织块厌氧培养基等。

（2）厌氧环境：根据实验室的条件选用物理换气法或化学法（厌氧培养袋或厌氧培养箱）。总之能达到厌氧环境即可。

（3）培养步骤：经无氧条件下采集的痰液标本要立即接种于厌氧培养基上，置厌氧环境中 35～37℃ 培养 24～48 小时，根据菌落及革兰染色特征，可初步鉴定。然后再将各种菌分别作 35℃ 需氧和厌氧环境培养，需氧不生长而厌氧环境生长者，即可确定为厌氧菌。依菌落和染色性、菌体形态等特点，可按各类属厌氧菌的生物学特性进行鉴定。

4）奴卡氏菌培养

（1）培养基选择：羊血琼脂平板和沙保罗氏琼脂培养基。

（2）培养步骤：取经洗涤后的痰液，大量接种于羊血琼脂平板和沙保罗氏琼脂培养基上，经 35℃5%～10% CO_2 中培养。奴卡氏菌生长较慢，经 48～72 小时，血平板上如见粗糙皱褶的白色、黄色和橘黄色菌落，并有凹陷于琼脂样生长，不易刮取和乳化，涂片为革兰染色阳性丝团状杆菌，且具有抗酸性，按奴卡氏菌种间鉴定。若 2～3 周无菌生长者可弃去。

5）嗜肺军团菌的培养

（1）培养基的选择：可选择活性炭酵母琼脂（CYE）；弗—高二氏（F－G）培养基；猪肺浸汁军团菌选择培养基。

（2）培养步骤：①取气管分泌液或痰液，接种于 CYE 和 F－G 平板上，其中一区点种，另一区做划线分离。也可将标本 1 ml 先接种于豚鼠腹腔或 0.5 ml 接种于鸡胚卵黄囊。待豚鼠出现症状后，解剖取脾或肝组织磨碎制成悬液，接种于鸡胚卵黄囊或 CYE 平板上。鸡胚卵黄囊于接种后 4～5 天制成浆液，再接种于 CYE 等平板上。除上述嗜肺性军团菌选择培养基之处，再接种于羊血平板作为阴性对照。②将接种的各种平板放置在 35～37℃ 含 2.5% CO_2 的潮湿环境中，每天观察一次，到 2 周。军团菌需 4～5

天方见菌落生长，开始菌落很小，数日后增大至 1～2 mm，菌落呈灰白色，有不平的乳状凸起物，具有光泽，比较黏。在 F－G 培养基上需 10 天方能生长，为白色针尖状菌落，浓密区在紫外线下（360 nm）可见黄色荧光，在立体显微镜下可见菌落呈雕花玻璃样结构。血平板培养在 25℃或 42℃时，均无菌落生长，为阴性对照。这时取上述的菌落做常规的革兰染色，其结果是不易着色呈阴性的多形性杆菌，最后再用直接荧光抗体染色和血清学凝集试验分型等鉴定。

6）常见的致病菌及临床意义：呼吸系统感染的患者，检出病原菌机会相当高。但具有明确诊断价值的致病菌，如结核分枝杆菌、炭疽芽孢杆菌、鼠疫耶尔森菌、百日咳鲍特氏菌、嗜肺军团菌、产毒白喉棒状菌等，其他菌必须区分是病原菌，还是正常菌群，此点就应结合临床症状，或反复几次的检验分析比较，如多次分离培养均得到同一菌的优势生长，可以考虑为病原菌。或者在痰液标本中出现较多的某一种细菌群的优势地位甚至纯培养，可以认为是条件致病菌。

（四）尿液标本的细菌学检验

1. 检验方法

1）一般方法

（1）一般细菌涂片：以无菌操作吸取尿液 10～15 ml，放置无菌试管内，经 3 000 r/min 离心 30 分钟后，倾去上清液，取其沉渣制成涂片，革兰染色镜检，如发现有革兰阳性或阴性细菌，即可做出报告。

（2）淋球菌涂片：取晨尿（第一次）10～15 ml，离心沉淀，将沉渣涂于两张洁净玻片上。制成薄片，经火焰固定后，一张做革兰染色，另一张以吕氏亚甲蓝染色镜检。如查见革兰阴性双球菌，呈肾形，存在于细胞内或细胞外，即可报告"找到革兰阴性双球菌"。

（3）念珠菌涂片：将尿液离心沉淀后，取沉淀物于洁净玻片上，覆以盖玻片，略加压力使成薄片，直接用高倍镜观察。如沉淀太多，可滴加 10% NaOH 使之溶解后，再做镜检。也可制成薄片，干后经火焰固定，革兰染色、油镜检查。如发现有发亮的生芽孢子和假菌丝，且革兰染色为阳性，即可报告"找到酵母样菌"。

（4）涂片的细菌计数：以微量加样器取尿液 10 μl 置洁净玻片上涂成 3～5 mm 直径的薄涂片，革兰染色，按表 8-1 方式进行细菌计数。

表 8-1　涂片中细菌与菌落的计数估计

每个油镜视野细菌的平均数/个	相当菌落数 /（CFU·ml^{-1}）
<1	10^5
1～2	10^6
3～7	10^7
>8	10^8

2）培养

（1）一般细菌培养：将尿液的另一部分沉渣搅拌后，用接种环接种在分离培养基上。用于分离培养的培养基多选用血琼脂平板和伊红—亚甲蓝（EMB）琼脂平板，肠球菌、葡萄球菌、α溶血性链球菌均能发育，因此有助于分离培养。一般细菌培养24小时后，可观察结果。根据菌落性状及涂片镜检的结果，选择相应方法作做一步鉴定，48小时无细菌生长，可报告"48小时培养无细菌生长"。

（2）淋病奈瑟菌培养：①培养基的选择，可选择赛马二氏平板、巧克力平板，或于上述平板中加入万古霉素（3 μg/ml）、黏菌素（7.5 μg/ml）及制霉菌素（12.5 μg/ml）。②培养步骤，取 $0.1 \sim 0.5$ ml 尿沉渣划线接种于上述预温的分离平板上，置 $35 \sim 37℃$ 含 $5\% \sim 10\%$ CO_2 环境中培养，次日观察结果。如有小而隆起、湿润、透明的菌落，涂片革兰染色，镜检为革兰阴性双球菌，氧化酶试验为阳性时，可按淋病奈瑟菌鉴定。如无生长，应继续培养至48小时后弃之，报告为"无淋病奈瑟菌生长"。

（3）结核分枝杆菌培养：尿液沉淀后，取其尿沉渣进行前处理，培养步骤及报告方式同痰液及支气管分泌物的结核分枝杆菌培养。

（4）厌氧菌的培养：取膀胱穿刺所得的尿液或其尿沉渣 $0.5 \sim 10$ ml，接种于厌氧增菌液体培养基，如硫乙醇酸钠培养基等，同时划线接种于厌氧血琼脂平板上，按厌氧菌检验程序进行培养鉴定。

（5）尿液中的菌落计数：尿液的菌落计数常用定量培养，根据菌落数目计算细菌个数，判断感染或污染。一般认为小于 10^4 CFU/ml 多为污染（指杂菌数而言），病原菌如沙门菌或结核分枝杆菌等除外，在 $10^4 \sim 10^5$ CFU/ml 为可疑，大于 10^5 CFU/ml 可确定为感染。常用的菌落计数均为定量接种，其方法较多。

2. 尿液细菌学检验的临床意义

尿液的细菌学检验，可以反映肾脏、膀胱、尿道、前列腺及其生殖系统的炎症变化。如果尿中检出沙门菌或结核分枝杆菌时，即可确定为病原菌，而检出 B 群链球菌、克雷伯菌属、肠杆菌属、沙门菌属、变形杆菌属、埃希氏菌属、金黄色葡萄球菌及非发酵菌群等，一般认为可能是尿路感染的病原菌，但也可能是污染菌，这时就应结合临床确定。目前，一般认为采取清洁中段尿，其细菌数相当于 10^5 CFU/ml 以上，可以认为是尿路感染的病原菌，但是菌数在 10^5 CFU/ml 以下的病例，则不能完全排除尿路感染。其原因有以下方面：

1）应用抗生素等药物，大多数抗生素经尿排出体外，所以尿液的抗生素浓度较高，大多数细菌停留在 10^4 CFU/ml。长期应用抗生素，细菌容易变成 L 型，尿培养时，如做高渗培养基。

2）尿浓度有较大变化时，如通过利尿剂的使用，饮入大量的水分及大量的输液等因素使尿液稀释，营养成分下降，以致细菌发育迟缓等，使一定量尿液中细菌数相对减少。此外，一般细菌在适宜的范围内能够很好地发育，但在尿液的 pH 值 5.0 以下或 pH 值 8.5 以上则发育迟缓，甚至死亡。

3）尿频时，膀胱内的细菌停留时间短，则细菌数少。

4）采尿时外阴部的消毒剂混入尿中，可杀死一定数量的细菌。若泌尿系统感染，而菌数少时，必须考虑上述因素的影响。事实上确诊为慢性肾盂肾炎的患者，尿中细菌数不到 10^5 CFU/ml 也并不少见。

（五）粪便的细菌学检验

1. 直接涂片检查

粪便的涂片检查只适用有形态及染色特征的细菌，如弧菌属、分枝杆菌和葡萄球菌属，甚至真菌的检查，肠杆菌科和非发酵菌群等因无形态特征，一般不必做涂片检查。

1）弧菌属霍乱菌的涂片检查

（1）悬滴检查：取患者粪便制成悬滴标本，覆以盖玻片（或用压滴法）在高倍镜下观察细菌的动力。弧菌属（霍乱弧菌）均呈现极活泼的运动。常具有穿梭状，镜检如发现许多形态典型，运动活泼的弧菌，可根据运动特征，可疑弧菌，在上述悬滴标本中加 1 滴霍乱弧菌诊断血清后，若原运动活泼现象停止，为制动试验阳性，可初步诊断。

（2）染色检查：取米泔样粪便或絮状物，黏液部分涂片两张，干燥后用甲醇或乙醇固定，分别用革兰染色及 1/5～1/10 稀石炭酸复红染色，油镜检查，有无革兰阴性、呈鱼群样排列、菌体弯曲的弧菌。

2）葡萄球菌涂片检查：疑似葡萄球菌伪膜性肠炎的患者，可取水样便或肠黏膜样絮状物进行涂片，经革兰染色，镜检常可查见革兰阳性，排列呈葡萄状球菌，大量出现时，可报告为"革兰阳性球菌，形似葡萄球菌。"

3）难辨梭菌的涂片检查：取疑似抗生素伪膜性肠炎患者粪便涂片，若发现革兰阳性粗大杆菌，有卵圆形芽孢位于菌体一端，可报告找到似难辨梭菌样细菌。

2. 培养检查

1）培养基的选择

（1）运送培养基：卡里—布莱尔培养基；甘油缓冲液培养基。

（2）选择性低的鉴别培养基：麦康凯琼脂；EMB 琼脂；中国蓝琼脂；远藤氏琼脂；去氧胆酸盐琼脂。

（3）选择性高的鉴定培养基：SS 琼脂；木糖赖氨酸去氧胆酸盐琼脂（XLD）；海克能肠道琼脂（HE）；去氧胆酸盐—枸橼酸盐琼脂（DCA）；亚硫酸铋琼脂（BSA）；亮绿琼脂（BGA）等。

（4）选择性增菌培养基；亚酸盐肉汤；四硫黄酸肉汤；革兰阴性菌（GN）肉汤。对粪便标本做细菌培养时，要求包含一种选择性低的平板和一种选择性高的平板进行分离培养。必要时按培养的目的菌，要求再配上相应培养基分离培养。一般常用配伍平板为：SS 琼脂和麦康凯琼脂（或 EMB 琼脂）；DCA 和麦康凯；HE 和麦康凯。必要时再加选择性增菌培养基。

（六）脓液及感染分泌液的细菌学检验

1. 标本采集

1）应先用无菌生理盐水拭净病灶表面，再采取标本，以免影响检验结果。

2）一般用无菌棉拭子采取脓汁及病灶深部的分泌物。瘘管可用无菌手续取组织块或碎片，放入无菌管内加塞后立即送检。

3）脓汁标本以无菌注射器抽取脓液为好，也可在切开排脓时以无菌棉拭拭取，也可以将沾有脓汁的最内层敷料放入无菌容器内送检。

4）厌氧菌感染的脓汁标本常有腐臭，应以无菌针管抽取深部脓液，排出多余空气，针尖插入无菌胶塞中立即送检。或将脓汁液注入封闭式的厌氧瓶内，或床边直接种于厌氧培养基中。如果一时来不及送检或接种时，可放在温室下短暂保存，或种于液体及半固体厌氧培养基中保存。不要冷藏，因冷藏对某些厌氧菌有害，而且在低温时，氧的溶解度较高。

5）放线菌的标本可用无菌棉拭子挤压瘘管，选取流出脓液中的"硫黄颗粒"盛于试管内送检。或将灭菌纱布条塞入瘘管内，次日取出送检。

2. 细菌学检验

1）涂片检查

（1）取脓汁或分泌物涂成薄片，其后的检查步骤同痰标本的一般菌和结核分枝杆菌的涂片检查。

（2）放线菌检查：将脓液或纱布条经无菌蒸馏水洗涤后，寻找硫黄颗粒置玻上压碎后镜检。

（3）淋病奈瑟菌涂片：观察有无典型细菌，在细胞内还是细胞外，根据标本来源即可初步判断。

（4）破伤风与气性坏疽梭菌均为粗大革兰阳性杆菌，注意芽孢及在菌体位置。

2）细菌培养

（1）一般细菌培养：培养基选择类型有血琼脂平板、麦康凯琼脂平板和肉汤增菌管。培养步骤为取脓液或分泌物直接画线接种于血琼脂平板和麦康凯琼脂平板，较大量种于增菌管内，置35℃培养18～24小时，根据培养基上各种类型菌落，行涂片、染色、氧化酶和触酶试验，按其各类属细菌的特性分别进行鉴定。可报告"有XX菌生长"，或"无一般需氧菌生长"。

（2）炭疽杆菌培养：培养基选择血琼脂平板。培养步骤为取似炭疽的水疱或脓液划线接种于上述培养基内，置35℃培养18～24小时，如见有边缘不规则、毛茸状、灰白色、卷曲状、不溶血的较大菌落，涂片染色为革兰阳性，两端截平的大杆菌，可按炭疽杆菌鉴定。可报告"有炭疽芽孢杆菌生长"或"无炭疽芽孢杆菌生长"。

（七）生殖道分泌物的细菌学检验

1. 标本采集

1）阴道、子宫颈及前列腺分泌液应由专科医生采取，放于无菌试管内，立即送检。女性生殖道厌氧菌培养的标本采集：盆腔脓肿在消毒阴道后，由直肠子宫凹陷处抽取，针头插在无菌胶塞上送检。子宫分泌物用无菌导管抽取，导管外套以一层保护膜，插入子宫后再戳穿外膜抽取分泌液。

2）溃疡面取标本：先以无菌生理盐水擦溃疡面，然后用带有无菌橡皮手套的手指轻轻挤压，以细长毛细管采集组织液少许，或者以清洁玻片印片，涂片革兰染色。

2. 细菌学检验

1）直接涂片检查

（1）一般细菌及淋病奈瑟菌的涂片检查。

（2）杜克雷嗜血杆菌涂片检查：取分泌物涂片，革兰染色、镜检。如查见有十分细小的革兰阴性杆菌，单独存在或成丛，可报告"找到革兰阴性杆菌，形似杜克雷嗜血杆菌"。

（3）结核分枝杆菌涂片检查：参阅痰标本涂片检查。

（4）螺旋体、性病淋巴肉芽肿及念珠菌的涂片检查：参见性传播疾病检验。

2）细菌培养

（1）一般细菌及淋病奈瑟菌的培养：参阅尿液标本的细菌培养。

（2）结核分枝杆菌的培养：参阅痰标本结核分枝杆菌的培养。

（3）其他细菌如念珠菌培养：请参阅有关章节培养进行。

（贾世英）

第二节　病毒感染的病原学检查

一、检测项目

（一）显微镜检查

1. 光学显微镜检查

苏木素—伊红染色，观察病灶组织细胞内包涵体的染色特性和在细胞内的位置（胞核内或胞质内），属非常规方法。

2. 电子显微镜检

用电子显微镜观察经负染色标本或经石蜡包埋超薄切片中的病毒体形态是病毒快速诊断的一种方法。由于技术要求高、仪器昂贵，只适用于难以用普通方法分离培养的病毒，如轮状病毒、甲型肝炎病毒、亚急性硬化性全脑炎病毒等感染的检查。

（二）病毒分离鉴定

以细胞培养应用最多，是病毒感染常规的诊断方法。根据病毒属和种的特性，选择适合其增殖的细胞系。识别病毒增殖的指标如下：

1. 致细胞病变（CPE）

观察细胞变圆、肿胀，巨核细胞形成和细胞内包涵体，确定病毒是否增殖；根据细胞病变的速率和出现病变的细胞谱可初步诊断感染的病毒种类。

2. 红细胞吸附

不产生细胞病变的、具有血凝素的病毒有吸附琢鼠或鸡红细胞特征，借助该指标对正黏病毒和副黏病毒具有诊断价值。

3. 干扰现象

不产生细胞病变又不产生红细胞吸附的病毒，可干扰接种到同一细胞培养基的另一种病毒增殖称干扰现象，常用干扰现象检测风疹病毒和鼻病毒。

4. 空斑形成

由病毒从感染细胞扩散到邻近细胞所产生的感染灶，经由中性红染色后，由于感染细胞的退行性变，不吸收中性红成为无色区域的空斑，根据空斑形成可初步作出病毒感染诊断，再用血清学方法作出鉴定。高效价单克隆抗体的免疫荧光染色力为最佳方法，此外，尚可用血凝抑制、补体结合及中和试验。

（三）抗原检测

适用于血清型别较少、常规细胞培养不能增殖的病毒。用病毒特异性抗体通过免疫荧光、免疫酶等免疫方法检测病毒的抗原。在保证一定量的抗原和高效价特异抗体前提下，诊断可在 1 天内完成。该技术不要求有完整的病毒体存在，是快速实用的方法。

（四）核酸检测

用核酸杂交技术可检测不能在细胞培养中生长的病毒，其特异性比检测抗原方法更高，但敏感性低于细胞培养。可用于 CMV、HPV、HIV 等的检测。PCR 具有高度敏感性，目前已用于检测临床标本中的 HIV Ⅰ 型、HPV、丙型肝炎病毒核酸等，但必须注意交叉污染带来的假阳性结果。

（五）抗体检测

尽管抗体检查是目前临床实验室诊断病毒感染的主要方法，但它不如细胞培养、电镜和抗原检测能及时得到结果，往往用于回顾性诊断。但对于不能在常规细胞培养中快速复制的病毒，如 EB 病毒、风疹病毒、麻疹病毒、肝炎病毒的感染诊断仍选择用血清学方法。另外，血清学试验可测定机体的免疫状况。

二、病毒感染检查项目的选择和应用

病毒分离和血清学检查是病毒感染诊断的常规实验室方法，光学显微镜和电子显微镜仅被选择性使用。对于那些能在细胞培养中复制病毒的感染，采集合格标本后，选择恰当细胞系进行接种，根据病毒增殖指标识别，以血清学方法进行鉴定。对于不能在细胞培养中快速复制的病毒，利用细胞培养和抗原检测组合，即低速离心接种有病毒的细胞培养瓶，经 16～20 小时孵育，用单克隆抗体染色，可早期、快速诊断病毒感染，如 CMV 感染。那些不能在细胞培养中增殖的病毒则使用核酸检测方法，快速提供检测结果，但它不能证明标本中病毒是具有感染性的。尽管过去认为血清学检查是实验室诊断病毒感染的主要手段，但更应注意是否能及时得到感染的信息，对那些可能新出现的病毒，只有用分离方法取得最好诊断结果。

（贾世英）

第三节 寄生虫感染的病原学检查

一、概述

临床寄生虫学与检验是研究病原寄生虫与人体之间相互作用以及寄生虫病的发生、发展和转归规律的科学，是为寄生虫感染或寄生虫病诊断提供"物证"的科学。本门课程与生态学、形态学、分类学、生物化学、分子生物学、免疫学以及病理学等学科关系密切。学习寄生虫检验的目的是根据寄生虫的形态、生活史、致病特点、流行规律和免疫遗传特征等，利用各种检测技术，对寄生虫感染进行病原的或辅助的诊断，从而使患者能够得到正确的治疗，及时有效地控制寄生虫病流行，保护人类健康。临床寄生虫学与寄生虫检验是医学检验专业的一门重要课程，是传染病病原学的主要课程之一。

（一）寄生虫的种类

寄生虫种类繁多。在我国，已知寄生于人体的寄生虫多达230种。按寄生虫与宿主的关系，通常将人体寄生虫分为以下不同类别：

1. 按寄生部位

按寄生部位可分为体内寄生虫和体表寄生虫。生活在宿主体内的寄生虫称体内寄生虫，如寄生在宿主的腔道、器官、组织、细胞或体液中的原虫、蠕虫和某些节肢动物。暂时或较长阶段附着于宿主皮肤或侵害皮肤浅层的寄生虫称体表寄生虫，如虱、蚊、蜱、螨等吸血节肢动物。

2. 按寄生性质

按寄生性质可分为专性寄生虫、兼性寄生虫、偶然寄生虫和机会致病寄生虫等。

1）专性寄生虫：阶段或某一阶段营寄生生活。大多数人体寄生虫为专性寄生虫，如旋毛虫、血吸虫、蛔虫、猪带绦虫、疟原虫等。

2）兼性寄生虫：寄生虫既可在外界环境营自生生活并完成生活史，但如有机会侵入宿主体内也可营寄生生活，如粪类圆线虫。

3）偶然寄生虫：因偶然机会侵入人体或动物体内寄生的寄生虫，如某些蝇蛆进入人体消化道寄生。

4）机会致病寄生虫：某些寄生虫，在宿主体内通常处于隐性感染状态，不表现显著致病性。当宿主免疫力低下时（如艾滋病患者、长期使用免疫抑制剂的患者等），可出现异常增殖，致病力增强，使感染者表现明显的临床症状和体征或致死亡，这类寄生虫被称为机会致病寄生虫，例如，隐孢子虫、卡氏肺孢子虫等。

5）体内寄生虫：寄生在宿主细胞内和组织器官内的寄生虫。大多数人体寄生虫为体内寄生虫，如日本血吸虫成虫寄生在宿主门脉—肠系膜静脉系统；蛔虫成虫寄生在宿主肠道；弓形虫寄生在宿主的有核细胞内。

6）体外寄生虫：某些寄生虫永久地寄生在宿主体表，如虱子、疥螨等；蚊、臭虫、蜱等只在吸血时在宿主体表做短暂停留，这类寄生虫被称为暂时性寄生虫。

3. 按寄生时间久暂

按寄生时间久暂可分为长期性寄生虫（如蛔虫和血吸虫等）和暂时性寄生虫（如蚊和蝇等）。

根据生物学分类系统，人体寄生虫分别归属于动物界的 7 个门，即线形动物门、扁形动物门、棘头动物门、节肢动物门和原生动物亚界中的肉足鞭毛门、顶复门和纤毛门。

（二）宿主的类别

寄生虫的整个发育过程，如蛔虫从虫卵到成虫，常常要经过形态和生理都不相同的几个幼虫期，在此过程中有的寄生虫需要一个宿主，有的需要两个或两个以上的宿主才能完成发育过程，寄生虫不同阶段寄生的宿主概念分述如下：

1. 终宿主

寄生虫的成虫时期或有性生殖时期寄生虫的宿主。如人是华支睾吸虫的终宿主。

2. 中间宿主

寄生虫的幼虫时期或无性生殖时期寄生的宿主，如豆螺和鲤鱼都是华支睾吸虫的中间宿主，按照寄生的先后，豆螺为第一中间宿主，鲤鱼为第二中间宿主。

3. 保虫宿主

某些寄生虫在人体寄生的相同时期还可寄生在其他动物，这些动物就叫作保虫宿主或储存宿主，如猫、犬是华支睾吸虫的保虫宿主。

（三）寄生虫与宿主的相互作用

寄生虫与人体之间的相互作用是临床寄生虫学的核心内容。寄生虫具有运动、营养、代谢和繁殖等完整的生理功能。入侵人体、组织内移行和定居后的生理和生化代谢是个复杂的过程，相互作用的结果取决于寄生虫的数量和人体的生理状况。

1. 寄生虫对宿主的影响

寄生虫侵入宿主、移行、定居、发育、繁殖等过程，对宿主细胞、组织、器官乃至系统造成损害，概括起来主要有三方面。

1）掠夺营养：寄生虫在宿主体内生长、发育及大量繁殖，所需营养物质绝大部分来自宿主，寄生虫数量越多，所需营养也就越多，可使宿主出现营养不良。这些营养还包括宿主不易获得而又必需的物质，如维生素 B_{12}、铁等微量营养物。如肠道寄生的蛔虫以宿主消化和半消化的物质为食，引起宿主营养不良；吸附于肠壁的钩虫吸食宿主血液，可导致贫血。

2）毒性产物的刺激作用：寄生虫的新陈代谢、分泌物或虫体死亡后的分解产物，经人体吸收后，可能破坏机体正常生理功能，引起机体各种病理反应。如引起全身过敏反应，或刺激破坏器官、组织，引起局部炎症病变。

3）阻塞挤压作用：虫体附着在组织上或进入组织内寄生，可压迫组织或阻塞腔道，引起病理变化，如寄生在肠腔内的蛔虫数量较多而又聚集成团时，容易引起小肠的机械性阻塞——蛔虫性肠梗阻。

寄生虫的致病作用常常是多方面的，如蛔虫寄生在肠腔内以肠内的食糜为食，主要是夺取营养。但在一定条件下，它可窜到胆道，引起胆道蛔虫病。此外，蛔虫的分泌物、代谢产物等还可使人体发生过敏现象，如荨麻疹、哮喘、血液嗜酸性粒细胞增多等反应。一般情况，寄生虫对宿主产生的损害程度与寄生虫的毒力大小、数量多少、寄生部位是否属重要器官，以及在体内移行等活动有密切关系。

2. 宿主对寄生虫的影响

寄生虫与宿主之间的密切关系通常使宿主受到寄生虫抗原的影响。这些抗原可能是寄生虫抗原，或是寄生虫分泌物或排泄物的代谢抗原。在上述两种情况下，宿主均通过合成抗体对这些抗原产生特异性反应。宿主对寄生虫的免疫应答可能出现在抗原附着或沉淀处，或更广泛的部位，也许遍及宿主全身。免疫应答的最重要作用之一是限制虫体数量。

1）非特异性免疫：这是先天就有的免疫力，是在宿主进化中逐渐形成和发展起来的，具有种属和遗传的特性。如皮肤、黏膜和胎盘的屏障作用，消化液、血清补体和吞噬细胞对病原的杀灭能力或清除作用。又如人体对某些寄生虫具有不感受性，鸡蛔虫不能寄生在人体内，鸟和鼠类的疟原虫不感染人体，西非黑人 Duffy 血型阴性基因型者不感染间日疟原虫等。

2）特异性免疫：这是寄生虫感染人体后刺激机体免疫系统引起免疫应答而产生的获得性免疫力，主要表现为体液免疫和细胞免疫，两者分别通过不同的效应细胞即 B 淋巴细胞和 T 淋巴细胞介导，并有其他免疫活性细胞（如巨噬细胞、嗜酸性粒细胞和中性粒细胞等）参与。特异性免疫主要有两类：

（1）消除性免疫：即人体感染某种寄生虫后产生完全的保护性免疫力，不仅能清除体内的寄生虫，而且还能完全抵御再感染。

（2）非消除性免疫：即人体感染寄生虫后产生部分保护性免疫力，不足以清除体内的寄生虫，但却具有一定的抵御再感染的能力。寄生虫感染的免疫多属此类型。

通常，非消除性免疫导致大多数寄生虫感染表现为慢性过程，并可发生反复感染或复发，因而传染源持续存在，容易引起地方性流行。

（四）寄生虫生活史及感染阶段

1. 寄生虫生活史

是指寄生虫完成一代的生长、发育、繁殖和宿主转换的全部过程。寄生虫完成生活史需要有适宜的宿主和外界环境条件，包括寄生虫的感染阶段侵入宿主，在宿主体内移行、寄生、离开宿主的方式以及所需的各种宿主或传播媒介等。

2. 寄生虫生活史的类型

寄生虫的种类繁多，生活史多种多样、繁简不一，大致可分为以下两种类型：

1）直接型：生活史中不需要中间宿主。寄生虫在宿主体内或自然环境发育至感染期后直接感染人。如小肠内的蛔虫和钩虫卵随粪便排出体外，在土壤中分别发育成感染性虫卵和感染性幼虫（丝状蚴），人是它们的唯一宿主。

2）间接型：生活史中需要中间宿主。寄生虫在中间宿主体内发育后，再侵入终宿主（包括人类），完成其生活史。如丝虫幼虫（微丝蚴）必须首先进入蚊虫体内，经发育成感染性幼虫后，随蚊子吸血侵入人体淋巴系统，才能发育为成虫。蚊子是其中间宿主，人为终宿主。

3. 寄生虫的感染阶段

寄生虫生活史中有多个发育阶段，只有某一（某些）阶段对人体具有感染性，这一（些）特定阶段称为感染阶段或感染期。

4. 感染途径和寄生部位

寄生虫感染阶段侵入宿主的途径包括经口、皮肤、呼吸道、节肢动物叮咬、输血和胎盘等，其中随食物、水等经口进入人体是寄生虫最常见的感染方式。

寄生虫感染阶段进入宿主后，有的直接到达寄生部位，如蛲虫和鞭虫的感染期虫卵经口进入人的消化道后可直接在肠内发育为成虫；有些寄生虫则需要经过体内移行最后到达寄生部位，如蛔虫的感染期虫卵经口进入人的消化道后，孵出的幼虫需要穿过肠壁并循一定的途径在体内移行，然后再返回到小肠内定居和发育为成虫。体内寄生虫的寄生部位可大致分为消化系统（如肠道、肝和胆管等）、循环系统（如血管和淋巴管等）、神经系统、呼吸系统、皮肤与肌肉、泌尿和生殖系统、眼部和细胞内等。

（五）寄生虫感染与寄生虫病

寄生虫侵入人体并在体内生长一定的时间，这种现象称为寄生虫感染。如感染者出现明显的临床表现，则称寄生虫病。

1. 寄生虫感染的特征

1）慢性感染与隐性感染：寄生虫感染以慢性感染为主。感染者在临床上出现一些症状后，不经治疗则逐渐转入慢性持续感染状态，并出现修复性病变，如血吸虫性肝纤维化的形成。

除感染利什曼原虫外，治愈后的寄生虫感染者对再感染没有抵抗力，即人体易发生再感染。反复发生的再感染，往往加重感染者的慢性病理损害，也会加重流行区人群寄生虫感染控制的难度。

隐性感染是指人体感染寄生虫后，既无明显的临床表现，也不能用常规方法检测到病原体的寄生现象。当宿主免疫功能不全时，例如长期使用抗肿瘤药物、免疫抑制剂或艾滋病患者，体内寄生虫增殖加快、致病力增强，出现严重临床症状。

2）多寄生现象：人体同时有两种或两种以上寄生虫寄生，称为多寄生现象，这种现象在消化道的寄生虫相当普遍。如蓝氏贾第鞭毛虫与钩虫、蛔虫同时存在时，其生长、繁殖受到抑制；而与微小膜壳绦虫同时感染时，则有利于蓝氏贾第鞭毛虫的生存。

3）异位寄生：异位寄生指寄生虫在常见寄生部位以外的器官或组织内寄生，常可引起异位损害。如卫氏并殖吸虫正常寄生于肺部，但也可寄生于腹腔、脑等处。

4）幼虫移行症：某些蠕虫的幼虫侵入非正常宿主——人，不能发育为成虫，长期以幼虫状态存在，在皮下、组织、器官间窜扰，造成局部或全身的病变，称幼虫移行症。根据幼虫侵犯的组织、器官及症状，可分为内脏幼虫移行症和皮肤幼虫移行症。

5）动物源性寄生虫病：动物源性寄生虫病是指在脊椎动物与人之间自然传播的寄生虫病。动物源性寄生虫包括原虫、蠕虫及弓形虫，也包括进入宿主皮肤或体内的寄生节肢动物，但不包括仅在宿主体表吸血或居留的节肢动物。目前已证实的动物源性疾病有 196 种，其中 91 种为寄生虫病。

2. 寄生虫病的临床表现

寄生虫病最常见的症状和体征包括发热、腹泻、贫血、过敏反应和肝脾肿大等。

1）发热：发热是许多寄生虫病最常见的临床表现。疟疾、急性血吸虫病、丝虫病、阿米巴肝脓肿、旋毛虫病、黑热病、肝吸虫病和蠕虫幼虫移行症等常出现明显的发热症状。

2）腹泻：许多肠道寄生虫能引起肠壁炎症、溃疡，导致血液和黏液渗入肠腔内形成腹泻。可引起腹泻的寄生虫有溶组织内阿米巴、蓝氏贾第鞭毛虫、隐孢子虫、血吸虫、姜片虫、旋毛虫、绦虫、鞭虫和粪类圆线虫等。

3）贫血：钩虫、疟原虫和杜氏利什曼原虫感染可引起严重的贫血，如钩虫病患者可出现低色素小细胞型贫血。

4）营养不良和发育障碍：寄生虫直接或间接地从人体获得营养，以维持其生长、发育与繁殖。当人体自身的营养状况较差时，可引起营养不良或恶性营养不良，甚至低蛋白血症。某些寄生虫病如钩虫病、日本血吸虫病还可引起儿童不同程度的发育障碍，严重者可导致侏儒症。

5）过敏反应：人体感染寄生虫后，常引起荨麻疹、血管神经性水肿、支气管哮喘等临床症状，严重者可因全身小血管扩张而引起过敏性休克。蠕虫感染多出现过敏反应，如血吸虫尾蚴性皮炎、蛔虫性哮喘和荨麻疹、包虫囊液引起的过敏性休克等。

6）肝大：许多寄生虫寄生在肝脏，常引起肝脏损伤并出现相应的症状和体征，肝大是寄生虫性肝损害常见的体征。如血吸虫虫卵可沉积在肝组织，引起虫卵肉芽肿和肝纤维化；肝大还是疟疾的体征之一。

7）脾肿大：脾肿大是脾脏因寄生虫直接或间接损害引起的显著体征，如黑热病、疟疾、血吸虫病均可出现脾肿大或巨脾症。

8）嗜酸性粒细胞增多：外周血及局部组织内嗜酸性粒细胞增多是蠕虫感染常见的临床表现。外周血嗜酸性粒细胞增多通常出现在侵袭组织器官的寄生虫感染，如蛔虫、并殖吸虫和管圆线虫感染。组织内嗜酸性粒细胞增多通常出现在寄生虫死亡部位，如皮下犬钩口线虫感染。当某些寄生虫侵入中枢神经系统时，在脑脊液中也可查见嗜酸性粒细胞，如广州管圆线虫、猪囊尾蚴在脑部寄生时。

9）其他：寄生虫病的其他临床表现包括皮肤损害、中枢神经系统损害、眼部损害等，这些临床表现与寄生虫虫种及侵袭部位有关。

（六）寄生虫病检验的目的和方法

1. 检验目的

寄生虫病检验的目的在于了解或确定受检者是否存在寄生虫感染，以明确诊断；或者是为了进一步鉴定虫种，以便进行鉴别诊断；或者是为了考核疗效，了解防治效果等。因此，寄生虫病检验不仅在临床上不可忽视，而且也是寄生虫病防治或监测工作的一个重要组成部分。在寄生虫病防治效果考核（验收）中，寄生虫病检验结果通常是最主要的评价指标。

2. 检验方法

寄生虫病检验主要包括病原学检验、免疫学检验及分子生物学检验等三个方面。病原学检验是确诊的依据，免疫学和分子生物学检验则通常是在难于从送检标本中找到寄生虫病原体，或者是在需要进行早期诊断以及开展寄生虫病普查工作时采用的重要手段。

熟悉或掌握寄生虫学基本知识、基本理论和基本技能是做好寄生虫病检验工作的前提。寄生虫病检验的主要步骤是：

1）送检标本可靠：恰当的标本采集是寄生虫病实验诊断的最重要步骤。送检标本的采样，应根据患者的临床表现、流行病学信息、初步的临床诊断以及寄生虫的生活史来决定，如对来自血吸虫病疫区的发热患者，怀疑为急性血吸虫病，应收集患者的粪便做虫卵检查和毛蚴孵化检查。强调正确采集合理标本，注意标本的保存、运输、处理等环节，以保证送检标本可靠。

2）选择正确的检查方法：人体寄生虫种类繁多，大小各异，且生活史复杂，致病阶段和可被检获阶段各不相同，因此，必须选择正确的检查方法才能保证检测结果的可靠和可信。如蛲虫、鞭虫均是肠道寄生虫，但蛲虫雌虫是在感染者熟睡时，从肛门爬出后在肛门外产卵，因此，诊断蛲虫病采用透明胶纸法或棉签拭子法，于清晨解便前或洗澡前从肛周采样，检查虫卵，而不是像诊断鞭虫感染一样做粪便检查。

3）对检验结果进行鉴定或分析，报告力求正确。此外，对于大多数寄生虫病均可取患者血清进行免疫学或分子生物学检验，但在某些寄生虫病（如肺孢子虫病）患者血清中，不仅很难检测到循环抗体，而且也很难检测到循环抗原或 DNA 片段，这是值得注意的。

二、阿米巴病

（一）溶组织内阿米巴形态与生活史

溶组织内阿米巴生活史中有滋养体和包囊两个阶段。

1. 形态

1）滋养体：在新鲜阿米巴痢疾患者黏液血便或阿米巴肝脓肿穿刺液中，可见其运动活泼、形态多变，虫体直径为 $20 \sim 40\ \mu m$。内外质分界清楚，外质透明，向外伸出舌状或指状伪足。内质颗粒状，内有细胞核、食物泡，可见被吞噬的红细胞、白细胞和细菌。虫体经铁苏木素染色后，细胞核结构清楚，呈蓝黑色、泡状，核膜内侧缘有一层排列整齐、大小均匀的核周染色质粒，核仁小，常居中，其与核膜之间隐约可见纤细的网状核纤丝。

2）包囊：球形，直径为 $10 \sim 20\ \mu m$，囊壁较厚。碘液染色后，囊壁光滑透明呈黄色，内含 $1 \sim 4$ 个核。未成熟包囊含核 $1 \sim 2$ 个，有糖原泡，呈棕红色，拟染色体呈棒状。成熟包囊有 4 个核，糖原泡和拟染色体多已消失。经铁苏木素染色的包囊，核结构清楚，与滋养体相似但稍小，拟染色体呈蓝黑色棒状，两端钝圆，糖原泡为空泡状。

2. 生活史

溶组织内阿米巴生活史简单，其基本过程是包囊→小滋养体→包囊。四核包囊是感染期，人若食入被四核包囊污染的水和食物后，包囊能抵抗胃酸的作用，在小肠下段碱性消化液的作用下，囊壁变薄，出现微孔，虫体脱囊而出，形成囊后滋养体，此期甚短，随即分裂成八个单核小滋养体。小滋养体寄生在回盲部的结肠黏膜和肠腺窝内，以肠内黏液、细菌及消化的食物为营养，以二分裂法增殖。当小滋养体随肠内容物移动到横结肠时，由于营养物质减少、水分被吸收、粪便成形等肠内环境的改变而停止活动，排出内容物，虫体团缩变圆，进入囊前期，随后胞质分泌囊壁，形成包囊，随成形粪便排出。早期只有一个核，经分裂形成双核和四核包囊。当宿主肠蠕动加快时，未来得及形成包囊的小滋养体也可随腹泻便排出，但很快死亡。四核包囊通过污染食物、水源再感染新宿主。

（二）致病与临床

1. 致病机制

溶组织内阿米巴滋养体通过对宿主细胞的黏附、溶细胞和蛋白水解酶的作用，以及对宿主抗体的抗性等发挥致病作用。

溶组织内阿米巴滋养体的表面蛋白以 260 ku 半乳糖/乙酰氨基半乳糖凝集素介导黏附到宿主的靶细胞上，通过 Ca^{2+} 结合蛋白和 Ca^{2+} 依赖的蛋白激酶等作用，以及滋养体含有的一种离子载体样蛋白插入靶细胞膜中，以单体低聚方式形成一种离子通道，使靶细胞内游离的钙浓度明显升高而溶解细胞。同时，滋养体黏附到靶细胞后一系列蛋白水解酶，包括胶原酶、中和蛋白酶等分解细胞外基质；糖苷酶和神经氨酸酶可降解结肠黏蛋白，使靶细胞表面的糖蛋白膜受损。这些因素均可造成肠阿米巴病腹泻和血便等症状和肠外阿米巴病的脓肿。

溶组织内阿米巴滋养体分泌的半胱氨酸蛋白酶为虫体最丰富的蛋白酶，其不但可溶解宿主组织，并对宿主分泌的 IgA 和 IgG 都具降解作用，以防止这些抗体结合到滋养体上，也能降解补体 C3 为 C3a，以抵抗补体介导的抗炎作用。另外，其所分泌的黏附凝集素也可抑制补体 C8 和 C9 的集合，这些既可能是虫体的一种免疫逃避的方式，又是虫体的主要致病机制。另外，肠内菌群可影响滋养体的毒力，例如某些革兰阴性菌可以增强滋养体的毒力，滋养体可利用附着虫体表面的细菌甘露糖结合凝集素以增强其对宿主细胞的溶解作用等。

一般在宿主健康的情况下，阿米巴在肠腔中对宿主的损害可能较轻，当宿主因饮酒、食物中毒、营养不良或饮食不节等原因造成肠蠕动失常而不通畅时，可诱发滋养体的侵袭，尤其是虫体在回盲瓣的滞留，可加剧其侵袭程度。滋养体对肠道的损害，是从局部肠黏膜损伤和黏膜下小脓肿，继而发展为黏膜下层液化坏死灶，形成口小底大的烧瓶样溃疡。溃疡多见于回盲部及乙状结肠，病灶自数毫米至 10 mm，严重溃疡可达肌层，邻近溃疡融合致使大片黏膜脱落。如果溃疡穿破肌层至浆膜，亦可穿破肠壁，造成局限性腹腔脓肿或弥漫性腹膜炎。在肠黏膜下层或肌层的滋养体一旦进入血流，经门静脉血流进入肝脏，或直接扩散，引起继发性阿米巴肝脓肿。肠壁溃疡病灶内的滋养体也可经血流或直接经横膈向胸腔穿破入肺而致肺脓肿；侵入纵隔、心包，甚至脑、脾等部位均可引起局部脓肿。腹腔局部脓肿近邻体表，脓肿也可穿孔侵袭皮肤而发生阿米巴皮肤溃疡；如累及生殖器官，则可引起阿米巴性阴道炎或前列腺炎等。

2. 临床表现

溶组织内阿米巴感染后，潜伏期一般约2周，短者仅2天。可表现为起病突然或隐匿，呈暴发性或迁延性，临床上分肠阿米巴病和肠外阿米巴病。

1）无症状感染者：仅在粪检时可查见包囊。溶组织内阿米巴感染者中只有极少数为无症状者，已有报道认为这些无症状的包囊携带者一般在年内会出现结肠炎症状。实际上，无症状包囊携带者中有90%为迪斯帕内阿米巴的感染。

2）肠阿米巴病

（1）急性肠阿米巴病：起病缓慢，临床症状有腹部不适、腹痛、腹泻，每日大便数次至10次左右，量多。若病变发生在盲肠部位，则呈单纯性腹泻，在粪便中可找到溶组织内阿米巴滋养体，此时为非痢疾性阿米巴结肠炎。如病变发生在乙状结肠和直肠，则痢疾症状较明显，大便呈脓血便，以血便为主，呈暗红色或紫红色，有时呈烂肉样，常有腐败腥臭味，此时为阿米巴痢疾。全身症状不明显，常无发热，偶有间歇性发热，持续性高热常提示合并细菌性感染。

（2）暴发性肠阿米巴病：起病急剧，患者中毒症状明显，呈重病容，衰弱，高热可达40℃，可有剧烈腹痛、腹泻，次数在每天15次以上，为脓血便，镜检易找到滋养体。此型多见于儿童、孕妇、营养不良及应用肾上腺皮质激素者。此型患者发生肠出血及肠穿孔的危险性较大，如不及时抢救，患者常死于毒血症。

（3）慢性肠阿米巴病：常由急性肠阿米巴病治疗不彻底而引起，临床上常呈间歇性发作，间歇期常无任何症状，但在过度劳累、饮食不当等诱因下引起发作。发作时患者每天腹泻3~5次，呈黄色糊状便，带有少量黏液和血液，也可为脓血便，有时也可与便秘交替发生。病程可持续数月或更长。

3）肠外阿米巴病

（1）阿米巴性肝脓肿：是肠道阿米巴感染的并发症。阿米巴原虫是从结肠溃疡侵入门静脉所属分支而进入肝内的。阿米巴肝脓肿绝大多数是单发的，主要应与细菌性肝脓肿鉴别。阿米巴肝脓肿可发生于溶组织内阿米巴感染数周至数年之后，多因机体免疫力下降而诱发。寄生在肠壁的溶组织内阿米巴大滋养体可经门静脉直接侵入肝脏。其中，大部分被消灭，少数存活的大滋养体继续繁殖，引起小静脉炎和静脉周围炎。在门静脉分支内，大滋养体的不断分裂繁殖可而引起栓塞，并通过其伪足运动、分泌溶组织酶的作用造成局部液化性坏死，形成小脓肿。随着时间的延长，病变范围逐渐扩大，使许多小脓肿融合成较大的肝脓肿。从大滋养体入侵肝脏至脓肿形成常需历时1个月以上。肝脓肿通常为单个大脓肿。由于大滋养体可到达肝脏的不同部位，故亦可发生多发性肝脓肿。肝脓肿大多位于肝的右叶，这与盲肠及升结肠的血液汇集于肝右叶有关。少部分病例可位于肝的左叶，亦可左右两叶同时受累；脓肿的中央为坏死灶，含红细胞、白细胞、脂肪、坏死的肝组织及夏科—莱登晶。脓肿周围纤维组织增生而形成薄壁。有活力的大滋养体都附着于壁上组织中。在脓腔中央的大滋养体多已失去活力或死亡。由于在肝脓腔中缺乏形成包囊的条件，因此不可能发现包囊。肝脓肿呈局限性占位性病变，其他肝组织正常。当肝脓肿发生继发性细菌感染时，可从脓液中分离到细菌，脓液转呈土黄色或黄绿色，臭味较浓。若阿米巴肝脓肿不能及时诊治，可发生穿破而造成脓液外泄，引起腹膜炎。

多有阿米巴肠病或腹泻病史，一般发生于腹泻后 1~2 周或一个月。①发热：早期多有畏寒发热，一般为 38~39℃，热型不规则，以间歇热或弛张型居多，脓肿形成后常为低热或无发热。继发感染或脓肿穿破时可出现稽留性高热及寒战。②肝区疼痛及肝大：多为肝区持续性钝痛。有时向右肩部放射，肝区叩击痛及局部压痛明显。③全身症状：患者常伴乏力、食欲缺乏、恶心等。可出现轻度黄疸。④并发症：脓肿穿破至胸腔可引起脓胸、肺脓肿或支气管瘘，穿破至腹腔可产生腹膜炎，左叶肝脓肿可穿破至心包引起心包炎。

（2）肺阿米巴病：较少见，常继发于右上叶肝脓肿向胸腔破溃，或由肠阿米巴经血行播散造成。肺脓肿多见右下叶，患者主要表现有胸痛、呼吸困难、咳嗽和咳巧克力样痰，病死率较高。

（3）脑阿米巴病：虽较少见，但起病急，预后差。常合并有肝脓肿，多是大脑皮质的单个脓肿，可发展成脑膜脑炎。临床症状有头痛、呕吐、眩晕、精神异常等，重症患者若不及时治疗，可在 12~72 小时死亡。

（三）实验室检测

1. 病原学检测

1）生理盐水涂片法：取急性痢疾患者的脓血便、阿米巴肠炎的稀便检查活动的滋养体。要求做到两点，即标本必须新鲜、送检愈快愈好。标本置于 4℃ 环境中不宜超过 4~5 小时。典型阿米巴痢疾的粪便具有五个特点：①粪便为酱红色黏液样。②具腥臭味。③黏液中有粘集成团的红细胞和较少的白细胞。④有时可见菱形的夏科—莱登结晶。⑤有活动的滋养体。

2）硫酸锌离心浮聚法：取粪便约 1 g，加 10~15 倍的水，充分搅拌，滤去粗渣，置离心管内，反复离心沉淀 3~4 次，至水清为止，倾去上液。在沉渣中加入比重为 1.18（浓度为 33%）的硫酸锌液少许，调匀后再加硫酸锌液，随加随调匀，加于离管口约 1 cm 处，离心沉淀约 1 分钟，用金属环取表面的粪液于载玻片上或加碘液 1 滴镜检。本法适于检查原虫包囊和蠕虫卵。

3）汞碘醛离心沉淀法：取粪便约 1 g（约黄豆大小），加适量（约 10 ml）汞碘醛液，充分调匀，用两层脱脂纱布过滤去粗渣，置离心管中，再加乙醚 4 ml，摇约 2 分钟，静置 2 分钟，2 000 r/min 离心 1~2 分钟，即分成乙醚、粪渣、汞碘醛、沉淀物四层，弃去上三层，取沉淀物镜检。本法适用于检查粪便中的原虫包囊及滋养体。

临床上不典型的迁延型阿米巴病较为多见，带虫者排出包囊呈间歇性，无症状患者的病变不限于盲肠和升结肠，常规湿涂片及固定染色涂片的检出率很低，一次检出率往往不超过 30%。但间隔 1 天以上的 3 次送检，检出率可提高到 60%~80%，5 次送检检出率可在 90% 以上。

在粪便内检查阿米巴滋养体或包囊时，应与非致病性阿米巴（如结肠内阿米巴等）、其他原虫和巨噬细胞等相鉴别。

4）包囊的碘液染色：用滴管吸取 1 滴碘液置于载玻片中央，再用牙签或火柴杆取少许粪便在碘液中涂匀，加上盖玻片，用高倍镜观察包囊。包囊染成淡棕色，圆球形，囊壁发亮，有 1~4 个细胞核，呈小亮圈状。在单核或双核包囊内，糖原泡染成棕色，边界不明显，染色体呈亮棍状。应注意溶组织内阿米巴包囊与人酵母菌、脂肪滴的鉴别。人酵母菌形状大小不等。内有较大的空泡；脂肪滴的反光性较强，不着色，内无任何结构。

5）铁苏木素杂色法：Schaudinn 液或聚乙烯醇固定后，用铁苏木素杂色法染色，可见：滋养体的核仁和核膜为深蓝黑色，核仁与核膜之间色淡清晰，核膜内染色质粒均匀分明；细胞质为蓝色，食物泡呈深蓝色，红细胞呈红色，包囊呈蓝色，核仁、核膜、染色质粒同滋养体样；拟染色体呈深蓝黑色，糖原泡呈空泡状（因在染色过程中糖原泡已被溶解之故）。本法适用于检查肠内原虫。标本适于长期保存。

6）培养法：可采用洛克液营养琼脂培养基法。以无菌操作向每斜面培养管内加入洛克液 2 ml、灭活兔血清 0.5 ml、消毒米粉、青霉素和链霉素少许，室温中预温 15 分钟后可进行接种含有溶组织阿米巴滋养体或包囊的排泄物，置 35~37℃ 温箱中，24~48 小时后检查、转种。

7）组织检查：可用乙状结肠镜或纤维结肠镜直接观察，观察黏膜溃疡，同时可做活检或刮拭物涂片或压片镜检。活体标本必须取材于溃疡边缘或者在深层刮取标本。脓腔穿刺应取材于壁部，此处易发现滋养体，同时应注意脓液性状特征。必要时，还可刮取活组织，以 5% 甲醛固定、切片、染色制成标本，镜检滋养体。

应注意患者用药情况、治疗措施等对滋养体检查的影响。若服用了杀虫剂、抗生素、收敛剂、泻剂、高或低渗灌肠溶液、钡餐等或有自身尿液污染标本时，均可导致抵抗力较弱的滋养体死亡，并影响检出率。

2. 免疫学诊断　最常用的是检测特异性抗体，但抗体在患者痊愈后仍可持续较长时间，因此常用于流行病学调查。而 ELISA 抗体滴度在患病后几个月内即可转阴，提示一旦抗体转阴，有急性感染存在的可能。IFA 在溶组织内阿米巴感染的诊断上有一定意义，因为一般在痊愈后半年至一年其抗体滴度可明显下降或转阴。阿米巴肝脓肿者中血清抗体阳性率可在 95% 以上，但是，有时无症状的溶组织内阿米巴感染者，其血清抗体也可为阳性。因此，免疫诊断只能作为临床辅助诊断。已有报道认为，采用重组抗原检测抗体，其敏感性和特异性均在 90% 以上。

3. 核酸诊断

采用 PCR 技术诊断溶组织内阿米巴感染，是近年发展较快而且较为有效、敏感和特异的方法。选择具有高丰度的基因序列设计引物，对标本物中溶组织内阿米巴 DNA 进行扩增，扩增产物进行电泳分析，予以鉴别。目前认为，可根据编码溶组织内阿米巴 29 ku/30 ku 富半胱氨酸抗原的基因，设计出具有良好特异性和敏感性的引物，用于溶组织内阿米巴感染的分子诊断技术。

4. 其他检查

X 线检查对肠外型阿米巴病诊断有重要参考价值。超声波、放射性核素扫描、CT 和 MRI 对肝脓肿、肺脓肿或脓胸都有诊断价值。

对于肠道内溶组织内阿米巴和迪斯帕内阿米巴的鉴别方法，目前主要是采用同工酶分析、ELISA 和 PCR 技术。以溶组织内阿米巴 260 ku 乙酰氨基半乳糖凝集素作为靶抗原，用单克隆抗体对血和粪便样本进行检测，其敏感性和特异性可达到88%和99%。WHO专门委员会建议：①显微镜下检获含四核包囊应鉴定为溶组织内阿米巴/迪斯帕内阿米巴；②粪中检获含红细胞的滋养体，应高度怀疑为溶组织内阿米巴感染；③血清学检查为高滴度阳性结果，应高度怀疑是溶组织内阿米巴感染；④阿米巴病仅由溶组织内阿米巴引起。

三、滴虫病

(一) 滴虫形态与生活史

生活史仅有滋养体一个发育繁殖期。

新鲜标本中的滋养体为梨形或圆形的鞭毛虫，大小为（10～30）×（5～15）μm。无色透明。借其前端的鞭毛以及体侧的波动膜而运动。轴柱贯穿虫体并从末端伸出，常附有表皮细胞和颗粒性物质。

虫体染色后，为梨形，波动膜在其体侧面，虫体前端有毛基体，发出鞭毛五根，其中四根向前伸出成为前鞭毛，一根附着于虫体侧面波动膜的边缘，向后伸展。波动膜约为体长的1/2。细胞核在虫体前部，椭圆形，有显著的核膜，核质具有分布均匀的染色质。细胞质也具有染色质粒，在轴柱的两侧分布较多。

阴道滴虫生活史简单，仅有滋养体以二分裂法繁殖。滋养体在外界生命力强，为本虫传播、感染时期，通过直接或间接方式传播。主要寄生在阴道，也可寄生在尿道、在男性主要寄生在前列腺及尿道。

(二) 致病与临床

滴虫性阴道炎的发病与阴道内环境关系密切。健康女性的阴道内有乳酸杆菌存在，能酵解上皮细胞内的糖原产生乳酸，使阴道内保持酸性环境（pH值为3.8～4.4），从而抑制其他细菌的生长繁殖，称为阴道自净作用。滴虫寄生后，可阻碍乳酸杆菌的酵解作用，使乳酸生成减少，使阴道内pH值转变为中性或碱性。

有利于滴虫的大量繁殖，并会引起继发性细菌或真菌感染，致阴道黏膜炎症，出现阴道壁黏膜充血、水肿，上皮细胞变性脱落，白细胞浸润等。

此外，阴道毛滴虫的分泌物可能与病变程度有关。研究显示，阴道毛滴虫对哺乳动物细胞有接触依赖性细胞病变效应，如虫体分泌的细胞离散因子能够促使体外培养的哺乳动物细胞离散，可能也会使阴道上皮细胞脱落。细胞离散因子可能是阴道毛滴虫毒力的标志，其生成量与病变程度有关。

滴虫性阴道炎的临床症状还受阴道内雌激素浓度的影响，雌激素浓度越低，临床症状越重，其原因可能是β-雌二醇能降低细胞离散因子的活性。因此，在治疗滴虫性阴道炎时，若在阴道内置入雌激素丸剂，可提高局部雌激素浓度，减轻临床症状，达到协同治疗的效果。

阴道的病变程度与滴虫感染度以及继发感染等因素有关，轻度感染者的阴道黏膜可无异常。多数女性感染者的症状不明显或无临床症状。最常见的临床症状为白带增多，外阴瘙痒，或有烧灼感。用阴道内镜检查可见分泌物增多，呈灰黄色泡沫状，或乳白色液体。合并细菌感染时，白带中有脓液，或有粉红色黏液。阴道壁黏膜呈弥散性充血和鲜红色点状损害，或仅见片状充血。若感染累及尿道，患者出现尿频、尿急、尿痛等症状。少数病例可见膀胱炎。有学者认为阴道毛滴虫感染与宫颈肿瘤的发生有关。

在自然分娩过程中，婴儿可能经产道感染滴虫，引起呼吸道和眼结膜炎症。

男性感染者常无临床表现，有时在尿道分泌物或精液内可查见虫体。当感染累及前列腺或输尿管高位时，可出现尿痛、尿急、尿痛，前列腺肿大、触痛以及附睾炎症。男性带虫者尿道的稀薄分泌物内常含虫体，可使配偶重复感染。此外，阴道毛滴虫可吞噬精子，或滴虫感染阴道分泌物增多可影响精子活力，导致男性不育症。

（三）实验室检测

1. 病原学检测

1）生理盐水涂片法：是常规的检查方法。以消毒的棉拭子在阴道后穹隆、子宫颈及阴道壁上拭取分泌物，置于含有 1~2 ml 温暖生理盐水的小试管内，取 1~2 滴于载玻片上镜检。本法简便、快速、检出率高，因此在临床上和普查时常用。应注意，在冬天要做好保温并检查迅速，以防因滋养体受冷而活力降低，从而增加了鉴别的困难。

2）涂片染色法：将阴道分泌物涂成薄膜，瑞氏或姬氏染色，镜检。此法不仅能观察滋养体，还能观察阴道的微生物相和清洁度。

2. 免疫学检测

用 ELISA 或 LAT（胶乳凝集试验），检测阴道分泌物中的阴道毛滴虫抗原。这是一种很有发展前途的方法。

四、贾第虫病

（一）蓝氏贾第鞭毛虫形态及生活史

生活史有滋养体和包囊两个不同的发育阶段。

滋养体长宽为 (9.5~21) × (5~15) μm，形状似纵切的半个洋梨，前端钝圆，后端渐变尖细，背面为半球形，腹面扁平。腹面的前半稍向内凹陷，形成吸盘。滋养体借吸盘的作用吸附在肠黏膜上。虫体有四对鞭毛。依靠这些鞭毛的摆动，滋养体在新鲜生理盐水标本中，可以做直线运动，同时本身不断翻转。

滋养体经染色后可见有一对卵圆形的泡状细胞核，一对轴柱和四对鞭毛。核并列在吸盘状陷窝的底部，在两核之间有鞭毛基体。鞭毛按其位置可分为前、中、腹及后鞭毛。在轴柱的中部，有一对付基体。本虫滋养体无胞口，细胞质也无食物泡，以渗透方式，从体表吸取营养物质。

包囊为椭圆形，囊壁厚，大小为 (10~14) × (7.5~9) μm。囊壁与虫体之间有明显的空隙。未成熟的包囊内有两个核，成熟的包囊内有四个核，偏在一端。铁苏木素染色时，囊壁不着色，丝状物染成黑色，并有弯形的付基体。

滋养体主要寄生在人的十二指肠内，有时也可在胆囊内。以纵的二分裂法繁殖。如滋养体落入肠腔而随食物到达肠腔下段，当肠的内容物逐渐变干时，它们就变成包囊。一般在成形粪便中只能找到包囊。滋养体可在腹泻时发现。包囊对外界的抵抗力较强，是传播的主要时期。当包囊被人吞食到达十二指肠后脱囊而成为滋养体。

（二）致病与临床表现

1. 致病

不同虫株以及相同虫株表达不同表面抗原的克隆之间的致病力是不同的。由于大量虫体的覆盖和吸盘对小肠黏膜表面的机械性损伤，以及原虫分泌物和代谢产物对肠黏膜微绒毛的化学性损伤，破坏了肠黏膜的吸收功能，使得维生素 B_{12} 吸收减少；虫体寄生数量多时，与宿主竞争营养，可造成宿主营养不良。以及细菌的协同作用等都是贾第虫致病的主要原因。

1）虫株致病力：不同的虫株具有不同的致病力，如 GS 株比 ISR 株的感染性强。

2）宿主免疫力：免疫缺陷者、丙种球蛋白缺乏者、分泌型 IgA 缺乏者、胃酸缺乏者不仅容易感染贾第虫，而且可出现慢性腹泻和吸收不良等严重临床症状。胃肠道分泌的 IgA 有清除肠道原虫的作用，但贾第虫滋养体能够分泌降解 IgA 的蛋白酶，使得该虫可以在小肠内寄生、增殖，从而致病。肠道中沙门菌、痢疾杆菌感染可加重贾第虫病，使病程延长。

3）二糖酶缺乏：二糖酶减少可加重小肠黏膜病变、造成腹泻。动物实验表明，在二糖酶水平降低时，贾第虫滋养体可直接损伤小鼠的肠黏膜细胞，使小肠微绒毛变短，甚至扁平。有研究证明贾第虫病患者就存在二糖酶减少的现象。

滋养体吸附、嵌入肠黏膜上皮细胞表面。大量虫体寄生时还可侵入肠黏膜。小肠黏膜呈现典型的卡他性炎症，黏膜固有层可见急性炎性细胞（多形核粒细胞和嗜酸性粒细胞）和慢性炎性细胞浸润，绒毛变粗，上皮细胞坏死脱落等。上述病理改变是可逆的，治疗后可恢复正常。

2. 临床表现

典型患者表现为以腹泻为主的吸收不良综合征，腹泻呈水样性，量多、恶臭、无脓血、含较多脂肪颗粒，以及胃肠胀气、呃逆和上中腹部痉挛性疼痛等急性期症状。这时要注意与急性肠阿米巴病、细菌性痢疾、食物中毒、急性病毒性肠炎和毒性大肠杆菌引起的腹泻进行鉴别。儿童患者可由于腹泻，引起贫血及营养不良，导致生长滞缓。急性期若不及时治疗，可转为亚急性期，表现为间歇性排粥样恶臭软便，伴腹胀、痉挛性腹痛、恶心、厌食等消化道症状。一旦发展为慢性期反复发作，表现为周期性稀便、恶臭，病程可达数年。艾滋病等免疫功能低下者，容易产生慢性腹泻和吸收不良等临床症状，故贾第虫也是机会致病性原虫。

当滋养体寄生于胆囊、胆管时，可引起胆囊炎、胆管炎。目前对此观点已有不同看法。认为这是在十二指肠液或胆汁液引流过程中，虫体从肠壁脱落入引流液，而误认为是虫体寄生于胆管。实际上，滋养体可能并不寄生于胆囊或胆管。

（三）实验室检测

1. 病原学检测

1）粪便检查：从粪便中查到滋养体或包囊是临床常用的简单可靠的诊断方法。腹泻便查滋养体用生理盐水涂片法，成形便使用碘液染色法查包囊，也可用醛醚浓集法来提高包囊检出率。由于包囊形成有间歇性，故应隔日查 1 次，连查 3 次以上为宜。

2）十二指肠液或胆汁检查：粪检多次阴性，临床上又不能完全排除此虫感染，引流十二指肠液或胆汁镜检，可提高检出率，但此法患者较痛苦，不易接受。近年来采用肠检胶囊法代替本法，方法简便易行，患者易于接受，效果好。

3）小肠活组织检查：利用内镜取活组织进行压片或切片染色检查。此法敏感而可靠，可用于诊断有困难的病例。

2. 免疫学检查

免疫学检查有较高的敏感性和特异性，常用的有 ELISA 和 IFA 等方法。ELISA 阳性率较高，一般只作为临床辅助诊断，更适宜的是用于流行病学调查。IFA 的阳性率较 ELISA 高，与十二指肠引流液检查的符合率可达 100%，但一般只适用于个例的诊断，不能替代病原检查。

3. 分子生物学方法

用标记的贾第虫滋养体基因组 DNA 或重组克隆的 DNA 片段制成的 DNA 探针，对粪便样本中贾第虫的检测具有较高的敏感性和特异性，但目前此法还不能替代常规的病原检查广泛应用于临床。

五、疟疾

（一）疟原虫形态及生活史

1. 形态

疟原虫透明无色，基本构造为核、胞质和胞膜。用吉姆萨或瑞氏染剂染色后，在光学显微镜下可见核染成红色，胞质为蓝色，疟原虫分解血红蛋白后的代谢产物——疟色素不着色，仍保持原来的棕褐色、黄棕色或黑褐色。现以间日疟原虫为例，将薄血膜中的形态描述如下：

1）小滋养体（环状体）：胞质较小，呈环状，中间为一空泡。胞核小，位于虫体一侧，颇似戒指的红宝石，故称环状体。环状体是疟原虫侵入红细胞的最早阶段。

2）大滋养体：由小滋养体发育而来，虫体变大，胞质增多，有时伸出伪足，形态多变，有 1 个或 2～3 个空泡，核 1 个。胞质中出现疟色素。被寄生的红细胞体积胀大，颜色变浅，并出现细小的被染成红色的薛氏点。

3）裂殖体：大滋养体发育成熟，虫体变圆，空泡消失，核开始分裂，有两个以上的核，但胞质不分裂，疟色素分散，称为未成熟裂殖体。核继续分裂，胞质也随之分裂，每一个核被部分胞质包绕，形成 12～24 个椭圆形的裂殖子，疟色素集中成团，虫体充满胀大的红细胞，称为成熟裂殖体。

4）配子体：疟原虫经过数次红细胞内裂体增殖后，部分裂殖子侵入红细胞后不再进行裂体增殖，而发育为配子体。配子体圆形或椭圆形，胞质无空泡，疟色素均匀分布于虫体内，核 1 个，有雌雄之分：雌配子体，虫体较大，胞质致密，深蓝色，疟色素多而粗大；核小，较致密，深红色，多位于虫体一侧。雄配子体，虫体较小，胞质稀薄，浅蓝而略带红色；核大，较松散，淡红色，多位于虫体中央。被寄生的红细胞胀大，有薛氏点。

2. 生活史

寄生人体的 4 种疟原虫生活史基本相同，均需要人和雌性按蚊 2 个宿主。在人体内先后寄生在肝细胞和红细胞内，进行裂体增殖，在红细胞内分化出配子体，完成无性生殖世代和有性世代的初期发育。在按蚊体内，完成配子生殖和孢子增殖。

1）在人体内的发育过程（裂体增殖）：疟原虫（成熟的孢子体）借按蚊吸血进入人体后，迅速在血流消失，而进入肝细胞进行裂体增殖。这时红细胞内还没有疟原虫寄生，所以把这个发育阶段称为红细胞前期。在肝细胞内经多次裂体增殖形成的裂殖子，一部分侵入血流进入红细胞内进行裂体增殖，称为红细胞内期；一部分裂殖子又进入肝细胞内增殖，称为红细胞外期。红细胞外期是引起疟疾复发的原因。

疟原虫在红细胞内裂体增殖，经历呈环状的早期滋养体和阿米巴状的晚期滋养体后进行核分裂成为裂殖体，细胞质也随之分裂，形成多数裂殖子。恶性疟的晚期滋养体和裂殖体期仅存在于内脏和皮下脂肪层的微血管内。裂殖子成熟后，红细胞破裂，释出的裂殖子又侵入新的红细胞继续进行裂体增殖。自裂殖子侵入至红细胞破裂，释放出新一代裂殖子的过程，叫裂体增殖周期。经数次裂体增殖后，一部分裂殖子不再继续进行裂体增殖，而发育成配子体。配子体在人体内不再发育，如不被按蚊吸入蚊体，则仅能生存 10～40 天。

2）在蚊体内的发育过程（孢子增殖）：疟原虫的雌雄配子体，在按蚊吸血时进入体内，经配合后，发育繁殖成数以千计的孢子体。成熟的孢子体钻入唾液腺，在按蚊叮吸血时乘机侵入人体。

（二）致病与临床

疟原虫红细胞内期是主要致病阶段。红细胞外期的疟原虫对肝细胞虽有损害，但常无明显临床症状。

1. 潜伏期

子孢子侵入人体到疟疾发作前这段时间称为潜伏期，包括子孢子侵入肝细胞、红细胞外期发育成熟所需时间，加上疟原虫经数代红细胞内期裂体增殖达一定数量所需时间的总和；如为输血感染疟疾则仅需后一段时间。

疟原虫潜伏期长短主要取决于疟原虫的种、株的生物学特性，也与感染疟原虫的数量与方式、机体免疫力以及服用抗疟药等有关。在我国，不同种株间日疟原虫的潜伏期长短差别明显，短潜伏期为 8～31 天，长潜伏期 6～12 个月，甚至 2 年，这与速发型子孢子和迟发型子孢子在人体肝细胞内的发育时间有关。潜伏期的长短一般间日疟短为 11～25 天，长为 6～12 个月，个别可长达 625 天。恶性疟潜伏期为 7～27 天，三日疟为 18～35 天。但侵入人体疟原虫数量多，或经输血输入大量无性体，或机体免疫力降低时，潜伏期常较短；服抗疟药者潜伏期可能延长。

2. 疟疾发作

疟原虫的致病阶段是红内期各阶段。发作是由红内期的裂体增殖所致。疟疾的一次典型发作表现为寒战、高热和出汗退热 3 个连续阶段。引起发作的血中疟原虫数量的最低值称为发热阈值。间日疟原虫发热阈值为 10～500 个/μl 血，三日疟原虫为 140 个/μl 血，恶性疟原虫为 500～1 300 个/μl 血。引起发作的原因主要是红内期成熟裂殖体胀破红细胞，大量的裂殖子、疟原虫代谢产物、残余的和变性的血红蛋白以及红细胞碎片一并进入血流，其中一部分被巨噬细胞、中性粒细胞吞噬，刺激这些细胞产生内源性致热原，与作为外源性致热原的疟原虫代谢产物共同作用于宿主下丘脑的体温调节中枢而引起发热。疟色素不是致热原。随着血内刺激物被吞噬和降解，机体通过大量出汗，体温逐渐恢复正常，进入发作间歇期。疟疾发作的周期性与红内期裂体增殖周期一致。典型的间日疟和卵形疟48小时发作一次；三日疟72小时发作一次；恶性疟36~48小时发作一次。但初发患者、儿童、不同种疟原虫混合感染及曾服过抗疟药者，发作的症状及周期性均不典型。随着机体对疟原虫产生的免疫力逐渐增强，大部分原虫被消灭，发作可自行停止。

3. 疟疾的再燃和复发

疟疾初发停止后，经过数周或数月，患者无再感染，体内残存的少量红内期疟原虫重新大量繁殖又引起的疟疾发作称为疟疾的再燃。再燃与宿主抵抗力和特异性免疫力下降及疟原虫抗原变异有关。疟疾患者红内期原虫已被彻底消灭，未经蚊媒传播感染，经过一段无症状的潜隐期，又出现疟疾发作，称为复发。临床上常难以区分再燃和复发。复发机制目前仍有争论，但一般认为由肝细胞内休眠子复苏，发育的裂殖子再进入红细胞内繁殖引起。子孢子休眠学说虽可较好解释疟疾的复发，但什么因素导致休眠子复苏尚不清楚。间日疟和卵形疟既有再燃又有复发。恶性疟原虫和三日疟原虫无迟发型子孢子，故恶性疟和三日疟只有再燃而无复发。

4. 并发症

疟疾的病理改变主要是单核—吞噬细胞系统增生所致。疟原虫在人体细胞内增殖，引起机体强烈反应，全身单核—吞噬细胞系统显著增生。血中单核细胞增多，血浆球蛋白升高。恶性疟原虫多在内脏微血管内增殖，以内脏受损为主，特别是脑部明显。随着疟疾发作次数的增加，患者可出现一系列并发症，可概括为以下几个方面：

1）贫血：疟疾发作数次后，出现贫血症状。发作次数越多，病程越长，贫血越重。红内期疟原虫直接破坏红细胞是疟性贫血的主要原因。此外，贫血还与以下因素有关：

（1）脾功能亢进：脾脏在健康人仅吞噬衰老和不正常的红细胞。当患疟疾时，脾脏肿大，巨噬细胞大量增加，巨噬细胞不仅吞噬受疟原虫感染的红细胞，还大量吞噬正常红细胞。由于红细胞被吞噬后，含铁血红素沉积于单核吞噬细胞系统中，铁不能被重复利用合成血红蛋白，更加重了贫血的程度。

（2）骨髓造血功能受抑制，红细胞生成减少。

（3）免疫性溶血：宿主产生特异性抗体，容易与疟原虫抗原形成抗原抗体复合物附着在正常红细胞上。免疫复合物可激活补体，引起红细胞溶解或被巨噬细胞吞噬。此外，由于红细胞被疟原虫寄生后，使隐蔽的红细胞抗原暴露，刺激机体产生自身抗体（IgM），导致红细胞破坏。

2）脾大：初发患者多在发作3~4天，脾开始大。脾大主要原因是脾充血和单核吞噬细胞增生。长期不愈或反复感染者，脾大十分明显。脾大可达脐下，重量由正常人的150 g至上千克，甚至3 000 g。早期抗疟治疗，脾可恢复正常。慢性患者，脾不能缩小到正常体积。

3）凶险型疟疾：无免疫力的或因各种原因延误诊治的疟疾患者，可因血中原虫数量剧增而出现凶险症状。主要表现为持续高热、抽搐、昏迷、重症贫血、肾功能衰竭等，来势凶猛，若不能及时诊治，死亡率很高。凶险型疟疾临床分脑型疟、胃肠型、厥冷型、超高热型。以脑型疟最常见也最危险。脑型疟大多数由恶性疟原虫所致，间日疟偶有发现。凶险型疟疾发病机制尚未确定，在机械阻塞学说、炎症学说、弥散性血管内凝血学说中，大多数学者支持机械阻塞学说。综合上述学说，引起凶险型疟疾的主要原因是：①恶性疟原虫繁殖快，裂殖子数目多；②机体缺乏免疫力；③被寄生红细胞表面出现突起，红细胞黏附在小血管内皮；④被寄生红细胞变性能力降低，在血管堆积，组织缺血、缺氧而坏死。

4）黑水热：有的疟疾患者突发寒战高热，继以全身酸痛、腰痛、头痛、呕吐，尿呈茶色至黑色，巩膜及皮肤黄染，肝、脾肿大并伴有压痛、贫血，病情发展迅速，数小时内出现溶血性黄疸，尿量减少，重者可在几天内死亡，称之为黑水热。多见于恶性疟，偶见于间日疟和三日疟。目前认为是抗红细胞抗体增加所致的自身免疫现象。

5）疟疾性肾病：多见于三日疟长期未愈者，以非洲儿童患者多见。主要表现为全身性水肿、腹水、蛋白尿和高血压，最后可导致肾功能衰竭。而且当成为慢性后，抗疟药治疗也无效。此综合征是由Ⅲ型变态反应所致的免疫病理性改变，多发生在有高效价疟原虫抗体和高水平 IgM 的患者。重症恶性疟患者有的也发生此症状，但临床表现较轻，药物治疗易愈。

6）其他类型疟疾：如先天疟疾、婴幼儿疟疾、输血性疟疾等。输血性疟疾是指由输血后引起的疟疾，临床表现与蚊传疟疾相似。其潜伏期长短与输血的原虫数、注射途径和受血者的易感性有关。库血贮存时间短于6天者最危险，7～12天较安全。当前输血较为普遍，血源复杂，对输血性疟疾应予以重视。

（三）免疫

1. 先天性免疫

先天性抵抗力由遗传所决定，无须感染即可存在。如西非黑人90%以上为 Duffy 血型抗原阴性，对间日疟原虫有完全的先天抵抗力，而东非大多数人为 Duffy 血型抗原阳性，间日疟的流行比较严重。原因是 Duffy 血型抗原阴性者红细胞膜上无间日疟原虫的受体，间日疟原虫不能侵入红细胞。又如，由于遗传基因所造成的镰状红细胞贫血患者或红细胞缺乏 G－6－PD 患者对恶性疟原虫具有抵抗力。

2. 获得性免疫

人体在疟原虫及其代谢产物刺激下诱发的主动免疫，孕妇经胎盘传递给胎儿的抗体，以及注射外源性抗体所产生的被动免疫，都是机体对疟原虫的特异性免疫。

3. 带虫免疫及免疫逃避

人体感染疟原虫后，大多能产生一定的保护性免疫力，对同种疟原虫的再感染具有抵抗力，但体内仍维持着低水平的原虫血症，机体的这种免疫状态属带虫免疫。这种免疫力不能长期持续，随着疟原虫在人体内的消灭而逐渐消失。

疟疾的带虫免疫显示了疟原虫既具有有效的免疫原性，同时部分原虫又具有逃避宿主免疫效应的能力，与宿主保护性抗体共存，这种现象称为免疫逃避。疟原虫免疫逃避的机制可能与以下因素有关：抗原变异，逃避宿主免疫系统的识别；多克隆 B 细胞的活化，相互竞争，干扰宿主的免疫效应；产生免疫抑制等。

（四）实验室检测

1. 病原学检测

1）血膜染色法：通常从患者耳垂或指端采血，制成厚、薄血膜，经姬氏或瑞氏染剂染色后镜检查找疟原虫，因其简便易行，结果可靠，至今仍是最常用的方法。该法虽然简便、成本低，但一般观察极限在 50 ~ 500 个原虫/μl 血，故原虫血症低于此值时，易产生误诊或漏诊。薄血膜中疟原虫形态完整，被感染红细胞未被破坏，容易识别和鉴别虫种，但原虫密度低时容易漏检。四种人体疟原虫红细胞内各期形态。厚血膜由于原虫集中易检获，其检出率是薄血膜的 15 ~ 25 倍，但制片过程中红细胞溶解，原虫形态有所改变，虫种鉴别较困难。厚血膜中四种疟原虫各期形态。厚、薄血膜各有优缺点，最好是一张玻片上同时制作厚、薄两种血膜。选择适宜采血时间对提高检出率是非常必要的，恶性疟在发作开始时、间日疟、三日疟在发作后数小时至十余小时采血为宜。

2）溶血离心沉淀法：不需特殊仪器设备，操作简便、快速，可提高检出率，实用于基层医院使用。

3）血沉棕黄层定量分析法（QBC）：原理是感染疟原虫的红细胞比正常红细胞轻，而比白细胞略重，离心分层后，集中分布于正常红细胞层的上部，白细胞之下层，在加入吖啶橙试剂后，用荧光显微镜观察结果。敏感性比普通镜检法高 7 倍，简便，快速。

2. 免疫学检测

1）循环抗体检测：主要用于疟疾的流行病学调查、防治效果评估及输血对象的筛选，仅作辅助诊断。常用方法有 IFA、间接血凝试验（IFA）和 ELISA 等。抗体检测对初发患者无早期诊断价值。

2）循环抗原检测：检测疟原虫循环抗原比检测抗体更能说明受检对象是否有现症感染。常用的方法有 RIA、抑制法 ELISA、夹心法 ELISA 等。

3）免疫浸条试验：原理是将特异的单抗固定一硝化纤维膜试验条上，检测血中恶性疟原虫特异的可溶性抗原需组氨酸蛋白 2（HRP2）。此法操作简便、快速、准确，仅用于恶性疟疾的诊断。

3. 分子生物学技术

随着分子生物技术的发展和推广应用，核酸探针和聚合酶链反应（PCR）已用于疟疾的诊断。

核酸探针用于恶性疟原虫的检测，敏感性高，国外学者 20 世纪 80 年代已研制的恶性疟原虫 DNA 探针，敏感性可达感染红细胞百万分之一的原虫密度。但操作烦琐费时且需要较高实验室条件，故难推广应用。

PCR 诊断疟疾的敏感性和特异性很高，能确诊现症患者。我国已建立了同时检测间日疟原虫和恶性疟原虫的复合 PCR 系统，可扩增出两种疟原虫的 DNA 片段，有助于诊断混合感染，可区分交叉反应，是有广泛应用前景的检测手段。

聚合酶链反应—酶联免疫吸附试验（PCR - ELISA），是 1993 年以来新兴的疟疾诊断方法。该法是应用生物素标记的可诱导 4 种疟原虫共有基因扩增的引物对未知样品进行扩增，后在已被应用 4 种疟原虫特异性基因探针包被的酶标板内进行杂交及显色试验。可在进行疟疾诊断的同时进行种属鉴定，能对多种疟原虫同时感染进行诊断。并且用滤纸片干血滴提取 DNA 可达同样效果。研究证明此法特异性高，敏感性强，检测极限达到 1.5 个/μl 血。此法主要缺点是实验成本高，限制了临床广泛应用。

六、弓形虫病

（一）弓形虫形态及生活史

1. 形态

弓形虫属顶端复合物亚门孢子虫纲真球虫目，是专性细胞内寄生的原虫。主要有三种形态。

1) 滋养体：在中间宿主有核细胞内分裂繁殖，是宿主急性感染阶段的虫体形态，呈纺锤形或椭圆形，以内二芽殖、二分裂及裂体增殖方式繁殖。快速增殖的滋养体又称速殖子，数个甚至十多个被宿主细胞膜包围的虫团称假包囊。在包囊内缓慢增殖或相对静止的阶段称缓殖子。急性弓形虫病病变组织中，速殖子可游离于细胞外，也可见于细胞内。速殖子大小为（4~7）μm×（2~4）μm，经瑞氏或姬氏染色后可见胞质呈淡蓝色，胞核紫红色，核位于虫体中央稍钝圆端，核常呈红色颗粒状。分裂中的虫体可见2 个胞核，此时速殖子变宽大而呈梭形。当速殖子增殖至一定数目时，宿主细胞膜破裂，速殖子释出，再侵入其他细胞继续繁殖。游离的滋养体呈弓形或新月形，活虫体无色透明，一端较尖，一端圆钝。

2) 包囊：圆形或椭圆形，直径5~100 μm 不等，为慢性感染阶段虫体在宿主组织内的存在形式，多见于脑、骨骼肌、心肌及眼内。包囊壁由虫体分泌形成，内含数个至数百个滋养体，称缓殖子。缓殖子形态与速殖子相似，但增殖缓慢。包囊破裂后释出的缓殖子可再侵入新的宿主细胞形成包囊，或形成假包囊进行快速增殖。

3) 裂殖体：寄生于终宿主猫科动物小肠绒毛上皮细胞内。成熟的裂殖体长椭圆形，内含4~29 个新月形裂殖子，呈扇状排列。

4) 配子体：由裂殖子发育而成。雄配子体圆球形，直径约10 μm，姬氏染色核呈红色，核质疏松；雌配子体圆形，直径15~20 μm，核小而致密，呈深红色。雌、雄配子体发育成熟后为雌、雄配子。

5) 卵囊：由雌、雄配子受精结合后的合子发育而来。圆形或椭圆形，直径10~12 μm，囊壁分2 层，光滑透明，刚排出时囊内含均匀的颗粒物质。成熟后卵囊内含2 个孢子囊，每个孢子囊内含4 个新月形的子孢子。卵囊是经猫粪便向外界传播的感染阶段。

弓形虫生活史包括有性生殖和无性生殖阶段。有性生殖仅见于终宿主猫科动物（主要为家猫）小肠上皮细胞内。无性生殖阶段在人及其他多种动物的有核细胞内，包括猫科动物肠上皮细胞及肠上皮细胞以外的其他有核细胞内进行。因此，弓形虫的中间宿主种类繁多，分布十分广泛，从爬行类、鸟类至哺乳类和人。猫既可作为终宿主，又可作为中间宿主。除此之外，弓形虫对寄生的组织细胞亦无选择性，除红细胞外，任何有核细胞均可被感染。

（二）致病与临床

1. 致病

弓形虫侵入人体后，经局部淋巴结或直接进入血液循环，造成虫血症。感染初期，机体尚未建立特异性免疫。血流中的弓形虫很快播散侵入器官，在细胞内以速殖子形成迅速分裂增殖，直到宿主细胞破裂后，逸出的速殖子再侵入邻近细胞，如此反复，发展为局部组织的坏死病灶，同时伴有以单核细胞浸润为主的急性炎症反应。在慢性感染期，只有当包囊破裂，机体免疫力低下时，才会出现虫血症播散，引起上述病变。弓形虫可侵犯人体任何器官，其好发部位为脑、眼、淋巴结、心、肺、肝和肌肉。随着机体特异性免疫的形成，血中弓形虫被清除，组织中弓形虫形成包囊，可长期在宿主体内存在而无明显症状。包囊最常见于脑和眼，次为心肌和骨骼肌。当宿主免疫力一旦下降，包囊破坏逸出的缓殖子除可播散引起上述坏死病变外，还可引起机体速发型变态反应，导致坏死和强烈的肉芽肿样炎症反应。

弓形虫感染后，可使宿主的 T 细胞、B 细胞功能受抑制，以致在急性感染期虽存在高浓度的循环抗原，但缺乏抗体。而且特异性抗体的保护作用有限。仍有再感染的可能。由于细胞免疫应答受抑制，T 细胞亚群可发生明显变化，症状明显者，T_4/T_8 比例倒置。NK 细胞活性先增强后抑制，但所起的免疫保护作用不明显。近年的研究发现干扰素、IL-2 均具有保护宿主抗弓形虫的作用。

2. 临床表现

多数是无症状的带虫者，仅少数人发病。该病临床表现复杂，轻者为隐性感染，重者多有多器官损害。

1）先天性弓形虫病：神经系统病变多见，婴儿可出现不同程度的智力发育障碍，智力低下，甚至出现精神性躁动。有作者报道，先天性弓形虫病精神发育障碍在存活婴儿中占90%，其中约70%表现为惊厥、痉挛和瘫痪；部分病儿有脑膜炎、脑炎或脑膜脑炎；患者常有嗜睡、兴奋、啼哭、抽搐及意识障碍等。先天性弓形虫病有脑部表现者预后很差，即使存活也常留有后遗症，如惊厥、智力减退、脉络膜视网膜炎及斜视、失明等。眼部病变可累及双眼，常侵犯脉络膜、视网膜，故可发生脉络膜视网膜炎。此外，尚有视神经炎、虹膜睫状体炎、白内障和眼肌麻痹等。

弓形虫垂直感染还可表现为流产、早产、死胎及多种先天性畸形，如脑积水、无脑儿、小头畸形、小眼畸形和硬、软腭裂及兔唇、无耳郭、无肛门、两性畸形、短肢畸形、内脏外翻、先天性心脏病等。此外，患儿出生后可有发热、呼吸困难、皮疹、腹泻、呕吐、黄疸及肝脏大等表现。

2）获得性弓形虫病：获得性弓形虫感染实为一种机会性感染，发病者往往有免疫功能受损在先。人体免疫力低下时，容易受到新的感染而发病，或者原有潜伏在体内的弓形虫包囊活化扩散，可危及生命。

淋巴结炎是获得性弓形虫病最常见的表现形式之一，以头、颈部的淋巴结肿大多见。轻者除淋巴结肿大外，一般无其他表现。重者可并发心肌炎、肺炎、脑炎等。临床上诊断为"不明原因的淋巴结肿大"病例中，一部分可能是获得性弓形虫病。弓形虫病可以引起各种中枢神经系统的异常表现，且多见于免疫功能低下者，例如器官移植、使用免疫抑制剂、肿瘤及艾滋病等患者。常表现为脑炎、脑膜炎、脑膜脑炎、癫痫和精神异常等。国外报告，弓形虫性脑炎是引起艾滋病患者死亡的主要原因之一。弓形虫对眼的损害也见于获得性弓形虫病，病理上具有一定的特征性，常为视网膜脉络膜炎，但亦有斜视、眼肌麻痹、虹膜睫状体炎、白内障、视神经炎和视神经萎缩等。弓形虫病可累及心脏，使心脏扩大或表现为心肌炎、心包炎及心律失常等。呼吸系统受累可有支气管炎和肺炎的临床表现。弓形虫引起的肝脾损害属于感染性肝脾疾病。肝损害一般表现为低热、乏力与体重减轻，且消化道症状如食欲缺乏、恶心呕吐、腹痛腹泻较为明显，但黄疸不多见。

弓形虫对妊娠的影响除了可能经胎盘累及胎儿外，还可能增加妊娠并发症。孕妇患弓形虫病后其妊娠毒血症发病率较一般人群为高。此外，还可发生临产时宫缩无力、产后出血多、子宫复旧不全、子宫内膜炎等。

人体弓形虫病暴发流行也时有报道。多为集体饮用被弓形虫卵囊污染的水源而引起，患者可出现发热、淋巴结肿大及肝脾大等临床表现。

（三）免疫

弓形虫是一种机会致病性原虫，机体的免疫状态，尤其是细胞免疫状态与感染的发展和转归密切相关。在免疫功能健全的宿主，细胞免疫起主要保护性作用，其中 T 细胞、巨噬细胞、NK 细胞及其他细胞介导的免疫应答起主导作用。

人类感染弓形虫后能诱导特异性抗体。感染早期 IgM 和 IgA 升高，前者在 4 个月后逐渐消失，后者消失较快，感染 1 个月后即被高滴度的 IgG 所替代，并维持较长时间。IgG 能通过胎盘传至胎儿，因此，新生儿血清检查常可出现阳性结果，此抗体通常在出生后5～10个月消失，抗感染的免疫保护作用不明显。

（四）实验室检测

1. 血常规

白细胞总数可正常或轻度升高，其中淋巴细胞和嗜酸性粒细胞可稍增高，可见异常淋巴细胞。

2. 病原学检查

1）直接镜检：取患者血液、骨髓或脑脊液、胸腹水、痰液、支气管肺泡灌洗液、眼房水、羊水等做涂片，或淋巴结、肌肉、肝、胎盘等活组织切片，做瑞氏或姬氏染色镜检可找到滋养体或包囊，但阳性率不高，亦可做直接免疫荧光法（DFA）检查组织内弓形虫。

2）动物接种或组织培养：取待检体液或组织悬液，接种于小白鼠腹腔内，可产生感染并找到病原体，第一代接种阴性时，应盲目传代 3 次；或做组织（猴肾或猪肾细胞）培养以分离，鉴定弓形虫。

3）DNA 杂交技术：应用^{32}P 标记含弓形虫特异 DNA 序列的探针，与患者外周血细胞或组织 DNA 进行分子杂交，显示特异性杂交条带或斑点为阳性反应。特异性和敏感性均高。

3. 免疫诊断

免疫诊断是目前本病常用的重要实验诊断方法。如方法应用得当、结果判断准确，能达到较好的辅助诊断目的。急性期以检出特异性 IgM 抗体或循环抗原为可靠指标，也可观察特异性 IgG 抗体的动态变化；慢性期则以检测 IgG 抗体为主。

1）染色试验（DT）：为弓形虫病特有的血清学诊断方法。其原理为：在含有辅助因子（补体）的新鲜血清参与下，待测血清中特异性抗体使虫体细胞变性而不为亚甲蓝着色。镜检见半数以上虫体不着色者为阳性；半数以上虫体着色者为阴性。该法必须用活速殖子为抗原，含辅助因子的正常血清须经筛选获得。

2）IHA：由于该法简便、快速，具有良好的特异性与敏感性，加之商品试剂易得，故被广泛使用。本法所测抗体在感染后出现较晚，较适宜用于隐性感染及血清流行病学调查。但该法重复性欠佳，偶因非特异性凝集出现假阳性反应。

3）IFA：以荧光标记第二抗体，用完整的速殖子作为抗原，检测待检血清中的 IgM 或 IgG 抗体。此法具有高度的特异性、敏感性与稳定性，简便快速。由于所测抗体多为虫体表面膜抗原诱导的特异性抗体，因此具有早期诊断价值。血清中有 RF 或 ANA 时可出现假阳性反应。

4）ELISA：该法特异性高，敏感性强，简便快速，操作易自动化控制。用于检测患者血清特异性抗体或弓形虫循环抗原，已有多种改良 ELISA 广泛用于本病的实验诊断及血清流行病学调查。采用 IgM 抗体捕获试验，以抗人 IgM（μ 链）抗体检测患者血清中 IgM 抗体，用于先天性以及急、慢性弓形虫患者 IgM 检测具有较满意效果，且可克服 RF 的干扰。

孕妇弓形虫病的血清学检测，有利于胎儿先天性弓形虫病预防和治疗。如孕前已知母亲血清学阳性，表明已获保护性免疫，胎儿无危险性，无须治疗；反之，孕前母亲血清学检查阴性，表明未获保护性免疫，胎儿具有感染弓形虫病的危险性，孕妇需自怀孕起每 6 周复查一次，若出现血清学阳性转化则需治疗。孕妇弓形虫感染的血清学监测结果及胎儿感染弓形虫病的危险性，应根据临床资料和两次血清样本中 IgM 和 IgG 抗体滴度的变化进行判断。

胎儿弓形虫感染，可检测胎血中的特异性 IgM 和 IgA 抗体，但应注意防止胎血被母血污染出现假阳性。

近年来，将 DNA 探针技术及 PCR 用于临床弓形虫感染的检测，取得了较好效果。

七、黑热病

（一）杜氏什曼原虫形态及生活史

杜氏利什曼原虫的生活史可分为在人体内和白蛉体内两个阶段：

1. 无鞭毛体

无鞭毛体，亦称利杜体阶段，见于人体和其他哺乳动物体内。呈椭圆形或圆形，直径 2～4 μm，寄生于单核—吞噬细胞内，以二分裂法繁殖。

2. 前鞭毛体阶段

前鞭毛体阶段见于白蛉胃内或 22～26℃ 的培养基内，鞭毛自虫体前端伸出体外，其长度与体长相仿，11～16 μm，虫体运动活泼。

白蛉叮刺黑热病患者或受染动物时，无鞭毛体可随血液进入蛉胃，48 小时后发育为短粗前鞭毛体及梭形前鞭毛体，3日后发育加速并不断以纵二分裂方式繁殖，数量大增，活动力增强，逐渐移向白蛉的前胃、食管和咽喉。第7日前鞭毛体大量集中于白蛉口腔并进入喙部发育成熟而具有感染力。当白蛉再叮刺人或动物时，前鞭毛体即侵入皮下组织，脱掉鞭毛，身体逐渐变圆、向无鞭毛体转化，并在吞噬细胞内大量繁殖，直至吞噬细胞胀破，原虫逸出又可被其他吞噬细胞吞噬，原虫在吞噬细胞中不断繁殖，造成单核—吞噬细胞系统的大量增生，从而引起脾、肝等富含吞噬细胞的脏器显著增大。

（二）致病与临床

1. 致病

1）前鞭毛体进入巨噬细胞的机制：前鞭毛体的能动性只增加接触机会，并非主动入侵巨噬细胞。前鞭毛体首先黏附于巨噬细胞，随巨噬细胞的吞噬活动而进入。黏附方式有：①配体—受体结合途径；②前鞭毛体吸附的抗体和补体与巨噬细胞表面的 Fc 或 C3b 受体结合途径。利什曼原虫表面 GP63 是巨噬细胞上 C3b 受体的配体。前鞭毛体可通过 GP63 多肽链上的 Arg – Gly – Asp 与巨噬细胞上 C3b 结合，介导前鞭毛体入侵巨噬细胞。前鞭毛体可从体表脱落一种糖耦合物——排泄因子（EF），参与结合巨噬细胞。

2）无鞭毛体的致病机制：无鞭毛体在巨噬细胞内增殖，造成巨噬细胞大量破坏和增生，其中以肝、脾、骨髓、淋巴结等富含单核巨噬细胞的器官组织受累较重。细胞增生是肝、脾、淋巴结肿大的主要原因。脾肿大后，除细胞增生外，还有血液流动受阻，脾充血显著。至病程后期，网状纤维结缔组织增生，脾硬化。进一步发展为脾功能亢进，血细胞在脾内破坏加快，导致患者血液中红细胞、白细胞和血小板显著减少。肝、肾功能受损，肝合成的清蛋白减少，经尿排出清蛋白增加，造成血浆清蛋白降低。浆细胞的大量增生使血中球蛋白升高，最终导致人血白蛋白与球蛋白比例倒置。

患者可出现以免疫性溶血为主的免疫病理反应。实验证明，患者红细胞表面附有与人红细胞抗原相同的虫源性抗原。机体产生的抗体可直接与红细胞结合，在补体参与下，导致红细胞破坏。肾小球发生淀粉样变性和免疫复合物沉积可引起蛋白尿和血尿。

2. 临床表现

人体感染杜氏利什曼原虫后，经过 4~7 个月或 2 年以上的潜伏期，即可出现全身性症状和体征。

1）内脏利什曼病（VL）：临床表现为长期不规则发热、脾大和贫血。无鞭毛体在巨噬细胞内增殖，使巨噬细胞大量破坏，并刺激其代偿性增生，从而导致脾、肝、淋巴结肿大，其中脾大最为常见（95.0%）。脾大后其内血液流动受阻，脾充血显著。至病程后期，网状纤维结缔组织增生，脾硬化，再发展为脾功能亢进，吞噬能力加强，导致患者血液中红细胞、白细胞和血小板显著减少。同时患者红细胞表面附有虫体抗原，体内的抗体在补体参与下，直接作用于红细胞膜而致溶血，故贫血严重。循环免疫复合物沉积于肾脏，致蛋白尿和血尿。由于肝、肾功能受损，肝合成清蛋白减少，而尿中排出清蛋白增加，造成血浆中清蛋白降低。浆细胞大量增生使血中球蛋白升高，从而导致人血白蛋白与球蛋白（A/G）比例倒置。白细胞及血小板减少，患者常发生鼻出血和齿龈出血。晚期患者面部两颊可出现色素沉着。由于全血细胞减少，免疫受损，易并发各种感染性疾病，如坏死性口腔炎（走马疳）、肺炎等。急性粒细胞缺乏症是黑热病的另一严重并发症，如不及时治疗，患者病情不断恶化，可在1～2年死亡。

2）淋巴结型黑热病：患者无黑热病病史，病变局限于淋巴结，故称淋巴结型黑热病。主要临床表现是全身多处淋巴结肿大。淋巴结肿大的常见部位是腹股沟和股部，其次是颈部、腋下、滑车上、耳后等处。淋巴结肿大程度不一，一般如花生米和蚕豆大小，局部无压痛或红肿，在皮下较浅表处。淋巴结切片内常可见利什曼原虫。多数患者的一般情况较好，少数可有低热和乏力，常见嗜酸性粒细胞增多，肝、脾很少肿大。多数淋巴结型黑热病患者可以自愈。本病在北京、新疆曾有报道，在内蒙古的黑热病疫区较常见。

3）皮肤型黑热病：部分黑热病患者在用锑剂治疗过程中或在治愈后数年甚至十余年后可发生皮肤黑热病，患者在面部、四肢或躯干等部位出现许多含有利什曼原虫的皮肤结节，结节呈大小不等的肉芽肿，或呈暗色丘疹状，常见于面部及颈部，有的酷似瘤型麻风。

（三）实验室检测

1. 病原学检测

1）穿刺检查

（1）涂片法：以骨髓穿刺涂片法最为常用。以髂骨穿刺简便安全，原虫检出率为80%～90%。淋巴结穿刺多选肿大的淋巴结，如腹股沟、肱骨滑车上、颈淋巴结等，检出率在46%～87%。也可做淋巴结活检。脾脏穿刺检出率较高，为90.6%～99.3%，但不安全，一般少用或不用。

（2）培养法：将上述穿刺物接种于NNN培养基，置22～25℃温箱内。1周后在培养物中若查见运动活泼的前鞭毛体，即判为阳性结果。此法较涂片更为敏感。但需较长时间，用Schneider培养基，效果更好，3天即可出现前鞭毛体。培养中应严格无菌操作。

（3）动物接种法：把穿刺物接种于金地鼠、BALB/c小鼠等，1～2个月取肝、脾做印片涂片，瑞氏染液染色镜检。

2）皮肤活组织检查：在皮肤结节处用消毒针头刺破皮肤，取少许组织液，或用手术刀刮取少许组织做涂片，染色镜检。

注意事项：应注意与播散型组织胞质菌病鉴别，该病是一种经呼吸道传播的、多见于热带和亚热带的真菌感染。患者有长期发热、肝脾肿大、血细胞减少等症状。其子孢子直径为2～4 μm，卵圆形，多累及单核吞噬细胞系统，骨髓涂片所见病原体与利什曼原虫相似，但无动基体。

2. 免疫学检测

1）检测血清抗体：如ELISA、IHA、对流免疫电泳（CIE）、IFA、直接凝集试验（DA）等阳性率高，但查抗体方法易出现交叉反应，故假阳性率也较高。近年来，用分子生物学方法获得纯抗原，显示出一定的优越性。

2）检测血清循环抗原：单克隆抗体抗原斑点试验（McAb－AsT）阳性率高达97.03%，敏感性、特异性、重复性均好，且简便易行，仅需微量血清，还可用于疗效考核。

3. 分子生物学技术

PCR、DNA 探针杂交技术等已用于黑热病的诊断，显示了良好前景。PCR 法扩增杜氏利什曼原虫 k – DNA 片段，阳性率为 95.5%，与骨髓涂片符合率达 91%，对照全部为阴性。反转录 – 聚合酶链反应（RT – PCR）敏感性更高。DNA 探针杂交法取材方便，有较高的敏感性和特异性。最近新开发一种 Dip – stick 法，将利什曼原虫重组抗原 rk39 制备成 Dip – stick 试纸条，携带方便，操作简易，可快速得出结果，阳性反应为蓝色条带。结果与骨髓穿刺涂片、ELISA 试验的符合率均为 100%。本法无须昂贵仪器和设备，可达到快速、敏感、特异的要求，为其他诊断方法所不及。

（贾世英）

第四节　性传播疾病检测

一、淋病的检测

淋球菌实验室检查包括涂片，培养检查淋球菌、抗原检测，药物敏感试验及产青霉素酶淋球菌（PPNG）测定，基因诊断。

（一）涂片检查

取患者尿道分泌物或宫颈分泌物，做革兰染色，在多形核白细胞内找到革兰阴性双球菌。涂片对有大量脓性分泌物的单纯淋菌性前尿道炎患者，此法阳性率在 90% 左右，可以初步诊断。女性宫颈分泌物中杂菌多，敏感性和特异性较差，阳性率仅为 50% ~ 60%，且有假阳性，因此，WHO 推荐用培养法检查女患者。慢性淋病由于分泌物中淋球菌较少，阳性率低，因此，要取前列腺按摩液，以提高检出率。咽部涂片发现革兰阴性双球菌不能诊断淋病，因为其他奈瑟菌属在咽部是正常的菌群。另外，对症状不典型的涂片阳性应做进一步检查。

（二）培养检查

淋球菌培养是诊断的重要佐证，培养法对症状很轻或无症状的男性、女性患者都是较敏感的方法，只要培养阳性就可确诊，在基因诊断问世以前，培养是 WHO 推荐的筛选淋病的唯一方法。目前国外推荐选择培养基有改良的 Thayer – Martin（TM）培养基和 New York City（NYC）培养基。国内采用巧克力琼脂或血琼脂培养基，均含有抗生素，可选择地抑制许多其他细菌生长。在 36℃，70% 湿度，含 5% ~ 10% CO_2（烛缸）环境中培养，24 ~ 48 小时观察结果。培养后还需进行菌落形态，革兰染色，氧化酶试验和糖发酵试验等鉴定。培养阳性率男性为 80% ~ 95%，女性为 80% ~ 90%。

（三）抗原检测

1. 固相酶免疫试验（EIA）

可用来检测临床标本中的淋球菌抗原，在流行率很高的地区而又不能做培养或标本需长时间远送时使用，可以在妇女人群中用来诊断淋球菌感染。

2. DFA

通过检测淋球菌外膜蛋白 I 的单克隆抗体做 DFA。但目前在男女二性标本的敏感不高，特异性差，加之实验人员的判断水平，故该实验尚不能推荐用来诊断淋球菌感染。

（四）基因诊断

1. 淋球菌的基因探针诊断

淋球菌的基因探针诊断，所用的探针有：质粒 DNA 探针，染色体基因探针和 rRNA 基因探针。

2. 淋球菌的基因扩增检测

PCR 技术和连接酶链反应的出现进一步提高了检测淋球菌的灵敏性，它具有快速、灵敏、特异、简便的优点，可以直接检测临床标本中极微量的病原体。

（五）药物敏感试验

在培养阳性后进一步做药物敏感试验。用纸片扩散法做敏感试验，或用琼脂平皿稀释法测定最小抑菌浓度（MIC），用以指导选用抗生素。

二、尖锐湿疣的检测

（一）细胞学检查

细胞学检查主要是通过观察外生殖器和（或）肛门等部位脱落的上皮细胞或尖锐湿疣病变组织染色后细胞形态的变化，以判断是否有尖锐湿疣亚临床表现或尖锐湿疣。

1. 检查方法

最常用于细胞学检查的方法是巴氏涂片法。女性患者取外阴和/或阴道分泌物，男性患者多采用病灶刮片或用生理盐水摩擦病灶涂片、尿道口印片，以获取脱落的上皮细胞，然后待干，经巴氏染色后进行细胞学检查。

2. 结果判断

在光学显微镜下观察凹空细胞（见组织病理检查中）。若见到凹空细胞则为阳性。除凹空细胞外，还可见到病毒包涵体和角化不良细胞。病毒包涵体特征为在脱落的上皮细胞核内或核旁胞质内可见圆形、椭圆形大小不等均质红染质块。角化不良细胞特征为细胞深伊红染色，核小而浓染。

3. 临床评价

细胞检查找到凹空细胞对诊断尖锐湿疣有重要意义。有报道巴氏涂片细胞学检查的特异性达 90%，但其敏感性差，对 HPV 感染者只有 15%～50% 为阳性。尽管凹空细胞出现在有 HPV 生殖道感染中具有诊断意义，但有许多 HPV 感染的组织，特别是那些 HPV 潜伏感染的组织不出现凹空细胞。

（二）人乳头瘤病毒抗原检测

HPV 感染人体表皮细胞后，在细胞内增殖合成衣壳蛋白而成为 HPV 抗原成分。利用免疫酶染色可检测感染组织细胞内的 HPV 抗原成分，以了解有无 HPV 感染。

1. 检查方法

用于检查 HPV 抗原（HPV 衣壳抗原）的方法主要是免疫组化法。取病变组织用抗生物素蛋白—生物素轭合物法（ABC 法）或过氧化物酶抗过氧化物酶法（PAP 法）对 HPV 抗原进行免疫组化染色后观察结果。

2. 结果判断

在光学显微镜下见到胞核内有棕黄色微细均匀颗粒为阳性细胞，即 HPV 抗原检查阳性。阳性细胞多位于表皮棘层中上部，多呈散在灶状分布。这些阳性细胞都是诊断性凹空细胞。

3. 临床评价

免疫组化法检查 HPV 抗原阳性对诊断 HPV 感染或尖锐湿疣具有重要意义。由于 HPV 抗原免疫组化方法只能确认细胞核的衣壳蛋白，此衣壳蛋白仅出现在 HPV 生活周期中的一个阶段（在后期病毒颗粒中产生），即抗原呈周期性表达，病变程度不同，抗原量表达也不同，同时，这种方法需要大量病毒颗粒才出现阳性反应，此外，在制片过程中的处理也会使一些抗原丧失，故免疫组化法检出率较低，据一些资料报道，HPV 抗原检查的阳性率为 48.9% ~ 67.3%。因此，目前这种检测方法已很少应用。

（三）人乳头瘤病毒抗体检测

到目前为止，尚不能用血清学方法对 HPV 感染进行确诊和 HPV 分型。尽管已有检测某些 HPV 亚型的血清抗体来了解 HPV 感染与否，但通过检测血清中 HPV 抗体的方法来诊断尖锐湿疣或 HPV 感染还有大量工作要做，其中最为重要的是 HPV 的抗原性以及对相关 HPV 亚型所产生的抗体敏感性、特异性和生物学稳定性等均有待深入研究。因此，血清中 HPV 抗体阳性的临床意义有待正确评价。

（四）人乳头瘤病毒 DNA 检测

1. 核酸分子杂交技术

在 20 世纪 70 年代末及 80 年代初，研究者们逐步找到一种具有较高特异性及较高敏感性诊断 HPV 的核酸分子技术。随后，经过不断研究，这种技术日臻完善，不仅能对 HPV 感染进行较为准确诊断，而且还能对 HPV 进行分型。

核酸分子杂交技术的关键是制备高特异性及高灵敏度的 HPV - DNA 标记探针，这种探针可通过提取 HPV - DNA 后纯化获得，也可通过人工重组表达和人工合成后纯化获得，然后用同位素或生物素进行标记，将已标记好的探针与待测标本在一定条件下进行杂交，根据放射性同位素及生物素的检测结果等来判定标本中是否存在互补的核酸链，以确定 HPV - DNA。用于检测 HPV - DNA 核酸杂交技术中的方法有斑点杂交法、原位过滤杂交法、Southern 印迹法等。

2. PCR 技术

PCR 技术是 1985 年由美国人 Mullis 和 Saiki 创建的，这是一种在体外由引物介导的 DNA 序列酶促合成反应，又称之为基因扩增技术。

PCR 技术的原理主要是利用 DNA 聚合酶依赖于 DNA 模板的特性，模仿体内的复制过程，在附加的一对引物之间诱发聚合酶反应。PCR 全过程是由 DNA 模板变性、模板与引物结合以及引物延伸 3 个步骤组成的不断重复的过程。每次重复的 3 个步骤称为一个周期，其中每一个步骤的转换则是通过温度的改变来控制的。由于每 1 个周期所产生的 DNA 均能成为下一个循环的模板，所以，PCR 产物以指数方式增加，经过 25 ~ 30 个周期，理论上可增加 10^9 倍，实际上至少可扩增 10^5 倍，一般可达到 10^7 倍，结果可通过溴化乙锭染色，紫外灯下观察或结合分子杂交技术来检测 HPV – DNA，以阳性或阴性来表示。

PCR 技术具有特异性强、灵敏度高、操作简便、省时，对待检原始材料质量要求低等特点。该项技术已在医学领域以及在皮肤病检查中广泛应用。目前认为 PCR 技术是检测 HPV – DNA 及分型的最好方法。用新鲜病变组织、固定包埋的病理组织、分泌物或黏液等标本，采用 PCR 技术对 HPV – DNA 的检测不仅用于临床 HPV 所致不同疾病、调查不同人群或个体 HPV 的感染率，而且更多地应用于 HPV 致病、致癌机理的研究中。大量研究表明用 PCR 技术检测 HPV – DNA 的阳性率远高于其他检测技术，是当今用于尖锐湿疣以及 HPV 感染诊断最常用的有力工具。

（五）组织病理学检查

1. 光学显微镜观察

在光学显微镜下，经典的尖锐湿疣组织病理常表现为凹空细胞、棘细胞层肥厚和一些不典型细胞，其特征如下：①上皮呈疣状或乳头状增生，常伴有上皮脚延长、增宽呈假上皮瘤样增生。②表皮角化过度、角化不全、角化不良。局部可见角化不全细胞堆积，特别是角化不全层细胞核较大，显示一定的非典型性。部分病例在表皮各层可见到胞质红染、核固缩深染的角化不良细胞。③棘细胞层不同程度增生肥厚。宋林红等认为在上皮细胞呈乳头瘤样增生时，如棘细胞形态大小基本一致，棘细胞出现核大、核仁大、细胞间桥明显，对尖锐湿疣具有诊断意义。如在上皮细胞增生性病变中部分棘细胞具有上述特点，则提示有 HPV 感染存在的可能。④基底细胞增生、层次增加，并有非典型性增生，核分裂增多。⑤真皮乳头常呈尖乳头或呈钝圆，有的乳头融合呈实性片块。乳头部毛细血管增生扩张，血管上移紧贴表皮。真皮内特别是真皮浅层有多少不等的淋巴细胞及浆细胞为主的细胞浸润，可见少数中性及嗜酸性粒细胞。⑥在表皮内见到散在或群集的凹空细胞。

凹空细胞，有学者称为挖空细胞或空泡细胞。无论是细胞学检查（见前）还是组织病理学检查，凹空细胞的出现对诊断尖锐湿疣具有重要价值，有诊断性凹空细胞之称。

凹空细胞主要见于表皮浅层和（或）棘细胞全层。典型的凹空细胞的形态等变化有以下特点：①细胞体积大，核大，单核或双核，染色深，核变形或不规则，轻度异形性，核边缘不齐，呈所谓"毛毛虫"状；②细胞核周围有空晕，为环状核周胞质空化，少量胞质围绕细胞核周围呈放射状细丝样贴附于细胞核膜；③细胞边缘尚存带状胞质；④越向表皮浅层，凹空细胞之胞质空泡化越明显，且细胞体积亦越大；⑤凹空细胞群集存在，但无细胞间水肿。这种变化与一般细胞水肿或空泡变性不同，后者成群存在，常伴有细胞水肿，而且无核肥大变化。

2. 电镜下观察

尖锐湿疣表现为基底细胞明显增生，表皮各层细胞核增大、肿胀，可见 1 ~ 4 个大的核仁，有些核仁分裂成小块状，染色质常丰富。有些增生的核中可见 1 ~ 3 个核内小体，核内小体直径约 0.1 ~ 0.8 nm。还可见到 2 种颗粒，一种是染色质间颗粒，直径为

25～30 nm，通常数十个聚集成簇状分布在常染色质区域；另一种是染色质周围颗粒，直径为 50～80 nm，周围有 15～20 nm 宽的空晕，常单个出现在异染色质周围。胞质中线粒体肿胀，内质网扩张，糖原溶解，有些肿胀破裂的线粒体、高度扩张的内质网和溶解的糖原在核周形成透明区或空泡区，即光镜下所见到的凹空细胞。凹空细胞可出现在表皮各层，以棘细胞层和颗粒层多见。淋巴细胞游走入表皮，真皮浅层毛细血管扩张，其周围有淋巴细胞、组织细胞浸润。

三、淋巴肉芽肿软下疳的检测

（一）补体结合试验

补体结合试验是本病重要的血清学诊断方法，能检测两种抗体：沙眼衣原体抗体和鹦鹉热衣原体抗体。因为人群中常见有衣原体感染，所以本试验阳性有助于诊断，但不能靠其结果决定诊断。患者血清滴度高，多为 1:64 或以上，而结膜炎沙眼衣原体感染时血清滴度低（1:32～1:16）。一般而言，本试验血清滴度 1:8 或 1:6 对本病诊断有提示意义，而 1:64 或以上则有诊断意义。恢复期患者血清滴度降低。此外，血清试验的结果不完全与抗生素治疗反应相平行。

（二）微量免疫荧光试验

微量免疫荧光试验能检测不同血清型衣原体特异性抗体，比补体结合试验更为敏感和特异，但因试验条件的限制，目前尚难以广泛应用。

（三）病原体培养

宜取肿大的淋巴结穿刺物接种在鸡胚卵黄囊，或做组织（细胞）培养或小白鼠颅内接种。阳性者有诊断价值。另需做细菌培养和涂片革兰染色，以除外葡萄球菌或其他细菌所致的淋巴结炎症。

（四）活体组织检查

取皮肤、黏膜损害或淋巴结制成切片，观察其病理变化，对诊断有提示意义。

（五）其他

可有高球蛋白血症，清蛋白/球蛋白比例倒置，IgA、IgG 增高，轻度贫血，白细胞增多，血沉加快，梅毒血清试验假阳性，冷球蛋白和 RF 阳性等。

四、梅毒的检测

梅毒相关检测方法：

（一）病原学检查

1. 暗视野显微镜检

暗视野显微镜检查是一种检查 TP 的方法。暗视野，顾名思义即是显微镜下没有明亮的光线，它便于检查苍白的螺旋体。这是一种病原体检查，对早期梅毒的诊断有十分重要的意义。早期皮肤黏膜损害（一期、二期霉疮）可查到苍白螺旋体。一期梅毒苍白螺旋体多在硬下疳的硬结、溃疡的分泌物和渗出液中存在，肿大的淋巴结穿刺也可检出。二期梅毒苍白螺旋体可在全身血液和组织中检出，但以皮肤检出率最高。早期先天性梅毒，可以通过皮肤或黏膜损害处刮片发现梅毒苍白螺旋体。

2. DFA

将特异的抗 TP 单克隆抗体用荧光素标记，如标本中存在 TP，则通过抗原抗体特异性结合，在荧光显微镜下可见到发苹果绿色的 TP。

3. TP 镀银染色检查

TP 具有亲银性，可被银溶液染成棕黑色，所以可以从普通显微镜下观察到 TP。

(二) 梅毒血清学检测

梅毒血清学检查对于诊断二期、三期梅毒，以及判定梅毒的发展和痊愈，判断药物的疗效都有十分重要的意义。梅毒血清学检查包括非 TP 血清学试验和 TP 血清学试验。前者常用于临床筛选及判定治疗的效果，抽血后 1 小时即可出结果，费用也低廉。后者主要是用于判定试验，但是它不能判定治疗效果，一旦患有梅毒，这一试验将终身阳性。

1. 非 TP 血清试验

这类试验的抗原分为心磷脂、卵磷脂和胆固醇的混悬液，用来检测抗心磷脂抗体。由于这些试验具有相同的标准化抗原，所以敏感性相似。常用的有三种：①性病研究实验室玻片试验（VDRL）；②血清不加热的反应素玻片试验（USR）；③快速血浆反应素环状卡片试验（RPR）。可用做临床筛选，并可做定量，用于疗效观察。

2. TP 血清试验

包括有：①荧光螺旋体抗体吸收试验（FTA – ABS）；②TP 血凝试验（TPHA）；③TP 明胶凝集试验（TPPA）；④TP 制动试验（TPI）等。这类试验特异性高，主要用于诊断试验。

3. TP – IgM 抗体检测

TP – IgM 抗体检测是近年来才有的新的诊断梅毒的方法。IgM 抗体是一种免疫球蛋白，用它来诊断梅毒具有高敏感性，能早期诊断，能判定胎儿是否感染 TP 等优点。特异性 IgM 类抗体的产生是感染梅毒和其他细菌或病毒后机体首先出现的体液免疫应答，一般在感染的早期呈阳性，随着疾病发展而增加，IgG 抗体随后才慢慢上升。经有效治疗后 IgM 抗体消失，IgG 抗体则持续存在，TP – IgM 阳性的一期梅毒患者经过青霉素治疗后，2～4 周 TP – IgM 消失。二期梅毒 TP – IgM 阳性患者经过青霉素治疗后，2～8 个月 IgM 消失。此外，TP – IgM 的检测对诊断新生儿的先天性梅毒意义很大，因为 IgM 抗体分子较大，其母体 IgM 抗体不能通过胎盘，如果 TP – IgM 阳性则表示婴儿已被感染。

4. 分子生物学检测

近年来分子生物学发展迅速，PCR 技术广泛用于临床，所谓 PCR 即多聚酶链式反应，即从选择的材料扩增选择的螺旋体 DNA 序列，从而使经选择的螺旋体 DNA 拷贝数量增加，能够便于用特异性探针来进行检测，以提高诊断率。

5. 脑脊液检查

晚期梅毒患者，当出现神经症状，经过驱梅治疗无效，应做脑脊液检查。这一检查对神经梅毒的诊断、治疗及预后的判断均有帮助。检查项目应包括：细胞计数、总蛋白测定、VDRL 试验及胶体金试验。

五、沙眼衣原体感染的检测

（一）直接涂片镜检

沙眼急性期患者取结膜刮片，Giemsa 或碘液及荧光抗体染色镜检，查上皮细胞质内有无包涵体。包涵体结膜炎及性病淋巴肉芽肿，也可从病损局部取材涂片，染色镜检，观察有无衣原体或包涵体。

（二）分离培养

用感染组织的渗出液或刮取物，接种鸡胚卵黄囊或传代细胞，分离衣原体，再用免疫学方法鉴定。

（三）血清学试验

主要用于性病淋巴肉芽肿的辅助诊断。常用补体结合试验，若双份血清抗体效价升高 4 倍或以上者，有辅助诊断价值。也可用 ELISA、凝集试验。

（四）PCR 试验

设计不同的特异性引物，应用多聚酶链式反应可特异性诊断沙眼衣原体，具有敏感性高、特异性强的特点，现被广泛应用。

六、支原体感染的检测

支原体实验室检测方法有：形态学检查、支原体培养、抗原检测、血清学方法和分子生物学方法。

测定支原体抗体的血清学试验方法中，有支原体特异性血清学检测和非特异性血清学检测：支原体特异性血清学检测方法中，最常用的是补体结合试验，另有间接免疫荧光染色检查法、生长抑制试验、代谢抑制试验、间接血凝试验、酶免疫法和 ELISA 等。支原体的非特异血清学方法有肺炎支原体冷凝集试验与 MG 链球菌凝集试验，对支原体肺炎能起辅助诊断的作用。检测特异性抗体 IgG 的方法尚不能达到早期快速诊断的目的，抗原的检测为今后研究的发展方向。目前已有用 ELISA、荧光标记抗体、肺炎支原体膜蛋白单克隆抗体和反向间接血凝法直接检测分泌物和体液中支原体抗原的报道，具有很高的特异度和灵敏度。人体感染肺炎支原体后，能产生特异性 IgM 和 IgG 类抗体。IgM 类抗体出现早，一般在感染后 1 周出现，3～4 周达高峰，以后逐渐降低。由于肺炎支原体感染的潜伏期为 2～3 周，当患者出现症状而就诊时，IgM 抗体已达到相当高的水平，因此，IgM 抗体阳性可作为急性期感染的诊断指标。如 IgM 抗体阴性，则不能否定肺炎支原体感染，需检测 IgG 抗体。IgG 较 IgM 出现晚，需动态观察，如显著升高提示近期感染，显著降低说明处于感染后期。由此提示 IgG 与 IgM 同时测定，可提高诊断率，达到指导用药、提高疗效的目的。Savyon 公司提供支原体 IgM、IgG 和 IgA 抗体 ELISA 检测试剂盒。

支原体分子生物学检测方法有基因探针和 PCR 等方法。基因探针的核酸杂交法，虽然敏感性和特异性都很高，但基因探针常用同位素标记，放射性危害大，设备要求高且烦琐难以推广，近年来发展的 PCR 技术，使得支原体检测变得简便、快速、敏感、特异，为支原体的检测和实验研究开辟了一个广阔的前景。

细胞培养（特别是传代细胞）被支原体污染是个世界性问题。国内外研究表明，95%以上是以下4种支原体：口腔支原体、精氨酸支原体、猪鼻支原体和莱氏无胆甾原体，为中源性。以上是最常见的污染细胞培养的支原体菌群，但能够污染细胞的支原体种类是很多的，国外调查证明，大约有二十多种支原体能污染细胞，有的细胞株可以同时污染两种以上的支原体。

支原体污染的来源包括工作环境的污染、操作者本身的污染（一些支原体在人体是正常菌群）、培养基的污染、污染支原体的细胞造成的交叉污染、实验器材带来的污染和用来制备细胞的原始组织或器官的污染。

七、念珠菌病的检测

诊断生殖器白色念珠菌病除典型的症状、体征外，实验室检查是必不可少的。一般做分泌物的直接镜检就可以明确诊断，有条件的也可做白色念珠菌的培养，能更明确诊断。直接镜检是非常简单的实验室方法。取少许分泌物置于玻璃片上，加一滴氢氧化钾或等渗的氯化钠溶液，覆盖上玻片，置于显微镜下，可见到白色念珠菌的孢子和菌丝。用这种方法诊断的准确率为70%。

生殖器白色念珠菌病常易与生殖器毛滴虫病相混淆。它们共有的症状为生殖器瘙痒，分泌物和白带增多，但是前者生殖器分泌物为乳酪状或豆渣状，后者生殖器分泌物为灰黄色，有腥臭味。直接镜检化验有助于二者的鉴别诊断。

生殖器念珠菌病绝大多数是一种条件致病性感染，除不洁性交引起本病的感染外，个体所患的某些疾病也是引起本病的原因。所以，在治疗本病前，应该检查是否患糖尿病、免疫缺陷病等，患者是否长期应用抗生素、激素等药物。如果患者有这样的情况，应及时予以治疗。这对治疗本病是非常关键的。

八、阴虱病的检测

阴虱虽然主要寄生于阴部和肛门周围体毛，但也偶见寄生于腋毛、眉毛或睫毛。它常贴伏于皮肤表面，也时常凭其螃蟹样的足爪紧抓阴毛，其卵则可牢固地黏附在阴毛上。皮肤被阴虱叮咬后，可出现高出皮面的红色丘疹，患者感瘙痒，经搔抓往往继发湿疹或毛囊炎。少数患者在股内侧或躯干处还可见蚕豆大至指头大的青灰色或淡青色的青斑，不痒，压之不褪色。这是由于阴虱吸血时，使人的皮肤微量出血，加上阴虱唾液中的色素使人的血红蛋白变为绿色而形成的。这种青斑可在阴虱杀灭后继续存在数月之久。将拔下的阴毛置于玻片上，如在显微镜下见到虱卵，即可确诊。

（刘霞）

第五节 艾滋病的实验诊断

一、免疫学检查

循环淋巴细胞显著下降，TH 细胞减少，TH/TS 大于 1.0；T 细胞功能下降，迟发型皮肤试验转阴，体外试验证明以非特异性有丝分裂原刺激时，T 细胞反应降低，T 细胞的细胞毒作用下降，产生 IL-2 及 α-干扰素下降，乃细胞功能失调。多克隆性高球蛋白血症，对所抗原刺激不产生应有的抗体反应，自然杀伤细胞活性下降。

二、病毒及抗体检查

（一）HIV 抗体检测的目的

HIV 抗体检测可用于监测、诊断、血液筛查。

以监测为目的的检测：是为了解不同人群 HIV 感染率及其变化趋势而进行的检测，检测的人群包括各类高危人群和一般人群。

以诊断为目的的检测：是为了确定个体 HIV 感染状况而进行的检测，包括临床检测和自愿咨询检测、术前检测、根据特殊需要进行的体检等。

以血液筛查为目的的检测：是为了防止输血传播 HIV 而进行的检测，包括献血员筛查和原料血浆筛查。

（二）HIV 抗体检测的要点

1. 筛查试验阳性不能出阳性报告；
2. 严格遵守实验室标准操作程序（SOP）；
3. 严格按照试剂盒说明书操作；
4. 注意防止样品间交叉污染。

（三）常规 HIV 抗体检测的方法

HIV 抗体检测分为筛查试验（包括初筛和复检）和确认试验。

1. HIV 抗体检测筛查试验

筛查试剂：必须是经国家食品药品监督管理局（SFDA）注册批准、批检合格、在有效期内的试剂。推荐使用经临床质量评估敏感性和特异性高的试剂。

ELISA 目前国内外主要使用第三代（双抗原夹心法）试剂，少数使用第二代试剂。血源筛查仍以第三代 ELISA 为主；国际上有些国家和地区已将线性免疫酶测定（第四代 ELISA 试剂）用于血源筛查。第四代 ELISA 试剂是最近发展起来的 HIV 抗原抗体联合测定试剂，可同时检测 P24 抗原和抗 HIV-1/2 抗体。与第三代抗 HIV-1/2 试剂相比，检出时间提前了 4~9.1 天。其优点在于能同时检测抗原、抗体，降低血源筛查的残余危险度。

快速检测（RT）：随着对 HIV 感染者和艾滋病患者抗反转录病毒治疗的进展，及对无症状 HIV 感染者提供自愿咨询检测（VCT）的迫切需求，简便、快速的 HIV 检测方法被广泛应用，常用的主要有以下几种：

明胶颗粒凝集试验（PA）：PA 是 HIV 血清抗体检测的一种简便方法，是将 HIV 抗原致敏明胶颗粒作为载体，与待检样品作用，混匀后保温（一般为室温）。当待检样品含有 HIV 抗体时，经抗原致敏的明胶颗粒与抗体发生抗原抗体反应，根据明胶颗粒在孔中的凝集情况判读结果。

PA 试剂有两种，HIV－1 和 HIV－2 抗原共同致敏的 PA 试剂，已经我国 SFDA 注册批准；

HIV－1、HIV－2 抗原分别致敏的 PA 试剂可初步区分 HIV－1 型和 HIV－2 型，目前我国尚未引进。

斑点 EIA 或称斑点 ELISA（dot－EIA）以硝酸纤维膜为载体，将 HIV 抗原滴在膜上成点状，即为固相抗原。加血清样品作用，以后步骤同 ELISA。阳性结果在膜上抗原部位显示出有色斑点。反应时间在 10 分钟以内，使用抗原量少。

斑点免疫胶体金（或胶体硒）快速试验与斑点 EIA 相似，也是以硝酸纤维膜为载体。区别在于不用酶标记抗体，而代之以红色的胶体金（或胶体硒）A 蛋白，用渗滤法作为洗涤方法。试剂稳定，可室温长期保存。试验时不需任何设备，迅速、简便、特异性较好，敏感性约相当于中度敏感的 ELISA，适用于应急检测、门诊急诊个体检测。目前已有在国内被 SFDA 批准注册的国外进口试剂和国内产品。一般可在 10～30 分钟判读结果。

艾滋病唾液检测卡在硝酸纤维膜上包被人工合成的 HIVgp41/gp36 蛋白抗原，可同时检测含在唾液中的 HIV－1/HIV－2 抗体，原理为酶免疫间接法。主要检测唾液中的 HIV IgA 与 IgG 抗体，敏感性、特异性与 ELISA 相近，可避免静脉穿刺。但样品预处理时间长且售价较高。以唾液为样品测定 HIV 抗体的 ELISA、WB 试剂已经美国 FDA 批准。

其他快速筛查试验方法家庭 HIV 检测等。

尿液 HIV 抗体检测 1996 年美国 FDA 首次批准 HIV－1 尿液 ELISA 试剂，我国也正在研制尿液 HIV 抗体检测试剂。主要适用于静脉注射毒品人群和其他高危人群的大面积流行病学调查、监测。筛查阳性者仍需采血做确认试验才能确定。

筛查报告对呈阴性反应的样品，可由实施检测的实验室出具 HIV 抗体阴性报告；对呈阳性反应的样品，须进行复检，不能出阳性报告。

复检试验：对初筛呈阳性反应的样品用原有试剂和另外一种不同原理或不同厂家的筛查试剂重复检测。如两种试剂复测均呈阴性反应，则报告 HIV 抗体阴性；如均呈阳性反应，或一阴一阳，需送艾滋病确认实验室进行确认。

对 HIV 抗体筛查试验，呈阴性反应者可出具"HIV 抗体阴性"报告；对初筛试验呈阳性反应者不能出阳性报告，可出具"HIV 抗体待复查"报告。

2. HIV 抗体确认试验

确认试验的试剂：必须是经 SFDA 注册批准、在有效期内的试剂。

确认试验方法：包括 WB、条带免疫试验（LIATEK HIV Ⅲ）、放射免疫沉淀试验（RIPA）及 IFA。国内常用的确认试验方法是 WB。

确认检测流程有 HIV-1/2 混合型和单一的 HIV-1 或 HIV-2 型。先用 HIV-1/2 混合型试剂进行检测，如果呈阴性反应，则报告 HIV 抗体阴性；如果呈阳性反应，则报告 HIV-1 抗体阳性；如果不满足阳性标准，则判为 HIV 抗体检测结果不确定。如果出现 HIV-2 型的特异性指示条带，需用 HIV-2 型免疫印迹试剂再做 HIV-2 的抗体确认试验，呈阴性反应，报告 HIV-2 抗体阴性；呈阳性反应则报告 HIV-2 抗体血清学阳性，并将样品送国家参比实验室进行核酸序列分析。

确认试验结果报告确认试验由确认实验室根据检测结果出具"HIV 抗体确认检测报告单"，报告 HIV 抗体阳性（＋）、HIV 抗体阴性（－）及 HIV 抗体不确定（±）。

（刘霞）

第六节　其他传染病的实验诊断

一、伤寒和副伤寒沙门菌免疫检测

（一）参考值

伤寒肥达反应（WR）"H"低于 1∶160；"O"低于 1∶80；副伤寒 WR 甲（A）、乙（B）和丙（C）都低于 1∶80。

（二）临床意义

①O 升高，H 正常：伤寒发病早期或其他沙门菌感染的交叉反应。②O 正常，H 升高：不久前患过伤寒，伤寒疫苗接种后，或非特异性回忆反应。③O 升高，H 升高：伤寒可能性大。④O 升高，H 升高，A、B、C 任何一项升高：可能分别为副伤寒甲、乙、丙。⑤单次效价增高，判断的可靠性差，必要时进行动态观察，若双份血清效价增高大于 4 倍，则诊断意义较大。

二、链球菌感染的血清学检测

（一）参考值

胶乳凝集法为阴性。

（二）临床意义

ASO 升高常见于 A 族溶血性链球菌感染引起的疾病，如感染性心内膜炎、扁桃体炎以及链球菌感染后肾小球肾炎、风湿热等。抗体由高滴度逐渐下降时，可认为疾病缓解；抗体恒定在高水平时，多为活动期。

三、乙型脑炎病毒抗体

静脉血 2 ml，不抗凝，分离血清或脑脊液 2 ml 进行乙型脑炎病毒（EPBV）抗体测定。

（一）参考值

阴性。

（二）临床意义

急性乙型脑炎患者在发病第7天可产生病毒特异性抗体 IgM，2~3周达到高峰，因此检测病毒特异性 IgM，可早期诊断急性乙型脑炎。

四、血吸虫环卵沉淀试验

静脉血 2 ml，不抗凝，分离血清进行测定。

（一）参考值

阴性。

（二）临床意义

环卵沉淀试验主要用于检测血清中抗血吸虫的特异性抗体，近期感染血吸虫阳性率在 90% 以上，与粪检阳性符合率在 95% 以上，对血吸虫的感染有早期诊断价值，经过系统治疗的血吸虫患者，3~4 年该试验可为阴性。

五、外—斐氏反应

外—斐氏反应（WFR）也称作变形杆菌集试验，用来诊断流行性斑疹伤寒、恙虫病等急性传染病。这些疾病的病原体是立克次体。

（一）参考值

玻片凝集法：$OX_2 < 1:160$，$OX_{19} < 1:160$，$OX_k < 1:160$；

补体结合试验：阴性；

免疫荧光染色法：阴性。

（二）临床意义

正常人的滴度（血清稀释倍数）不超过 1:20。

增高：流行性斑疹伤寒（OX_{19} 阳性率可 100%）；地方性斑疹伤寒（OX_{19} 部分可在 1:200~1:800）；恙虫病患者，患病后第一周 OX_k 有 14% 在 1:80 以上，第四周可达 80%；布鲁氏菌病、回归热患者血清中滴度也有所增高；孕妇可稍有增高。

六、嗜异性凝集试验

传染性单核细胞增多症的病原体是 EB 病毒，患者血清中可测到嗜异性凝集和抗 EB 病毒的抗体。嗜异性凝集试验可以对此病作出诊断。

（一）参考值

凝集法 <1:7。

（二）临床意义

1. 凝集价达到 1:224 以上者可以结合患者临床症状确诊为单核细胞增多症。

2. 约有 10% 的患者试验为阴性，大多是儿童和婴儿。

3. 正常人试验是阴性或者不超过 1:7。

4. 血清病、霍奇金病和日本血吸虫感染的急性期，凝集价也有较大的增高。

七、流行性出血热病毒抗体

静脉血 2 ml，不抗凝，分离血清进行流行性出血热病毒抗体（EHF）测定。

（一）参考值

阴性。

（二）临床意义

机体感染流行性出血热病毒，起病后 2~3 天血清中可测出 EHF-IgM，7~10 天达高峰。而 EHF-IgG 在病后数周出现，可持续多年。故 EHF-IgM 阳性，可对 EHF 进行早期诊断，而检测 EHF-IgG 抗体可用于回顾性诊断及流行病学调查。

八、巨细胞病毒抗体

静脉血 2 ml，不抗凝，分离血清进行 CMV 抗体测定。

（一）参考值

阴性。

（二）临床意义

CMV 感染后，机体可产生特异性 IgM、IgG、IgA、IgE 抗体，单份血清稀释度 ≥ 1:8 为阳性，但只代表感染过 CMV，双份血清抗体水平呈 4 倍或 4 倍以上增长时，有诊断意义。检测 CMV-IgM 可帮助诊断 CMV 近期感染。

九、EB 病毒抗体

EB 病毒是 1964 年发现的一种新的人类病毒，是传染性单核细胞增多症的病原体。幼儿和青少年容易感染。

（一）参考值

嗜异性凝集试验 <1:7（或阴性）；

抗-EBV-IgG 阴性；

抗-EBV-IgM 阴性。

（二）临床意义

1. 增高多见于传染性单核细胞增多症：抗-EBV-IgM 呈现阳性反应，患者血中出现的嗜异性抗体 3~4 周达高峰，滴度超过 1:224 可以确诊。

2. 抗-EBV-IgG 阳性考虑有既往的感染历史，但抗-EBV-IgM 阳性可以证明近期感染。

3. 增高还多见于儿童的恶性淋巴瘤和一些鼻咽癌患者。

4. 血清病患者和某些正常人的血中可以含有少量的嗜异性抗体。

（刘霞）

第九章　脱落细胞检查

第一节 概 述

脱落细胞学和细针吸取细胞学属于细胞病理学的一个分支，是采集人体各部位的上皮细胞，经染色后用显微镜观察其形态，协助临床诊断疾病的一门学科。

根据临床标本的采集方式不同分为脱落细胞学和细针吸取细胞学两部分。脱落细胞是对人体各组织、器官表面刮取或刷取物和自然脱落的细胞进行检查；细针吸取细胞学是用细针对深部脏器或肿块进行穿刺抽吸细胞进行检查。脱落细胞检查具有标本易取、安全快速、应用广泛、费用低、患者疼痛小、可随时复查等优点，对肿瘤的早期发现、早期诊断和早期治疗有重要意义。也特别适合开展肿瘤普查。

脱落细胞检查作为传统的、早期发现肿瘤的方法之一，对某些部位的肿瘤有较高的检出率。据统计，肺癌检出率为85%，食管癌为90%，宫颈癌在95%以上。其他部位的检出率也都在60%以上。但脱落细胞检查也有一定的局限性，如取材、制片有随机性及细胞变异大、细胞辨认经验不足等因素的影响而有一定的误诊率。据统计资料显示，脱落细胞的假阴性率为10%~30%，假阳性率为1%~3%。尽管如此，脱落细胞检查仍不失为一种简便快速的检查方法而在临床中得到广泛应用。

一、脱落细胞学检查的优点和不足

(一) 优点

脱落细胞学检查的优点有：简单易行、对设备要求不高、安全性强；对患者造成的痛苦少，可反复取材检查；诊断迅速，癌细胞检出率较高，特别适用于大规模防癌普查和高危人群的随访观察。

(二) 不足

有一定的误诊率，这是由于细胞病理学检查的局限性，只能看到少数细胞，不能全面观察病变组织结构；具体部位难确定；不易对癌细胞做出明确的分型。

二、正常脱落细胞形态

(一) 正常脱落上皮细胞

正常脱落的上皮细胞主要来源于复层鳞状上皮（扁平上皮）和柱状上皮。

1. 鳞状上皮细胞

复层鳞状上皮，一般有10多层细胞。被覆于全身皮肤、口腔、喉部、鼻咽的一部分、食管、阴道的全部以及子宫颈。鳞状上皮细胞分为基底层细胞、中层细胞和表层细胞。

1）基底层细胞：包括内底层细胞和外底层细胞。

（1）内底层细胞：细胞呈圆形或卵圆形，直径12~15 μm；胞质巴氏染色呈深蓝、暗绿和灰蓝色，HE 染色呈暗红色；胞核圆形或卵圆形，居中，染色质细颗粒状；核与胞质比（即核的直径与细胞质幅缘之比，简称核胞质比）为1:（0.5~1）。

（2）外底层细胞：细胞呈圆形或椭圆形，直径15~30 μm；胞质较丰富，巴氏染色呈淡绿色或灰色，HE 染色呈暗红色；核圆形、居中或偏位，染色质疏松细颗粒状；核与胞质比 1:（1~2）。

2）中层细胞：位于鳞状上皮中部。细胞呈圆形、梭形或多角形，直径30~40 μm；胞质巴氏染色呈浅蓝色或淡绿色，HE 染色呈淡红色；胞核较小居中，染色质疏松呈网状；核与胞质比 1:（2~3）。

3）表层细胞：位于上皮的最表面，细胞扁平，呈不规则多边形，细胞体积增大，直径40~ 60 μm。根据细胞成熟程度，又分为角化前、不完全角化和完全角化细胞。

（1）角化前细胞：细胞核圆而小，直径6~8 μm，染色较深，但染色质仍均匀细致呈颗粒状；胞质巴氏染色呈浅蓝色或淡绿色，HE 染色呈淡红色；核胞质比为1:（3~5）。

（2）不完全角化细胞：细胞核明显缩小，固缩、深染，直径为4 μm；胞质透明，巴氏染色呈粉红色，HE 染色呈淡红色，边缘可卷褶；核胞质比为1:5。

（3）完全角化细胞：细胞核消失；胞质极薄，有皱褶，巴氏染色呈杏黄或橘黄色，HE 染色呈淡红色，胞质内可见细菌，此种细胞为衰老死亡的细胞。

4）复层鳞状上皮从底层到表层细胞形态的变化规律

（1）细胞体积由小到大。

（2）胞核由大到小，最后消失。

（3）核染色质由细致、疏松、均匀到粗糙、紧密、固缩。

（4）核胞质比由大到小。

（5）胞质量由少到多，胞质染色由暗红色到浅红色。

2. 柱状上皮细胞

柱状上皮主要被覆于鼻腔、鼻咽、支气管树、胃肠、子宫颈管、子宫内膜及输卵管等部位。柱状上皮脱落细胞主要包括涂片纤毛柱状细胞、黏液柱状细胞和储备细胞。

1）纤毛柱状细胞：细胞呈锥形，顶端宽平，其表面有密集的纤毛，纤毛巴氏染色呈亮红色；胞质泡沫状，巴氏染色染蓝色，HE 染淡红色；核圆形位于细胞中下部，染色质细颗粒状。在涂片中的常见排列形式①蜂房状排列：细胞成群或呈片，排列紧密，不重叠。②栅栏状：细胞紧密排列，可有重叠。

2）黏液柱状细胞：细胞呈圆柱形或卵圆形，有时呈锥形；胞质丰富，含大量黏液呈空泡状，故着色淡而透明，有时含巨大空泡，将核挤到一侧，呈月牙形或戒指形，染色与纤毛柱状细胞同；核呈卵圆形，核圆形位于细胞的底部，染色质细致呈网状，可见小核仁。

3）储备细胞：是有增生能力的幼稚细胞（未分化）。居假复层柱状上皮的基底部，体积小，呈圆形、卵圆形或多角形，染色质呈均匀细颗粒状，核边清楚，常见核仁。胞质量少，略嗜碱性。

3. 上皮细胞成团脱落时的形态特点

1）成团脱落的鳞状上皮：基底层细胞呈多边形，细胞大小一致，核一致，距离相等，呈嵌铺砖状。

2）成团脱落的纤毛柱状上皮：细胞常紧密聚合成堆，细胞间界限不清楚，呈融合体样，可见细胞核互相重叠，形成核团。在核团的周围是胞质融合形成的"胞质带"。整个细胞团的边缘有时可见纤毛。

3）成团脱落的黏液柱状上皮：细胞呈蜂窝状结构，胞质内含大量黏液，细胞体积较大。

（二）脱落上皮细胞的退化变性

细胞脱落后，因营养不良就会发生变性直至坏死称退化变性，简称退变。脱落细胞退变可分为肿胀性退变和固缩性退变两类。

1. 肿胀性退变

肿胀性退变表现为胞体肿胀，增大 2～3 倍，细胞边界不清楚；胞质内出现液化空泡，有时可将细胞核挤压至一边；细胞核表现为肿胀变大，染色质颗粒模糊不清。最后胞膜破裂，胞质完全溶解消失，剩下肿胀的淡蓝色裸核，直至逐渐核溶解消失。

2. 固缩性退变

固缩性退变表现为整个细胞变小而皱缩变形；胞质染成深红色；细胞核染色质致密着深蓝色，最后细胞核破裂为碎片或溶解成淡染的核阴影，称影细胞。

表层鳞状上皮常表现为固缩性退变；中、底层细胞常表现为肿胀性退变。柱状上皮细胞较鳞状上皮细胞更易发生退变，表现为细胞质横断分离或纤毛消失。

三、良性病变的上皮细胞形态

（一）上皮细胞的增生、再生和化生

1. 增生

增生指细胞分裂增殖能力加强，数目增多，常伴有细胞体积增大。多由慢性炎症或其他理化因素刺激所致。增生的细胞形态特点表现在以下 4 个方面：

1）胞核增大，可见核仁。

2）胞质量相对较少，嗜碱性，核胞质比略大。

3）少数染色质形成小结，但仍呈细颗粒状。

4）核分裂活跃，可出现双核或多核。

2. 再生

当组织损伤后，由邻近组织的同类细胞增殖补充的过程叫再生。细胞形态与增生的细胞相似，常伴有数量不等的白细胞。

3. 化生

一种成熟的组织在某些因素的作用下，被另一类型的成熟组织所替代的过程称为化生。如子宫颈柱状上皮细胞在慢性炎症时转变为鳞状上皮细胞，这种过程叫鳞状上皮化生，简称鳞化。若鳞化的细胞核增大，形态、大小异常，染色质增粗、深染，表明在化生的同时发生了核异质，称为异型化生或不典型化生。

（二）上皮细胞的炎症变性

按病程可将炎症分为急性、亚急性和慢性三种类型，其细胞学特征分述如下：

1. 急性炎症

以变性（肿胀性退变）、坏死为主，伴有大量的中性粒细胞和巨噬细胞。

2. 亚急性炎症

除有变性、坏死外，还有增生的上皮细胞和各种白细胞。

3. 慢性炎症

以增生、再生和化生病理性改变为主，可见较多成团的增生上皮细胞，炎症细胞以淋巴细胞和浆细胞为主。

炎症时上皮细胞的改变主要是核的改变，表现为以下3个方面：

1）核增大较明显，核胞质比稍增大。

2）核固缩、深染，核胞质比不大。

3）核形轻度畸形。

炎症时背景较"脏"，即有大量白细胞、红细胞，有时可见小组织细胞或多核巨细胞，也可见到黏液及退化坏死的细胞碎屑。

（三）核异质

核异质是指上皮细胞的核异常。主要表现为核增大、形态异常、染色质增多、分布不均、核膜增厚、核染色较深，胞质尚正常。核异质细胞是介于良性和恶性之间的过渡型细胞，根据核异质细胞形态改变程度，可分为轻度核异质和重度核异质。

1. 轻度核异质

多由慢性炎症细胞刺激而引起，又称炎症核异质。细胞核轻度增大，较正常细胞大0.5倍左右，并有轻度至中度畸形，染色质轻度增多，染色稍加深，核胞质比尚在正常范围内。多见于鳞状上皮中、表层细胞。

2. 重度核异质

因部分可发展为癌，故又称癌前核异质。细胞核体积比正常大$1 \sim 2$倍，染色质增多，呈粗网状，分布不均，偶见染色质结节，核边增厚，核有中度以上畸形，核胞质比轻度增大。应结合临床进行动态观察。

（四）异常角化

异常角化是指鳞状上皮细胞胞质的成熟程度超过胞核的成熟程度，又称不成熟角化或角化不良。巴氏染色表现为上皮细胞核尚幼稚，而胞质已出现角蛋白，并染成红色或橘黄色。若出现在中、底层细胞，称为早熟角化；若出现在表层角化前细胞，则称为假角化。有人认为可能是一种癌前表现，应给予重视，定期复查。

四、肿瘤脱落细胞形态

（一）肿瘤的演化过程

肿瘤细胞是由正常细胞演变而来的，这个由正常细胞演变为恶性肿瘤细胞的过程称为演变或演变过程。正常细胞在某些致癌因素作用下演变成为异常的癌细胞后，这个癌细胞就具有了发展成为癌的大部分甚至全部的特性，标志着肿瘤起始第一阶段的结束。

但是这个已经恶变了的癌细胞并不一定迅速发展而成为癌肿，而是在相当长的时间内保持着潜伏稳定状态，这种状态一般是不被人知的。此后在受到某些促癌因素作用后方使已经恶变了的癌细胞继续发展，数量增加，恶性程度逐步增高，这个过程称为演进。由正常细胞演变成为恶性肿瘤细胞，肿瘤细胞继续发展，恶性程度提高，实际上是肿瘤起始之初的一个过程的两个阶段，人们把这两个阶段总称为肿瘤的演化过程。

关于正常细胞为什么会演化成为恶性肿瘤细胞，到目前为止，对细胞演化机制的认识仍然十分肤浅，距其秘密的彻底揭示仍然有相当的距离。目前比较公认的认识可概括为两派学说。

1. 基因结构改变学说

支持和赞成此种学说者认为，正常细胞发生恶变的核心问题在于遗传物质 DNA 发生了结构变化，从而使正常细胞获得了新的遗传学特性。由于其代谢特征发生了深刻的改变，从而使分裂繁殖的能力增强，成熟分化的能力减弱，因此便出现了变异性的分化增生。已经变异后的细胞世代相传，越传达变异越大，则逐渐形成了自己特有的生长规律并开始按自己新的特有的规律生长发展，最后直到不受机体的调控。一旦发生了与整个机体的功能不协调时，则往往难以逆转。按照基因结构改变学说，一旦癌肿形成，只有不断增长发展，虽然发现速度可有快慢之分，但是再也不会逆转。

基因结构改变学说认为，化学因素致癌过程，在最早的演变阶段，其变化是极其细微的，也许只有核酸和蛋白质—酶在分子结构水平和代谢上改变，甚至只是在电子（量子）水平的变化，也可能只是在致癌物质长期刺激作用下，一些细胞通过不断地变异和选择，逐渐累加的结果。长期不良刺激的累加，使 DNA 的结构损伤，当超过了机体自我修复的限度时，从而由量变发展到了质变。因此，任何肿瘤的恶变过程都并非一朝一夕之功，是一个既有阶段性又有连续性的经过多步骤的长期演变过程。

2. 基因表现失控变化

基因表现失控变化也称为基因外癌变学说，这是近年新提出备受重视并独具创见的学说。此学说认为，正常细胞癌变过程的关键，不在于基因的结构，而在于基因表现的失控。即 DNA 的结构并无变化，但它的转录和 RNA 转译过程发生了差错，从而使细胞分裂和分化失去调控，认为细胞表面和细胞质先发生变化，然后才影响到细胞核内的基因。这一观点主张基因突变可能是癌变的结果，而不是起因。根据这一认识，认为癌变了的细胞在一定的条件下是可以逆转的。

以上两种学说争论的焦点，集中在肿瘤细胞是否会发生"逆转"问题上。实质上对这一问题的理解，涉及是否承认遗传信息传递的中心法则等问题。总之，基因外癌变学说是近年来提出的颇有创新见解的学说，受到了学术界的普遍关注。但是目前尚缺乏更充分的证据。如能进一步的深入研究，提供更充分的确切证据，将对癌变的基本理论和肿瘤的防治发生开拓性的变化。但是学者们认为，遗传物质结构改变在癌变过程中仍起主导作用。中心法则只能不断补充使其更加完善，而无法否认和改变。因此，两者应当互为补充，共同进行更深入的研究，而不应是互相对立的，也许这样更能推动研究的进展。

（二）肿瘤的演进

正常细胞演变成为肿瘤细胞之后，标志着癌变过程的结束。但是演化过程并没有停止，而是将作为一个新的起点。按照肿瘤细胞所特有的新的生物学特征和规律，用新的步伐继续不断地演进发展。之所以称其为演进，是因为动物实验发现在癌细胞群体增大的同时，并且在不断地获得新的生物学性能，使其恶性程度不断递增，由量变发生质变。随着时间的推移，会出现新的、分化更差、繁殖更快、更能适应环境的干细胞群，不断地补充或取代旧的、适应性较差的干细胞群，这就是肿瘤恶性程度不断增高的原因。

肿瘤演进的基本特点是：一旦演进开始，一般认为，是一直向前发展的，不可逆转的。目前虽然有癌的自然消退之说，但是就整个恶性肿瘤而言，真正自然消退者所占的比例极少。况且多数自然消退者都有这样或那样的原因。演进的速度快慢不一，可以比较缓慢，亦可以比较急骤，或者静止和加速演进相互交替地进行着。其恶性的程度与演进速度是一致的，演进的速度越快，恶性程度越高。演进常是漫无止境的，直到患者死亡。肿瘤的演进不受最初致癌因素的影响，但是如果癌变后，原有的致癌因素仍然存在的话，对演进有促进和加速的作用。临床上如果选择的治疗方法不恰当，如放疗或化疗未达到要求的剂量，治疗不彻底或不恰当的手术刺激，均可促进和加速其演进。

在动物实验中发现肿瘤演进还表现为：腹水型可转化性，肿瘤的腹水型是由实体型肿瘤转变而来的。如果把实体性肿瘤的新鲜组织做成浆液状，注射至腹腔内，若能引起腹水，瘤细胞可单独或聚集成小簇漂浮在腹水中活跃的生长，并且还可将此腹水接种到另外的动物，由此代代相传。人们将这种性能称为"腹水型可转化性"。除了上述可转化性外，还有可移植性、耐药性和由激素依赖性转为激素独立性。其中耐药现象对临床治疗具有指导作用。实验发现，体外培养中的瘤细胞，经过几代接种传代，如不断以抗癌药物处理时，则可以产生耐药性。这种耐药性一旦产生则常保持很久，难以消失。耐药性的产生和出现是肿瘤细胞对药物逐渐适应和选择的结果，亦是肿瘤演进的表现方式之一。这种现象与其他微生物所产生的耐药性有相似之处，为了避免耐药性产生，在临床治疗恶性肿瘤时应尽量避免不彻底、不正规的治疗方案。

（三）恶性肿瘤细胞的主要形态特征

1. 细胞核的改变

1）核增大：胞核显著增大，为同类正常细胞 1~4 倍，有时可在 10 倍以上。

2）核畸形：各种畸形，如结节状、分叶状、长形、三角形、不规则形，可有凹陷、折叠。某些腺癌细胞畸形不明显。

3）核深染：由于癌细胞 DNA 大量增加，染色质明显增多、增粗，染色加深，呈蓝紫色似墨滴状。腺癌深染程度不及鳞癌明显。

4）核胞质比失调：由于胞核显著增大，引起核胞质比增大。癌细胞分化越差，核胞质比失调越明显。

2. 细胞质的改变

1）胞质量异常：胞质相对减少，分化程度越低，胞质量越少。

2）染色加深：由于胞质内含蛋白质较多，HE 染色呈红色，且着色不均。

3）细胞形态畸形：癌细胞呈不同程度的畸形变化，如纤维形、蝌蚪形、蜘蛛形及其他异型。细胞分化程度越高，畸形越明显。

4）空泡变异：腺癌细胞较为突出，常可融为一个大空泡，将核挤向一侧，形成戒指样细胞。

5）吞噬异物：癌细胞胞质内常见吞噬的异物。如血细胞、细胞碎片等。偶见胞质内封入另一个癌细胞，称为封入细胞或鸟眼细胞。

3. 癌细胞团

涂片中除可见单个散在癌细胞，还可见成团脱落的癌细胞。癌细胞团中，细胞大小、形态不等，失去极性，排列紊乱，癌细胞繁殖快，互相挤压，呈堆叠状或镶嵌状。

（四）恶性肿瘤细胞涂片中背景成分

涂片中常见较多红细胞和坏死组织，如继发感染，还可见数量不等的中性粒细胞。

（五）癌细胞与核异质细胞的鉴别

见表9－1。

表 9－1　癌细胞与核异质细胞的鉴别

特征	癌细胞	核异质细胞
核增大	显著增大（1~5倍）	轻度增大（1倍左右）
核畸形	显著	轻度至中度
染色质结构	明显增多、增粗，深染	轻度增多，轻度加深
核胞质比	显著增大	无明显变化

（六）常见癌细胞类型形态特征

1. 鳞癌

鳞状上皮细胞癌变称为鳞状上皮细胞癌简称鳞癌。根据细胞分化程度，可分为高分化鳞癌和低分化鳞癌。

1）高分化鳞癌：癌细胞分化程度较高，以表层细胞为主。癌细胞的多形性和癌珠是高分化鳞癌的标志。

2）低分化鳞癌：癌细胞分化程度较低，以中、底层细胞为主。

2. 腺癌

由柱状上皮细胞恶变而来的癌称为腺癌，根据分化程度分为高分化腺癌和低分化腺癌。

1）高分化腺癌：胞体较大，可单个脱落，也可成排成团脱落，胞质丰富，含有空泡，有时大空泡将核挤于一侧，形成印戒样癌细胞。

2）低分化腺癌：胞体较小，多成团互相重叠，极性紊乱，易融合成团呈花边样或桑葚样。

3. 未分化癌

从形态上难以确定其组织来源，分化程度最低，恶性程度最高的癌，称为未分化癌。细胞较小，胞质量也很少。根据癌细胞形态分为大细胞未分化癌和小细胞未分化癌。

脱落细胞学主要是研究恶性肿瘤细胞的异型性，为此作出正确诊断。但任何一种异型性表现都不能作为绝对指征，须综合判断，并以涂片中背景细胞作对照，慎重得出结果。

五、标本采集与涂片制作

（一）标本采集主要方法

1. 直视采集法

在肉眼观察下直接采集，如阴道、宫颈、口腔、鼻咽等部位，采用刮取、吸取或刷取等方式采集标本，对食管、胃、肠道、气管、支气管可借助于内镜在病灶处直接刷取标本。

2. 直接留取

液体标本的采集如尿液、痰液、乳头溢液等。

3. 针穿抽吸法

浆膜腔积液可用穿刺吸取标本；浅表及深部组织器官，如淋巴结、乳腺、甲状腺、肝等则用细针穿刺吸取。

4. 灌洗法

向空腔器官或腹腔、盆腔（剖腹探查时）灌注一定量生理盐水冲洗，使其细胞成分脱落于液体中，收集灌洗液离心制片，做细胞学检查。

5. 摩擦法

用摩擦工具在病变处摩擦，取擦取物直接涂片。常用的摩擦工具有线网套、气囊、海绵球摩擦器等。可对鼻咽、食管和胃等处病灶取材涂片。

（二）制作方法与要求

1. 推片法

适用于较为稀薄的液体标本。将标本离心浓缩后，取沉淀物推制成片，如尿液、胸腹水、脑脊液、支气管肺泡灌洗液等。

2. 涂片

正确的涂片和良好的染色是细胞学检查的重要前提之一。

涂片就是将用各种方法取来的细胞学标本以适当的方式涂于载玻片上，以便染色和显微镜下检查。不同来源的标本，其涂制方法也是不同的，从病灶处直接采取的标本可以直接制成涂片，如标本为大量液体，必须在离心沉淀后再制成涂片，痰液标本则须选取有效成分制成涂片。

1）制作涂片时必须注意的事项

（1）制作涂片时，操作轻巧，以免损伤细胞。

（2）涂片时厚薄适宜。

（3）细胞成分应涂在玻片的右侧 2/3 处，所余 1/3 留作粘贴标签或编号用。

2）涂片的方法

（1）取直径约 2 mm 大小标本液 1 滴，置于载玻片左中 1/3 交界处。

（2）将玻片和推片在标本处成 30°角接触，使标本液在两片之间迅速散开（推片可以用穿刺针代替）。

（3）待其充分散开而又尚未到达载玻片下缘时，即将推片（或穿刺针）按原角度在载玻片上轻轻匀速自左向右移动，直至标本完全均匀弥散分布于载玻片上为止。

（4）液体类的标本以浆膜腔积液、尿液、脑脊液等细胞涂片，武汉大学人民医院病理科细胞室采用离心沉淀后，用吸管吸取标本沉淀物，然后轻点在载玻片上。按上述方法推片，分布均匀，诊断阳性率高。

3. 固定

固定的目的：①保持细胞与生活时形态相似，防止组织自溶。②沉淀或凝固细胞内的物质如蛋白质、酶、脂肪和糖类等，保持与组织生活时相仿的成分，可使细胞全部易于着色。

1）固定方法

（1）浸入法：把即将干燥的涂片浸入固定液内，一般标本 10～15 分钟；痰液、宫颈液、食管拉网、胃镜、纤支镜标本，因黏液较多，固定时间为 30 分钟。浸入法适用于大量标本的检查，常用染色固定架进行操作。本法不适用于清晰的尿液、脑脊液、胸水等标本。

（2）滴加法：将涂片置于染色支架上，任其自然干燥后，滴加固定液数滴，覆盖整个标本膜，固定 15～30 分钟，进行染色。

2）常用固定液的种类

（1）乙醚—乙醇固定液（每 100 ml）如下：

| 95% 乙醇 | 50 ml |
| 纯乙醚 | 50 ml |

此固定液渗透性较强，固定效果较好，乙醚易挥发，用后应盖紧瓶口，适宜作巴氏染色和 HE 染色的固定。

（2）氯仿乙醇固定液（每 100 ml）如下：

无水乙醇	60 ml
氯仿	30 ml
冰醋酸	10 ml

适宜核酸（DNA、RNA）、糖原和黏蛋白的染色。做特殊染色时应选用该液，尿细胞学亦多选用该固定液。

（3）95% 乙醇固定液：此液制备方便，较便宜，适用于大规模防癌普查，细胞涂片常规染色均可采用。

（4）甲醇：涂片做 Giemsa 染色或 MGG 染色时应用甲醇固定效果好，但较乙醇价格稍贵。

3）固定注意的事项

（1）固定细胞愈新鲜愈好，固定时间一般 15～30 分钟。

（2）切忌将几个人的标本放在同一容器内，以免互相污染。

（3）固定液用后过滤，要经常测定乙醇浓度，保持 90% 以上的浓度。

（4）根据染色要求选择合适的固定液。

六、标本处理方法

处理液体标本如小便、胸腹水、各种冲洗液等，由于细胞数量少，直接涂片镜检阳性率低，须得浓缩细胞，可用下述方法进行：

（一）自然沉淀法

液体标本经静置4～5小时，标本下层细胞较多（以防细胞溶解、退化，必须加等量的乙醇或1/10的甲醛原液防腐，加抗凝剂抗凝），此法费时，细胞易变形，不宜采用。

（二）药物沉淀法

在液体标本中加入1/40的钾明矾，有加速细胞沉淀的作用，混匀静置20～30分钟，即可见细胞沉淀，可取底层标本检查。

（三）离心沉淀法

离心沉淀法是处理液体标本、细胞集中的常用方法。将液体标本分装于试管中，用天平平衡后对称地加入离心机孔内，以每分钟2 000 r/min离心5～10分钟，可见液体标本细胞沉淀。

（四）微孔过滤法

采用一种塑料制成的可溶性微孔滤纸来过滤液体标本，除去标本内白细胞和不要的物质如水分，增加标本中细胞的数量，并使之集中于滤纸上。当大量加压过滤后，取出滤纸截成小块，贴于载玻片上，加入甲醇固定，此时滤纸溶解，所收集的细胞直接固定于载玻片上。

七、巴氏制片及染色方法

（一）巴氏制片法

巴氏制片法是沿用最早的方法，它是用刮板旋转取材，将获取的标本均匀地涂在专用玻片上，然后立即将涂有标本的玻片放入盛有95%乙醇的标本缸内固定。取材时一定要注意刮板必须要光滑。向玻片上涂抹时要使标本集中在玻片的中部，不要太靠两端，标本要薄而均匀。这样制出的标本片便于在显微镜下观察，且细胞相对分散、不重叠，可以减少漏诊和假阴性率。

（二）染色方法

染色的好坏直接决定了标本片质量，一张染色好的标本片应该是细胞质和细胞核着色恰到好处，胞核着色深浅适度，结构清晰，背景无杂质。以下介绍两种常用的染色方法：

1. 简易巴氏染色法

1）所用染料

（1）苏木素染液（200 ml）：

所需药品：

苏木素精	1 g
95%乙醇	10 ml

亚明矾	20 g
蒸馏水	200 ml
黄色氧化汞	0.5 g

配制方法：将苏木素精溶解于乙醇中。将亚明矾放于蒸馏水中并盖好以防水分挥发，徐徐加热至沸，使其完全溶解。然后将苏木素溶液加入，速加热至沸腾，离火。将氧化汞粉末加入，同时搅拌，当溶液转变成深紫色时，表明苏木素精已氧化为苏木紫。将烧瓶速置冷水中冷却，以免苏木紫过度氧化成为棕色沉淀。冷却后置棕色玻璃瓶中，不要密封，以利剩余的苏木素慢慢氧化，配后2周再用。用时将原液酌情加蒸馏水一倍过滤。配料时加2 ml冰醋酸，以稳定苏木素，防止过度氧化。

（2）EA36染液：是三种染料配合而成，因易失效，不可多配。

所需药品：

A. 淡绿（亮绿）	0.5 g
蒸馏水	5 ml

待完全溶解后加无水乙醇至100 ml。

B. 黄色伊红	0.5 g
蒸馏水	5 ml

待完全溶解后加无水乙醇至100 ml。

C. 俾氏麦棕	0.5 g
蒸馏水	5 ml

待完全溶解后加无水乙醇至100 ml。

配制：用时取A液45 ml、B液45 ml、C液10 ml混合后加磷钨酸0.2 g及饱和碳酸锂水溶液一滴。三种染液的配合比例并非一成不变，可视具体情况加以调整。

2）染色方法

（1）蒸馏水	1~5分钟
（2）苏木素染液	5分钟
（3）流水冲洗	3~5分钟
（4）0.25%~0.5%盐酸水溶液	几秒
（5）流水冲洗	5分钟
（6）稀碳酸锂溶液	1分钟
（7）流水冲洗	5分钟
（8）80%乙醇	2分钟
（9）95%乙醇	2分钟
（10）EA36	5分钟
（11）95%乙醇	2分钟
（12）95%乙醇	2分钟
（13）无水乙醇	3分钟
（14）二甲苯	3分钟
（15）二甲苯	3分钟

（16）中性树脂胶封固。

3）染色反应：胞核呈蓝色，底中层细胞质呈蓝色。表层角化细胞呈红色。

4）说明：苏木素染液及 EA36 染液，可视具体情况如染料配制时间长短、季节不同等来确定染色的时间。

2. 改良巴氏染色法

1）改良巴氏染液配方

（1）Gills 苏木素（1 000 ml）

结晶苏木素	2.36 g（或者无结晶苏木素 2 g）
硫酸铝	17.6 g
碘酸钠	0.2 g
蒸馏水	730 ml
乙二醇	250 ml
乙酸（冰醋酸）	20 ml

混匀，磁性搅拌 1 小时以上。

（2）EA50 染液

3% 亮绿溶液	5 ml（3 g 亮绿，100 ml 蒸馏水）
20% 伊红溶液	10 ml［20 g 伊红 Y（水溶或醇溶），100 ml 蒸馏水］
95% 乙醇	350 ml
甲醇	125 ml
磷钨酸	1 g
乙酸（冰醋酸）	10 ml

混匀后充分搅拌。配制时需注意以下几点：①EA50 染液配好后使用滤纸检查。②伊红 Y 醇不易溶解，配制伊红溶液时充分搅拌使其完全溶解。③碱溶液：饱和碳酸锂加蒸馏水，取上清液，加入适量蒸馏水。

2）染色方法

（1）蒸馏水	1 ~ 5 分钟
（2）苏木素染液	5 分钟
（3）流水冲洗	3 ~ 5 分钟
（4）0.25% 盐酸水溶液	几秒
（5）流水冲洗	5 分钟
（6）稀碳酸锂溶液	1 分钟
（7）流水冲洗	5 分钟
（8）80% 乙醇	2 分钟
（9）95% 乙醇	2 分钟
（10）EA50	5 分钟
（11）95% 乙醇	2 分钟
（12）95% 乙醇	2 分钟

（13）无水乙醇　　　　　　　　　2 分钟

（14）二甲苯　　　　　　　　　　3 分钟

（15）二甲苯　　　　　　　　　　3 分钟

（16）中性树脂胶封固。

3）染色反应：胞核呈蓝色，底中层细胞质呈蓝色。表层角化细胞呈红色。

4）说明：苏木素染液及 EA50 染液，可视具体情况如染料配制时间长短、季节不同等来确定染色的时间。

3. 染色注意事项

1）染色目的：阴道细胞涂片的染色很重要，染色的好坏直接关系到阅片的质量。染色要达到三个目的：

（1）核的结构要清晰，此为诊断癌细胞的重要依据。

（2）细胞质和核的分色较好。

（3）透明：使细胞的厚度和细胞的重叠不影响镜检。

2）染色体会：为达到以上三项染色目的，浅谈一下作者的化验室染色体会。

（1）苏木素：每天使用前最好过滤，否则片子上易有苏木素沉渣，影响阅片质量。另外，苏木素染色较淡时可适量加一些原液。以上两种苏木素配方对两种染色方法均可使用。

（2）稀盐酸脱色操作必须敏捷，否则苏木素染色可能全部褪去。

（3）EA36 染液通常对一般的宫颈涂片染色较好，但是新柏氏液基薄层细胞学技术（TCT）的染色最好用 EA50 染液。因为 EA50 染液的染色比较亮丽，彩图效果会好些。另外，EA50 染液中的亮绿、伊红的量也不是一成不变的，可根据染料的质量、纯度做出适当的调整。每次配试剂最好试染一次，直到染色达到最佳效果为止。

（4）封片前应将涂片和细胞内的水分除尽，如涂片上含有水分，涂片表面呈云雾状，显微镜下可见微小水滴，细胞结构模糊不清。当空气比较潮湿时，涂片在封固前必须保持干燥。

八、液基薄层的细胞技术

针对巴氏涂片存在的问题，伴随着计算机技术和自动化技术的发展，人们对细胞学的样本采集、制片技术不断改进，一系列新的技术应运而生，TCT 是近年来细胞学检查的重大进步。目前大中型医院已普遍采用 TCT。TCT 是细胞学制片上的重要创新，如宫颈细胞学检查是将宫颈内外细胞刷洗在装有特殊缓冲固定液的容器中，然后经过离心、分层等技术将细胞团块松散并与黏性碎片分开，细胞单个分布在样本中，再将这些单个细胞均匀地转移到玻片上，最后固定染色。TCT 比巴氏涂片灵敏度和特异度均高，能检出 100% 鳞状细胞癌和 97% 高度鳞状上皮内病变，假阴性率仅为 2.3%，大大低于巴氏法的假阴性率。

液基薄片制片法：20 世纪 90 年代以后，制片技术有了飞跃的进步，特别是研制出的薄层细胞学检测系统大大提高了制片质量，明显提高了异常细胞检出率，减少了假阴性率。我国引进较早且应用较多的是美国 Cytyc 公司研制的 Thin-Prep 膜式过滤技术。

它大体分以下几个步骤：

1. 标本采集

标本采集是用特制的毛刷收集病变表面及鳞柱交界处的细胞样本，然后将标本采集器放入装有细胞固定液的标本瓶内旋转清洗，使被采集的细胞迅速固定。

2. 细胞混匀

在标本瓶内放入长 6 cm，直径 2 cm，顶端有过滤膜的圆柱形过滤器。将标本瓶连同过滤器放置于机器上，开动机器使其旋转以分散黏液，混匀细胞。由于标本瓶和过滤器表面很光滑，不会损伤细胞。

3. 细胞的采集

细胞混匀后，过滤器停止转动，负压开动，标本液通过滤膜进入过滤器，细胞被黏附在滤膜的外表面。由于滤膜表面微孔仅 8 μm，足以保证细胞不被滤出而黏附于滤膜上。

4. 细胞转移

当过滤膜被细胞覆盖后，过滤器自动翻转 180°，与其上方预先放置的玻片相对应。当滤膜与玻片接触时，依靠滤器内的微弱正压和滤膜与玻片间的正、负电荷作用，滤膜上的细胞被转移到玻片上，在界定位置形成一个直径 2 cm 的圆形细胞薄层。

TCT 最大限度地减少细胞的丢失，去除了影响诊断的杂质，使细胞呈稀疏排列，并且集中在 2cm 范围内，阅片非常方便，大大提高了阳性检出率，从而降低了假阴性率。

目前我国应用的除 TCT 外，还有自动细胞学检测系统［又称液基细胞学检测系统（LCT）］、手工液基制片技术（M－LCT）、利普制片系统（LPT）、液基薄层细胞制片技术（Thin Layer Technology，TLT）以及国产自动细胞制片机等。

九、显微镜检查

（一）涂片观察方法

主要在低倍镜下观察，当发现有异常细胞时，再换用高倍镜辨认，必要时用油镜观察。

（二）报告方式

1. 直接法

根据细胞形态，对有特异性细胞学特征的、较容易确诊的疾病可直接作出诊断，如脂肪瘤等。

2. 分级法

分级法是常用的报告方式，能客观地反映细胞学的变化。目前有三级、四级和五级三种分类方法。

1）三级分类法

Ⅰ级：阴性，涂片中均为正常细胞或一般炎症变性细胞；

Ⅱ级：可疑，涂片发现核异质细胞；

Ⅲ级：阳性，涂片中找到典型的癌细胞，可根据癌细胞形态，进一步分类。

2）四级分类法

Ⅰ级：阴性；

Ⅱ级：核异质，涂片中发现少量轻度核异质细胞，多由炎症变性所致；

Ⅲ级：可疑，涂片中有重度核异质细胞，其形态基本符合癌细胞标准，但由于数量过少，或形态不典型，不能排除癌前病变的可能性；

Ⅳ级：阳性，涂片中可见典型的癌细胞。

3）五级分类法

Ⅰ级：涂片中均为正常细胞和一般炎症变性细胞；

Ⅱ级：有少量轻度核异质细胞，但无恶性迹象；

Ⅲ级：有较多重度核异质细胞，但不能肯定为恶性；

Ⅳ级：有大量重度核异质细胞，强烈提示为恶性肿瘤，但仍缺乏特异性癌细胞；

Ⅴ级：可见典型癌细胞，并能根据细胞学特点，作出初步分类。

（三）质量控制

1. 标本采集

只有合格的涂片，诊断才是可靠的。各类标本中应出现有效细胞成分才能称为满意的标本。

2. 制片

取材满意，好的涂片应厚薄适当、分布均匀、细胞结构须清晰。标本制好后应立即固定，苏木素染液每天须进行过滤。

3. 阅片复查

仔细认真阅片，疑难片子要请示有经验的检验人员，对涂片进行复查或会诊是细胞诊断质量管理体系一个重要措施。

4. 定期随访

加强与临床的联系，对细胞学诊断阳性或出现异常细胞病例，要进行定期随访，以达到早期诊断、及时治疗的目的。

（王俭）

第二节　阴道脱落细胞检查

阴道脱落细胞多数为宫颈及阴道上皮，较少见子宫内膜细胞。阴道细胞学检查在脱落细胞中应用最为广泛。

一、正常脱落上皮细胞

1. 鳞状上皮细胞

从外阴向内直至子宫颈外口的黏膜均被覆鳞状上皮。在其脱落细胞中可见底层、中层、表层 3 层细胞，细胞形态与正常脱落的鳞状上皮细胞基本相同。阴道上皮细胞形态变化与卵巢激素密切相关。

1）底层细胞：分为内底层和外底层细胞。阴道涂片一般不见内底层细胞，仅在哺乳期、闭经后及阴道高度萎缩或糜烂、创伤时才见。外底层细胞根据来源不同，分为 3 型：①宫颈型外底层细胞；②产后型外底层细胞；③萎缩型外底层细胞。

2）中层细胞：分为非孕期中层细胞和妊娠期中层细胞。

3）表层细胞：月经周期中阴道上皮变化，主要表现在表层角化前细胞和角化细胞所占比率上的变化。此层最能反映雌激素水平。

2. 柱状上皮细胞

1）子宫颈内膜细胞：根据其形态，分为两种。①分泌型柱状细胞：又称黏液细胞。常见于排卵期分泌旺盛时的涂片。②纤毛柱状细胞：较少见，在绝经后较多见。

2）子宫内膜细胞：可出现于月经周期的开始直到周期的第 10～12 天。一般而言，除使用子宫内避孕器具外，如在月经周期第 12 天后出现，应认为宫内膜有病变。根据其雌激素水平可分为周期型和萎缩型。输卵管上皮细胞一般不易脱落，即使脱落也与子宫内膜细胞相混而不易辨认。

二、正常脱落非上皮细胞

可见少许中性粒细胞、红细胞、阴道杆菌、黏液（呈蓝染丝状）、纤维素（呈红染网状）、精子（有精子的涂片不宜做阴道细胞学检查）等。

三、阴道上皮与卵巢功能关系

阴道上皮受卵巢内分泌直接影响，其成熟程度与体内雌激素水平呈正相关，雌激素水平高时，涂片内有大量角化细胞，核深染致密；雌激素水平低时，涂片内出现底层细胞，故根据涂片内上皮细胞的变化可以评价卵巢功能。利用阴道细胞学检查来反映体内雌激素水平。分为雌激素水平低落和雌激素水平两大类。

1. 雌激素低落

分为极度、高度、中度及轻度低落 4 级，涂片主要是底部及中层细胞多，多见于老年妇女和卵巢切除者。

2. 雌激素影响

分为轻度、中度、高度及极度影响 4 级，以角化细胞为主，随着角化程度的增加，角化细胞从 20% 可增加到 90% 以上。见于行经后至排卵前、接受雌激素治疗及卵巢颗粒细胞癌，子宫内膜囊状增生，子宫肌瘤，卵泡膜细胞瘤等。

四、女性一生中各阶段阴道脱落细胞表现

1. 青春期

内分泌系统尚未稳定，故阴道涂片上皮细胞无明显周期性改变。

2. 性成熟期

青春期后，阴道上皮随卵巢激素水平改变而发生周期性变化。

1）行经期：雌激素轻度影响，角化前细胞增多。

2）行经后期：雌激素水平轻度到中度影响，以角化前细胞为主，角化细胞逐渐增多。

3）排卵前期：角化细胞占30%～50%，背景较清晰。

4）排卵期：雌激素高度影响，角化细胞占50%～70%，胞质鲜艳多彩，涂片背景清晰。

5）排卵后期：角化细胞减少，主要以中层细胞为主。细胞聚集成堆，边缘卷折。

6）月经前期：角化细胞难见，涂片中上皮细胞破碎，聚集成堆，边缘不清，易见裸核和碎屑。白细胞和杂菌大量出现，阴道杆菌裂解、黏液黏稠。

五、涂片种类及标本的采取

（一）阴道涂片

1. 方法

主要目的是了解卵巢功能。

1）阴道侧壁刮片法：以窥器扩张阴道，用清洁干燥木刮片自阴道侧壁上1/3处，轻轻刮取分泌物少许，薄而均匀地涂于玻片上，放入95%乙醇内固定。此法能准确反映激素水平，且片型清洁，白细胞较少。

2）后穹隆吸取法：患者取膀胱截石位。用阴道窥器暴露阴道后穹隆部，捏紧长玻璃吸管的橡皮球以排除空气，待插入阴道后穹隆之后，徐徐放松橡皮球，吸取积存于该处的分泌物，薄而均匀地涂于波片上，固定染色镜检。此法简便，但涂片上有陈旧的脱落细胞，易与宫颈、输卵管等上皮细胞混淆。

3）棉签采取法：仅适用于未婚或阴道分泌物极少者。分开阴唇，将卷紧后用生理盐水湿润的棉签伸入阴道，在侧壁上1/3处，轻轻卷取分泌物。此法因接触阴道下段，可能影响涂片的准确性。

2. 涂片判定标准

1）雌激素极度低落：阴道上皮脱落细胞均来自基底层（内底层）。在卵巢切除后或绝经后可出现。

2）雌激素高度低落：阴道上皮萎缩严重，底层细胞占40%以上。在绝经症状严重患者及绝经期后妇女或青年人有卵巢长期功能缺损者见到。

3）雌激素中度低落：底层细胞占20%～40%。在绝经症状轻的患者、年龄较大而无绝经症状者及青年人有其他卵巢功能障碍者见到。

4）雌激素轻度低落：底层细胞占20%以下。表示雌激素水平恰能维持阴道上皮的正常厚度，比月经后期稍低。

5）雌激素轻度影响：致密核表层细胞占20%以下。在行经后期或排卵前期的初期，或接受小量雌激素治疗时见到。

6）雌激素中度影响：致密核表层细胞占20%～60%。在卵泡迅速发育成熟时，或在排卵前期及患者接受中等量雌激素治疗时见到。

7）雌激素高度影响：致密核表层细胞占60%～90%。在正常排卵期或患者接受大量雌激素治疗时见到。

8）雌激素过高影响：致密核表层细胞占90％以上。常在体内雌激素过高，或卵巢颗粒细胞瘤、卵泡膜细胞瘤等患者的涂片中见到。

（二）宫颈刮片

宫颈刮片是早期发现宫颈癌的重要方法，简便易行可靠。

1. 方法

宫颈癌好发部位即宫颈外口鳞柱上皮交界处，用刮板轻轻刮取1周，然后将刮取物制成涂片，固定染色镜检。

2. 涂片诊断标准

临床常用的是巴氏分级法，诊断标准是：

Ⅰ级：正常的阴道细胞学涂片。

Ⅱ级：炎症。细胞核普遍增大，淡染或有双核，无恶性证据。

Ⅲ级：疑为恶性，但不能肯定。胞核增大，核形不规则或有双核，核深染，核与胞质比例变化不大，称核异质。

Ⅳ级：高度怀疑恶性。细胞核大，深染，核形不规则，染色质颗粒粗，分布不匀，胞质少，涂片中恶性细胞量较少。

Ⅴ级：肯定为恶性。有数量多的典型恶性细胞的特征。

（三）宫颈管涂片

为了解宫颈管内的情况，先将宫颈表面分泌物拭净，以吸管或生理盐水浸湿棉签伸入宫颈管内轻轻转动2~3周取出涂片。

（四）后穹隆涂片

用窥器暴露宫颈及后穹隆部，将刮片在后穹窿处取少许分泌物做涂片。也可用吸管伸入后穹隆吸取分泌物做涂片。

（五）注意事项

1. 嘱患者在检查前24小时内忌性生活，不做阴道冲洗及避免任何化学药物刺激。

2. 用窥器以生理盐水代替润滑剂。

3. 为幼女及未婚妇女取标本时，注意防止棉花掉入阴道，同时勿碰及外阴部，以免影响检查结果。

4. 根据检查目的选用采集方法，采集方法正确，涂片才符合要求，否则直接影响诊断的正确性。

5. 涂片时应均匀轻柔地向一个方向涂于玻片上，不可涂得太厚或来回涂擦，以免损伤细胞，涂片取制1~2分钟晾干后，放入固定液瓶中，并填好姓名贴于瓶上。

六、阴道炎症细胞学改变

1. 炎症时阴道涂片一般改变

1）背景：有大量白细胞、红细胞，有时可见小组织细胞或多核巨细胞，也可见到黏液及退化坏死的细胞碎屑。巴氏染色特征：

（1）小组织细胞：圆形或椭圆形，细胞常常成群散在排列，少数单个出现；胞质蓝灰色呈泡沫状；核常偏位，典型的核呈肾形，也可呈圆形或卵圆形。

（2）多核巨噬细胞：胞体巨大，呈不规则圆形；胞质丰富，染淡蓝色，含空泡；核常达数个至几十个，大小形态基本一致。

2）上皮细胞。

（1）上皮细胞变性：涂片见核淡染或呈云雾状或出现核固缩或碎裂。

（2）上皮细胞增生、化生：上皮细胞增大，形态轻度不规则；胞质致密，可有空泡、核周晕、异染或多彩性，甚至胞质可消失出现裸核；胞核轻度增大，双核、多核；涂片中外底层细胞增多，也可出现内底层细胞、修复、储备细胞。

2. 特殊病原体感染阴道涂片改变

除有炎症时阴道涂片一般改变外，常见的滴虫、真菌及嗜血杆菌感染。巴氏染色特征：

1）滴虫：形态多样，常为梨形，也可为圆形、椭圆形、不规则形。胞质染蓝灰色，核模糊常偏位。

2）真菌：常见的类型是白色念珠菌。以菌丝及孢子形式存在。菌丝呈长线状分节，染蓝色或紫红色。孢子较小呈卵圆形。

3）嗜血杆菌：是一种染淡蓝色或紫红色球杆菌。此菌常均匀地黏附在表层上皮细胞，细胞边缘呈锯齿状或模糊不清，称为线索细胞。

3. 萎缩性炎症改变

以嗜碱性外底层细胞多见；核可出现增大、固缩、碎裂及溶解；合并炎症时，背景中伴有大量白细胞、组织细胞及黏液和杂菌。

七、宫颈癌及癌前病变

自 WHO 分类法应用后，核异质被不典型增生取代，近年来又逐渐被宫颈上皮内瘤变取代。宫颈上皮内瘤变主要出现在癌前病变，还可出现在一些良性病变，如慢性宫颈炎等。

1. 宫颈上皮内瘤变

1）低度鳞状上皮内病变，涂片有下列表现：①细胞单个散在或片状排列，细胞边界清楚可见；②以中表层细胞为主，胞质嗜酸性；③核增大；核中度畸形，双核或多核常见；核深染，染色质均匀；核膜清晰可见或模糊不清；核仁少见或不明显。

2）高度鳞状上皮内病变，涂片有下列表现：①细胞常单个散在或成片排列；②以底层细胞为主，大多胞质嗜碱性，偶见嗜酸性；③核增大明显，核浆比明显增大；核中度以上畸形；核深染明显，染色质细颗粒状或块状；核见有不规则核轮廓；核仁常常不明显。

2. 宫颈鳞状上皮癌

病理学上宫颈上皮非典型增生被认为是癌前病变，细胞学上亦已将癌前病变认为是阴道细胞病理变化中癌前一个阶段。

有学者将癌前病变的细胞形态变化概括为过多角化细胞、异常或早熟角化细胞、各层鳞状上皮的癌前核异质细胞、基底细胞及储备细胞增生。但从病理组织学的变化来理解阴道细胞学中不同级别的上皮内瘤变，除了细胞形态变化外，参考各层细胞的数量亦很重要。因为上皮内瘤变的基本变化是基底细胞增生和非典型细胞，乃至癌细胞出现在上皮层内，再根据这些细胞占据上皮全层的层次多少而定级别。因此，在细胞涂片中，除了观察细胞类型，同时估计细胞的大概数量亦是重要指标。

Okagaki 等用计数涂片中异常细胞成分（核异质及恶性基底细胞）的方法，区别结构不良与原位癌。提出，若涂片中恶性基底细胞少于异常细胞总数的 30%，诊断为结构不良；当超过 30% 的异常细胞为恶性基底细胞时，则诊断为原位癌。

藤原以核异质细胞的类型和量为指标，提出细胞病理学诊断依据：①涂片中有大量表、中层核异质细胞和极少量外底层核异质细胞者符合轻度非典型增生；②涂片中有大量外底层核异质细胞和少量表、中层核异质细胞者则符合重度非典型增生；③涂片中有大量外底层核异质细胞和少量恶性细胞则为原位癌高度可疑；④涂片中恶性细胞占优势，而各型核异质细胞较少，可考虑为浸润癌。近年来 Bethesda 系统细胞诊断法中提出一类鳞状上皮内病变（SIL）的细胞诊断，并分为：①低度鳞状上皮内病变，包括伴有 HPV 感染的细胞变化及轻度结构不良（即 CIN Ⅰ 级）；②高度鳞状上皮内病变，包括中等结构不良（即 CIN Ⅱ 级）、重度结构不良（即 CIN Ⅲ 级）及原位癌（亦属 CIN Ⅲ 级）。Bethesda 系统细胞诊断法建议用 SIL 的新名词，但并不排除细胞病理学家保留 CIN 或结构不良级别的名称。SIL 的细胞学诊断中较有争论的问题是 CIN Ⅱ 级包括在高度 SIL 中，因为 CIN Ⅱ 级比 CIN Ⅲ 级病变好转的情况更多见；另外，CIN Ⅱ 级和 CIN Ⅲ 级的治疗方法是否相同，亦有不一致的意见，因此，Bethesda 系统细胞学诊断方法尚需不断总结经验。

关于 SIL 的分级，由于细胞病理学诊断的级别比组织病理学诊断的级别简化，更方便于涂片细胞的判断，因此将 SIL 分为两级很合适，但反映病变的严重程度，称"轻度"和"重度"比"低度"和"高度"更合适。本书将 SIL 的细胞病理学诊断分为轻度 SIL（即 Bethesda 系统细胞诊断法的低度 SIL，Low Grade SIL，LSIL 或 LGSIL）和重度 SIL（即 Bethesda 系统细胞诊断法的高度 SIL，High Grade SIL，HSIL 或 HGSIL）其细胞病理学和组织病理学的相应形态表现如下：

1）轻度 SIL：相应的组织病理学变化为 CIN Ⅰ，基底细胞或非典型细胞增生不超过上皮全层的下 1/3；表层细胞层次减少，深棘层和基底细胞层次增多，有的可见角化不良和角化不全细胞。在细胞涂片中，可见表层细胞明显减少，中层细胞占大多数，底层细胞（包括内、外底层细胞，以下同义）；并可见散在表层和中层的核异质细胞和变形细胞，以及少数底层核异质细胞，偶见异常角化细胞。

依 CIN Ⅰ 局部病变的大小，涂片中正常细胞与各种异常上皮细胞的多少可有不同。

2）重度 SIL：相应组织病理学变化为 CIN Ⅱ 和 CIN Ⅲ。基底细胞或非典型细胞增生占据上皮全层的 1/3 以上，达下 2/3 乃至全层。表层和棘层细胞层次更少，基底细胞层次明显增多，并可见较多非典型细胞和异常角化细胞，有的可见过度角化。在细胞涂片中，因局部病变大小和病变程度不同，各层正常上皮细胞和各种异常上皮细胞的成分及数量多少会有差别。可见多数底层核异质细胞及少数表层、中层核异质细胞。

此外，还常见异常角化细胞。在重度 SIL 的细胞涂片中有时还可见成片刮下的底层细胞或底层核异质细胞，这说明底层细胞增生达到上皮浅层，很易取到。CINⅢ的原位癌涂片中可见散在单一或成群的底层型或储备细胞型癌细胞。

由于宫颈非典型增生和原位癌多发生自柱状上皮下储备细胞的增生，因此在 SIL 涂片中经常还可见较多储备细胞出现；原位癌时则可见异型储备细胞。

轻度和重度 SIL 的涂片中均亦可见邻近区域的正常鳞状上皮细胞，伴有腺性糜烂时，则可见柱状上皮细胞。

在 Bethesda 宫颈阴道细胞病理学分类中不采用"核异质细胞"的名词，而是采用非典型鳞状上皮细胞（ASC）和非典型腺上皮细胞（AGC）的名词。

3. 宫颈癌的细胞学形态特征

1）角化型鳞癌：①单个散在癌细胞约出现 50%，成团或成片癌细胞占 30%，可见癌珠约 2%，合胞体形式 18%。②癌细胞大小悬殊，细胞面积（220 ± 80）μm^2。③癌细胞形状多样化，扁平形、圆形或多边形占 70%，约 10% 为蝌蚪形、纤维形或癌珠状占 10%，不规则形占 10%。癌细胞形状取决于肿瘤的成熟程度和涂片技术，上述形状比例仅供参考。④胞质量因肿瘤细胞分化程度不同而异，一般胞质比较丰富。⑤嗜橘红胞质占 40%，呈深蓝色胞质也有 40%，另外 20% 胞质染色难以形容颜色，即"模糊"。⑥癌细胞核大小平等，平均核面积为（75 ± 40）μm^2，常为正常鳞状上皮细胞核的 2 ~ 10 倍。⑦细胞核形不规则，圆形 30%，卵圆形 30%，另 40% 为不规则形核。核形因细胞形状差异而有相应变化，如纤维状癌细胞核呈棱形或梭形，多边形癌细胞核常为圆形。⑧核染色质约一半呈不规则块状分布，余者染色质结构不清、呈固缩状或看不清结构。核边不规则或增厚，常见皱褶和凹陷。⑨涂片背景常常出现炎性细胞、红细胞、纤维素、胞质碎片和嗜酸性颗粒状蛋白质沉积等。

2）非角化型鳞癌：①涂片中可能出现多量癌细胞。癌细胞分化差，细胞多单个散在分布占 70%、另 30% 为合胞体形式。②癌细胞面积为（200 ± 80）μm^2。③胞质量多少不等，一般嗜蓝而没有角化倾向。④可能伴有很多裸核癌细胞。⑤癌细胞核呈圆形或不规则形，核面积平均为（90 ± 15）μm^2。⑥核染色质呈不规则块状分布。⑦核仁可能大并且明显、常为嗜红，其形状和大小以及数目相差很大。⑧涂片背景常见多量退变细胞碎片，红细胞和蛋白质沉积物，即癌性背景明显。

3）小细胞型鳞癌：①涂片中可见多量癌细胞，多为散在分布，约 30% 呈疏松合胞体形式排列；②癌细胞比前两者小，细胞面积（100 ± 25）μm^2；③癌细胞一般为圆或卵圆形，纤维形或蝌蚪形的癌细胞少于 0.5%；④癌细胞质 80% 嗜蓝，浆中可能见有细小空泡，有些癌细胞质只见窄的缘或几乎难以见到胞质；⑤癌细胞核形状不规则或卵圆形；⑥核面积为（70 ± 15）μm^2，核染色质增多，分布不均匀或呈不规则块状；⑦核仁大小和形状悬殊，核仁不规则，约 30% 癌细胞能见到核仁；⑧偶见正常或病理性核分裂象；⑨涂片背景"脏"，癌性背景明显。

我国不少细胞学学者的书中或日常应用经常将鳞癌细胞分为高分化鳞癌和低分化鳞癌。高分化鳞癌特征符合角化型鳞癌。低分化鳞癌形态特征符合非角化型和小细胞型鳞癌。

4. 关于早期鳞癌的细胞学诊断

1）细胞学诊断早期癌具有一定细胞形态改变的特征，但必须结合临床所见，配合阴道镜和病史综合性判断。因为涂片中见不到组织结构关系，单凭细胞学特征难以达到病理学诊断的准确性。

2）原位鳞癌的细胞学特征 TBS 诊断报告，原位癌包括 CIN Ⅲ 中。

（1）癌细胞以单个散在为多。但视癌分化程度，低分化者往往亦成群出现。

（2）癌细胞背景中一般伴有多量重度增生细胞，而晚期癌背景中增生细胞较少见。

（3）原位癌细胞一般比浸润癌大，但比增生细胞小。巨型癌细胞罕见。

（4）癌细胞形状多呈圆形、卵圆形，其次为角形。纤维状和蝌蚪状占比例较少。

（5）癌细胞质多嗜蓝，角化型原位癌有些胞质嗜红或橘黄。浆中空泡和白细胞浸润比浸润癌少见。

（6）细胞核增大明显，呈圆形和卵圆形多，有人报道占80.2%，畸形核或不规则较少。仔细观察圆或卵圆形核边染色质不均匀、亦呈波形，这与良性改变细胞不同。

（7）多核癌细胞少见，而浸润癌较多。

（8）核染色质以粗颗粒状占优势，深染煤块状染色质浸润癌细胞多见。核染色质常常聚集核边，核中央似乎淡染。核仁较少见，有报道仅占4.8%。

（9）核浆比例失常或明显倒置。

（10）涂片背景：①蛋白质沉积物，即癌性背景少见；②炎性细胞和炎性退变细胞可能见到多量，也可能背景明朗干净；③可能伴有细菌和滴虫等，也可能伴有 HPV 感染的细胞改变；④陈旧性红细胞少见，但可能有少数保存完好的红细胞出现。

5. 宫颈腺癌细胞学特征

1）宫颈腺癌的一般性形态特征。

（1）癌细胞3～5成群或成团出现，亦见单个散在癌细胞。

（2）癌细胞的特殊排列形式：腺泡状、梅花样、菊形团、乳头状、腺管样、条索状等。外观呈三维结构，即立体感。

（3）癌细胞核增大偏位于细胞质中，核大小不一致、极向不一致，核多为圆形或卵圆形轮廓，但核边不规则或畸形。在一团细胞中核常离心式排列。

（4）核仁常常明显，核仁增大而畸形，红核仁、多核仁。核染色质分布不匀，多不规则的集中在核边。

（5）胞质多嗜蓝，胞质透亮常含大小不等空泡。

2）腺癌的细胞学分型：细胞学一般分为高分化和低分化腺癌两型。其特征见表9-2。

表9-2 高分化和低分化腺癌的形态

特征	高分化（分化好）	低分化（分化差）
细胞排列	呈大群	呈小群或很多散在
癌细胞形状	圆、卵圆、柱状、不规则形少见	圆、卵圆、棱形、长形或不规则形状
癌细胞质	适量、丰富或具小及囊状空泡	胞质少，空泡少见
细胞边界	清楚	不够清楚或合胞体
癌细胞核形	圆、卵圆、很少不规则形	圆、卵圆或不规则形多
核染色质	细颗粒状，分布不规则	颗粒状或粗颗粒状分布不规则
小核仁	常见	常见
巨大核仁	少	常见

3）关于宫颈早期腺癌

（1）细胞学诊断宫颈原位腺癌比原位鳞癌更困难。原位腺癌一般与宫颈腺上皮重度增生鉴别诊断相当不容易，尤其与修复细胞形态类似。因此，必须结合临床妇检、阴道镜和病史。

（2）宫颈原位腺癌的细胞学特征：1987年文献报告细胞诊断原位腺癌准确率为78.5%，并描述细胞学诊断依据特征和高分化与低分化原位腺癌与CIN和晚期癌的鉴别要点为癌细胞多为片状排列，紧密片状中细胞拥挤并见腺腔在高分化癌多见。亦能出现疏松片状排列的癌细胞。细胞片周围突出细胞带。细胞带可单独出现，其细胞呈假复层排列。呈羽毛状，呈单层菊花瓣形。

八、细胞学诊断的报告（回报）方式

标本类型：指明巴氏涂片或液基或其他。

标本质量：

满意（描述是否存在宫颈或移行带细胞成分和其他质控指标，例如：部分细胞成分被血和炎症遮盖等）；

不满意（详细说明原因）拒收或不做制片的标本（详述原因）；标本进行制片并做了检查，但因为什么原因而无法满意地对上皮的异常作出评估。

总分类（任选）：

未见上皮内病变或恶性；

上皮细胞异常：见描述结果（详细说明鳞状上皮、腺上皮）；

其他：见描述结果（例如：宫内膜细胞≥40岁）细胞自动识别。

如果病例是用自动化设备检查的，说明其方法和结果。

辅助实验：简洁描述实验方法并报告结果，使之更易为临床医生理解。

描述和结果：

未见上皮内病变或恶性：（在没有瘤变的细胞学证据时，要在前面的总分类和（或）报告的描述结果中陈述是否有微生物或其他非肿瘤性的细胞形态特征）。

微生物：

滴虫性阴道炎；

真菌感染，形态符合念珠菌属；

阴道菌群变异提示细菌性阴道病；

细菌形态符合放线菌属；

细胞形态改变符合单纯疱疹病毒感染。

其他非肿瘤性的形态特征（目录中未包括所的病变，只作选择列举或报告）。

反应性细胞改变与××有关：

炎症（包括典型修复细胞）；

放疗反应性细胞改变；

宫内节育器（IUD）；

子宫切除后涂片中出现腺细胞；

萎缩；

其他。

宫内膜细胞（≥40岁）（如果未见鳞状上皮内病变则详细说明）：

上皮细胞异常；

鳞状上皮细胞；

非典型鳞状上皮细胞（ASC）；

无明确诊断意义的非典型的鳞状上皮细胞（ASC－US）；

不除外 HSIL（ASC－H）；

低度鳞状上皮内病变（LSIL）；

包括：HPV 感染/轻度非典型增生/CIN1；

高度鳞状上皮内病变（HSIL）：

包括：中、重度非典型增生，原位癌/CIN2 和 CIN3；

指出有可疑浸润的特征（如果怀疑浸润）。

鳞癌。

腺上皮细胞：

非典型的：

宫颈管细胞［不做特殊说明（NOS）或在注解中说明］；

子宫内膜细胞［不做特殊说明（NOS）或在注解中说明］；

腺细胞［不做特殊说明（NOS）或在注解中说明］。

非典型的：

宫颈管细胞，倾向瘤变；

腺细胞，倾向瘤变；

宫颈内膜原位癌。

腺癌：

宫颈腺癌；

子宫内膜腺癌；

宫外腺癌；

不明来源的（或不能分类的）（NOS）；

其他恶性肿瘤（详细说明）。

建议和教育注释（任选）：建议应当是简洁的，并与专业出版物发表的临床随访规范一致（可参考旧的出版物）。

勿用巴氏五级分类理解 TBS 报告术语。

宫颈/阴道细胞学诊断的报告方式主要有两种：分级诊断和描述诊断。传统的巴氏五级分类诊断法沿用多年，因在不同国家、地区很多专家的各自理解和习惯用法使原始巴氏五级分类方法和诊断标准悬殊。目前宫颈细胞学面临挑战，需要从取材、制片、诊断报告方式各个环节进行改革。因而近年来，WHO 和美国细胞病理学家积极提倡描述性诊断报告方法。

我国宫颈、阴道细胞学诊断报告也一直采用巴氏五级分类法，或称改良巴氏五级法。于 1978 年杨大望教授主持制订了宫颈细胞学诊断分级法的诊断标准，以巴氏分级法为框架，详细说明了每级诊断的内容，并提出一套幻灯片作为标准参考。在我国防癌普查中起到细胞学诊断规范化作用，不少细胞室沿用至今。但是，当务之急应该把巴氏五级分类法置入“博物馆”，提倡描述性诊断报告方式，才能适应 21 世纪的科学发展。

1. 展示巴氏五级分类法和 WHO 描述性诊断报告方式

1）原始巴氏五级分类（1943 年提出）

Ⅰ级：未见具异型性细胞或不正常细胞。

Ⅱ级：细胞有异型性，但无恶性特征。

Ⅲ级：怀疑恶性，但证据不足。

Ⅳ级：高度提示恶性。

Ⅴ级：肯定恶性。

2）我国 1978 年制订的宫颈细胞学诊断标准。1978 年 7 月全国宫颈癌防治研究协作会议，杨大望教授主持制订。以巴氏五级分类法为基础提出了改良的宫颈细胞学诊断标准。

Ⅰ级：未见异常细胞——基本正常细胞，或少数未分化的癌细胞。

Ⅱ级：见有异常细胞，但均为良性。

轻度（炎症）核异质细胞、变形细胞等。

重度（癌前）核异质细胞，属良性，需定期复查。

Ⅲ级：见可疑恶性细胞、性质不明的细胞。

细胞形态明显异常，难于肯定良或恶性，需近期复查核实。

未分化的或退化的可疑恶性与恶性裸核。

Ⅳ级：见有待证实的可疑恶性细胞（有高度可疑的恶性细胞）。细胞有恶性特征，但不够典型而数目少，需要核实。如高度可疑的未分化的癌细胞，或少数未分化的癌细胞。

Ⅴ级：见有癌细胞，细胞有明显恶性特征，或低分化的癌细胞。

3）WHO（1988）提倡应用描述性报告和宫颈上皮内瘤变作为宫颈细胞学诊断癌前

病变报告术语。

建议使用如下术语：

涂片不满意（应注明理由）。

无异常细胞（注明化生）。

非典型（Atypia）细胞形态符合：

——炎症影响；

——滴虫影响；

——病毒影响；

——酵母菌影响；

——放射线影响；

——角化影响；

——不典型化生；

——湿疣影响；

——其他。

异常细胞形态符合不典型增生：

——轻度非典型增生（CIN Ⅰ）；

——中度非典型增生（CIN Ⅱ）；

——重度非典型增生（CIN Ⅲ）。

异常细胞形态符合恶性肿瘤：

——原位鳞癌（CIN Ⅲ）；

——浸润性鳞癌；

——腺癌；

——不能肯定类型的异型细胞。

2. 浅析巴氏五级分类法与 TBS 报告方式（表 9 - 3）

1）浅析二种报告方式

表 9 - 3　浅析表

巴氏分类法	TBS
防治宫颈癌起了巨大作用	美国 NCI* 首先提出
使用时间长，标准已不统一	我国使用时间短，部分细胞学者不熟悉
简练，已不适应现代细胞学发展	描述具体，尤其病原微生物、非肿瘤性细胞学所见
核异质术语与组织学不一致	提出新的术语，要规范术语
可疑、高疑和癌	原位癌包括在 HSIL 中
表明诊断的把握程度	肯定癌
与临床联系不够	对标本质量评估，加强与临床医生联系

注：NCI 为美国国家癌症研究所。

TBS 将鳞状上皮内病变分为两个级别：LSIL 和 HSIL。反应对子宫颈肿瘤最新认识低和高二个级别的标准。优点为减少诊断的不一致性和增加诊断的可重复性。

2）巴氏五级分类法应置入"历史博物馆"珍藏巴氏涂片和其五级分类法，面界，包括对我国宫颈癌的防治作出巨大贡献，完成了历史使命。目前宫颈细胞以临严峻挑战，无论取材工具、制片技术、阅片的辅助诊断和报告方式均要进行适应 21 世纪的科学发展。

核异质术语是巴氏 1949 年提出，何时引入巴氏分类法中尚不十分清楚国从 1951 年杨大望教授引进宫颈细胞学时就应用。

核异质细胞是巴氏 Ⅱ 级中术语，其中又分为轻度（炎症）核异质细胞度（癌前）核异质细胞，重度核异质细胞，定期复查。但核异质细胞学诊断标及轻度核异质细胞核比中层增大 2 倍以上，多见中表层细胞。重度核异质细胞多层细胞的改变。

复查本室在高发区普查涂片 100 例轻度核异质细胞，现在按 TBS 报式分析：

炎症反应性细胞改变：36 例。

无明确诊断意义的鳞状上皮细胞病变（ASCUS）：10 例。

LSIL：52 例 HSIL（CIN$_2$），2 例（阅片漏诊少数较小 HSIL 细胞）

从上简单结果所知，轻度核异质细胞，尽管称为炎性核异质细实际包括半数 LSIL，理应追随和阴道镜观察。

3. 我国 TBS 的应用概况和建议

1990 年开始引进 TBS 报告方式，从历次学术报告会上资料分了解逐步推广的阶段性：

一论：介绍 1988 年 TBS 出笼情况。

二论：1991 年 TBS 讨论情况介绍。

三论：重点讲解 TBS 中 SIL 和 ASCUS、不典型腺体细胞慎未定（AGUS）的标准。100 多册 TBS 诊断原版书，掌握到细胞病理和妇科专家手

四论：展示几种诊断报告方式，进行对比浅析。

五论：1996 年细胞学研讨会提出我国用改良 TBS。

六论：TBS 的细胞病理学诊断标准。

七论：2001 年 TBS 术语学简介。

八论：有关 TBS 五则（5 个问题）。

九论：介绍 2004 年第二版 TBS 书内容。

十论：勿用巴氏五级分类理解 TBS 术语。

从 1996 年下半年着手策划描述性诊断回报单，199 年初正式使用，天津市妇产中心医院等相继使用改良 TBS 报告方式。

由于新技术的引进，推动 TBS 的广泛开展，例如算机辅助细胞监测系统（CCT）和液基细胞学制片（TCT 和 Auto Cyto）均要求用 TB 报告。

建议目前还应用巴氏五级分类法的细胞病理学作者，尽快改用描述性报告系统，以提高我国的细胞病理学诊断水平。

4. 勿用巴氏五级分类理解 TBS 报告术语

1）对核异质细胞术语理解非常不一致

1949 年 Papanicolaou 描述宫颈异常细胞表层细胞核增大、深染、双核、多核、核周不见于外底层细胞。

……re 研究 150 例癌前病变，1～6 年观察 44 例癌变，提出下述：

……核异质细胞。

……核异质细胞。

……巴氏提及核异质细胞概念：

……现象，胞质形态正常。

Gram 调"胞质幅缘宽度大于核的最大直径"是核异质诊断的重要标准。并在书中把异型细胞置入组织学的非典型增生。

舒仪经……从不典型增生脱落的细胞为核异质细胞。

2）TBS 术……巴氏五级分类对比不够合适

有将核异质……SC 对应，将可疑癌与 LSIL 对应，将高度可疑癌与 HSIL 对应是非常不合适，因个……义很不相同。为此会造成对 TBS 术语的错误理解。

巴氏五级分类……去半个多世纪贡献巨大。

现代应置入"……博物馆"珍藏。

再次建议无论是……哪种制片方法（包括 CP）应用描述性报告，目前 TBS 为宫颈细胞学最佳诊断报告方……

九、细胞学普查的质量控制

1. 细胞学普查率统计应该标准化

1971 年 Cochrane Holland 概述评价普查早期疾病的 7 项标准，即简单性、承受性、准确性、经济价值、精确性、敏感性和特异性。目前主要应用以下 4 种方法：

1）敏感性：在细学普查范围，敏感性意味着阳性病例的百分率。

$$敏感性 = \frac{真阳性}{真阳性 + 假阴性} \times 100\%$$

2）特异性：在细胞普查范围，特异性意味着阴性病例的百分率。

$$特异性 = \frac{真阴性}{真阴性 + 假阳性} \times 100\%$$

3）阳性预测值

$$阳性预测值 = \frac{真阳性}{真阳性 + 假阳性} \times 100\%$$

4）阴性预测值

$$阴性预测值 = \frac{真阴性}{真阴性 + 假阴性} \times 100\%$$

2. 建立宫颈癌细胞学普查管理原则

1）提高普查人员的技术素质：普查涂片初筛者应具备中级医务人员水平，同时有 2 年以上的细胞学诊断经验或经正规培训半年以上。

2）明确复片制度：对初筛的有癌和癌前病变的涂片，必须具有主治医或主管技师以上水平者复阅；阴性涂片抽阅不少于 10% ~30% 。

3）酌情规定每日阅片数量标准：WHO 规定宫颈癌细胞初筛每日检查 80 ~ 90 张，如详细观察念珠菌、衣原体等诊断则降低为每日 20 ~ 25 张。

4）统一使用国际或国内制订比较有影响的诊断报告方式和描述术语。

5）建立涂片档案：制订档案索引，有癌、可疑癌和癌前病变的涂片长期保存。阴性涂片按时间顺序或细胞学号保留至少 2 年。

6）按取材→涂片→固定→染色→阅片→登记→回报→存档的流程进行质量控制。

3. 细胞诊断流程的质量保证

1）收取涂片标本满意

（1）选择适合并有效的工具：

Ayer 板：用狭窄小角端沿宫颈外口鳞柱状上皮交界区旋刮一周作为常规取材。触之易出血处应用其半圆形端涂取。

塑料刷：近年来国外应用具 16 条制成凸形弹性刷来刮宫颈外口五周，能够获得足量鳞状上皮来源细胞和颈管柱状上皮细胞。

从瑞典引进的双取器。

（2）保证取材部位足够

宫颈外口常规刮片。

颈管取材的必要性：宫颈外口移行区常内移；宫颈早期癌癌灶在颈管内最多；不提倡用长棉棒取材，使用塑料网管或小塑料毛刷可获取丰富颈管细胞成分，提高早期癌检出率。

肉眼或阴道镜下可疑部位取材不能少。

2）有条件时采用液基制片，传统涂片均匀和厚度适宜玻片毛玻璃端编号准确并清晰。尽量将获得供诊断细胞成分轻轻按一定方向均匀涂布，不宜过厚或过薄。

3）涂片固定合格

（1）选择合适的固定液，常规染色用 95% 乙醇既经济，效果又佳。

（2）保证固定液浓度，经常用乙醇比重剂测试，乙醇浓度必须在 90% 以上。

（3）涂片固定时间适宜，勿短于 15 分钟，勿长于 48 小时，勿长期将固定后涂片暴露空气中。

（4）固定液回收时必须过滤防污染。

（5）有条件的首选液基制片方法：涂片细胞结构清晰，背景干净，收取有效细胞成分大大提高。

4. 染色质量佳是诊断准确性的保障

1）建议妇科涂片采用巴氏染色

（1）无论国外或国内妇科均以巴氏法作为常规染色，以便于学术上对话和经验交流。

（2）巴氏染色结果是多彩的，颜色辅助辨认细胞。如角化型鳞癌很多癌细胞质呈粉红或橘黄色。

（3）检测卵巢功能、观察激素水平，巴氏染色最为理想。

2）配制合格的染液和熟练掌握染色的关键步骤（配方和染色注意事项见《临床细胞学》）。

3）建议采用改良 EA 液（见《临床细胞学》）作为胞质染色，容易配制并着色效果好。

5. 阅片要求认真细致

1）首先阅读病史和妇检情况、目的要求。

2）用低倍镜逐个视野寻找欲检细胞成分、观察细胞排列及细胞间毗邻关系和涂片背景改变。发现可帮助诊断细胞，转换高倍镜仔细阅读细胞形态和结构，尤其胞核更为重要。

3）将有关具诊断意义的细胞成分做出明显标记以备再寻找或会诊时对话。

十、宫颈癌细胞学筛查指南

女性应从初次性交后 3 年开始宫颈筛查，但不要晚于 21 岁。根据 ACOG 的推荐，30 岁前，细胞学筛查要每年进行一次。30 岁及 30 岁以上的女性，如果连续 3 年细胞学检查阴性，筛查间隔可以延长到 2～3 年。30 岁以上女性也可进行 HRHPV 检测作为细胞学的辅助。如果细胞学和 HRHPV 结果均为阴性，以后只需要 3 年一次的再筛查。已行全子宫切除（包括宫颈切除）的女性，如果既往无宫颈癌或癌前病变病史，则无须再行细胞学筛查。根据 ACS 指南，70 岁及以上女性，至少 3 次细胞学筛查阴性且近 10 年内无宫颈筛查异常结果者，可以停止宫颈筛查。ACOG 指南中指出，对于 HIV 阳性或其他免疫抑制性疾病患者、既往有 CIN Ⅱ/Ⅲ 病史或子宫有暴露史者，即使超过 30 岁，也要经常进行细胞学筛查。这些患者即使子宫切除或超过 70 岁后，只要身体状况允许，持续的宫颈筛查仍是有益的。

十一、阴道细胞学诊断结果报告方式

1. 五级分类法

五级分类法即改良巴氏五级分类法。

2. TBS 报告系统

TBS 报告系统是目前一种较新的报告方式。1988 年，美国由 50 位病理学家提出的宫颈/阴道细胞病理学诊断报告方式，并提出两个癌前病变的术语，低度鳞状上皮内病变（LSIL）和高度鳞状上皮内病变（HSIL），目的是进一步促进宫颈/阴道细胞病理学诊断报告系统的统一，达到细胞病理与临床有效交流。TBS 是一种描述性诊断，包括以下 4 个部分：

1）对涂片的满意程度。

2）良性细胞改变：①感染；②反应性改变。

3）上皮细胞的异常，包括鳞状上皮细胞和腺上皮细胞不正常。

4）雌激素水平的评估。

（王俭）

第三节　浆膜腔积液脱落细胞检查

浆膜腔积液脱落细胞检查对良性与恶性积液的鉴别尤为重要。浆膜腔积液一般由医生穿刺抽取胸腔积液、腹腔积液经离心、涂片染色制作成标本做细胞学检查。

一、良性病变脱落细胞

1. 积液内间皮细胞形态

1）脱落间皮细胞一般形态：呈圆形或卵圆形，直径为 $10 \sim 20$ μm；胞质弱嗜碱性或嗜酸性；核增大，呈圆形或卵圆形，居中，染色质呈明显网状，偶见 $1 \sim 2$ 个小核仁；细胞间可见空隙。

2）退化变性的间皮细胞形态：间皮细胞常发生肿胀退变，易与癌细胞混淆。

3）异形间皮细胞形态：又称反应性不典型间皮细胞。

4）异形细胞与癌细胞的鉴别点：异形间皮细胞胞质染色正常，核质比仍属正常范围；核染色质增加，仍为细颗粒状，分布均匀，核只有轻度畸形。

2. 非上皮细胞成分

1）淋巴细胞：积液中最常见。以小淋巴细胞为主，因淋巴细胞核染色清晰，大小较一致，故常作为同一涂片中测量其他细胞大小的"标尺"。

2）中性粒细胞和吞噬细胞：为炎症和恶性肿瘤时常见的细胞成分。

3）嗜酸性粒细胞：出现与变态反应性疾病和寄生虫感染有关。

4）浆细胞：在慢性炎症和肿瘤时涂片可见。

5）红细胞：涂片出现表示局部有出血或渗血。见于结核、恶性肿瘤或穿刺抽液时损伤血管。

3. 炎症和其他病症时脱落细胞检查

1）急性炎症。

（1）急性化脓性炎症：涂片内可见大量中性粒细胞，且有高度退变及许多坏死碎屑。有少数退变间皮细胞、淋巴细胞及吞噬细胞。

（2）急性非化脓性炎症：涂片内有较多中性粒细胞、吞噬细胞及淋巴细胞；间皮细胞增生活跃，有时可见多核间皮细胞及有丝分裂象。

2）慢性炎症。

（1）结核病：形成积液为血性、浆液性或乳糜样。涂片内可见大量淋巴细胞；间皮细胞增生，轻度异型，且成团脱落；有时见朗格汉斯巨细胞或成片干酪样坏死。但很难找到类上皮细胞。

（2）非特异性慢性炎症：涂片内可见大量淋巴细胞和成团脱落增生活跃的间皮细胞，且有中性粒细胞、浆细胞及吞噬细胞。亦可出现轻度异形间皮细胞。

3）肝硬化：一般为漏出液，涂片内细胞成分少。可见少量间皮细胞、淋巴细胞和吞噬细胞。伴有肝细胞坏死和活动性肝硬化患者，涂片内可见异形间皮细胞及较多的巨噬细胞。

4）尿毒症：可以引起浆膜纤维素性炎症。涂片内间皮细胞增生，常成团出现，可见单核或多核异形间皮细胞。患者有明显尿毒症临床表现。

二、恶性病变脱落细胞

1. 积液内各类型癌细胞形态特征

1）腺癌：占积液中转移癌的80%以上。按排列形式分为单个散在为主和成团细胞为主两型。

（1）单个散在癌细胞核偏位，呈圆形或椭圆形，核边不规则，染色深，核仁明显增大或多核仁，胞质中常含有空泡，常见异常分裂象。

（2）成团的癌细胞，有些细胞排列紧密，拥挤重叠；有些细胞排列疏松。胞质中见大小不等空泡。腺癌细胞排列形式多变，形成各种图案，如腺腔样、梅花状、乳头状、桑葚状、菊团状等。

2）鳞状细胞癌：积液中少见，仅占2%～3%。分3种形态。

（1）细胞畸形明显：细胞奇形怪状，胞质有角化倾向，此类所占比例最少。

（2）癌细胞单个散在：细胞为圆形，胞质厚实且界限清楚，核居中，核染色质深染。

（3）癌细胞易成团或成堆出现，立体感不明显，胞核圆形或见核仁，易误为腺癌细胞。

3）小细胞型未分化癌：胸腔积液中发现比鳞癌多，为3%～5%。其特点为胞质少，在癌细胞核边缘可有少量胞质或呈裸核样。可单个散在，与间皮细胞大小相似，更多成团排列成腺腔样、链状、葡萄状或堆叠挤压呈镶嵌样。核圆形或不规则形，染色质粗大、分布不匀、深染，有时呈墨水滴状。

2. 各种常见的浆膜腔积液中转移癌细胞形态特征

1）肺癌：是导致胸腔积液最常见的恶性肿瘤，以周围型腺癌为多见，鳞癌和未分化癌则很少见。偶尔有中央型肺癌累及心包膜引起心包积液。

2）乳腺癌：为导致女性胸腔积液恶性肿瘤之一。癌细胞形态大小变化较大。乳腺导管浸润癌、乳头状癌、髓样癌和胶样癌在胸腔积液中是大细胞型腺癌，胞核中可见两个或多个性染色质。乳腺浸润性小叶癌和硬癌是小细胞型腺癌，癌细胞常呈长链状排列，有时胞核呈长形或方形，且深染。

3）胃肠癌：主要出现于腹水中，多数是分泌黏液的腺癌，可以见较多印戒样癌细胞，多为胃癌。大肠癌癌细胞可出现腺腔样结构或呈柱状的癌细胞团。

4）卵巢癌：为女性腹水的常见肿瘤。以浆液性乳头状囊腺癌和黏液性囊腺癌多见。

（1）浆液性乳头状囊腺癌：癌细胞呈分支状、乳头状或成团脱落。排列紧密，胞质嗜碱性，有的癌细胞团内可见深蓝色砂粒体。

（2）黏液性囊腺癌：穿刺物是黄白色黏稠液体，涂片内可见大量淡蓝色黏液，柱状癌细胞可散在或呈小团分布，胞质内富含淡染黏液，有的呈行排列。胞核染色深，小而偏位。背景成分少，有白细胞、吞噬细胞和间皮细胞。

5）肝细胞癌：癌细胞体积大，呈多边形。胞质丰富，染成紫红或淡红色，常可见空泡或颗粒。核不规则形，染色质粗颗粒状，核质比增大，有明显的核仁，电镜下癌细胞中可见胆汁样物和微胆管结构。应用免疫荧光技术和抗 AFP 免疫组化染色可显示癌细胞 AFP 阳性。

（王俭）

第四节　泌尿系统脱落细胞检查

一、标本采集

1. 自然排尿法

可用中段晨尿。若怀疑有泌尿系统肿瘤时，可收集初始尿，尿量大于 50ml。在高渗晨尿中细胞可变性。尿液标本采集应注意：①标本必须新鲜，保证足够的尿量（大于 50 ml）；②防止各种污染，如防止阴道分泌物、外源物质（如润滑剂）等的污染。

2. 导尿

当怀疑肾盂、输尿管肿瘤时适用。

3. 膀胱冲洗液

对获得鳞癌及原位癌标本效果较好。

4. 膀胱镜直接刷取标本

准确率高，细胞成分多。

二、尿液正常脱落细胞

1. 移行上皮细胞

内表层细胞体积大，相当于鳞状上皮表层细胞，又称盖细胞或伞细胞。呈扁圆形或多边形。见双核或多核。核圆形或卵圆形，染色质为细颗粒状，分布均匀，核仁不明显。底层细胞是圆形或多边形，居中，染色质致密。中层细胞介于前两者之间，卵圆形或梨形、梭形及多边形。

2. 鳞状上皮细胞

正常尿液中少见。形态同阴道涂片。妇女尿液涂片中有时多见，为阴道脱落细胞污染造成；或受激素影响，膀胱三角区上皮鳞状化生脱落形成。

3. 柱状上皮细胞

正常尿液内极少见。形态同阴道涂片。

三、泌尿系统良性病变脱落细胞

1. 炎症细胞

泌尿系统炎症时，涂片内细胞数目明显增多，包括上皮细胞及炎症细胞，且细胞常变性，体积增大，胞质内可有液化空泡或核固缩细胞。

2. 上皮细胞

涂片中见大量鳞状上皮细胞，多为不全角化细胞和角化前细胞。少量中层和底层细胞。在慢性腺性膀胱炎时，可见柱状细胞。长期炎症刺激尿液涂片中有轻度核异质细胞。

四、泌尿系统常见恶性肿瘤脱落细胞

泌尿系统恶性肿瘤 95% 以上来源于上皮组织。尿液细胞学检查以移行细胞癌最常见，多发生于膀胱、肾盂肾盏及输尿管。鳞癌和腺癌少见。非上皮性肿瘤如脂肪肉瘤、平滑肌肉瘤、胚胎性横纹肌肉瘤则罕见。

1. 乳头状瘤及乳头状移行细胞癌 I 级

涂片内两者瘤细胞形态与正常移行上皮细胞相似，或有轻度异型性。如出现长形细胞团，细胞形态大小一致，排列紧密，核染色略深。细胞团围绕一细长结缔组织轴心，或轴心周围见紧密排列多层细胞呈乳头状，有诊断价值。

2. 移行细胞癌 II 级和 III 级

异型细胞数量明显增多，癌细胞形态异型性，大小不等；胞质嗜碱；核大、核高度畸形，核深染（染色质增多粗大致密），偶见多个大的核仁；核质比明显增大。肿瘤分化越差，分散的单个细胞就越多。细胞团块可呈乳头状排列。

（王俭）

第五节　痰液脱落细胞检查

一、标本采集

1. 采集痰液的基本要求　采集痰液的质量和方法直接影响痰检查阳性率。采集痰液的基本要求是：

1）痰液必须新鲜。

2）痰液必须是肺部咳出。

2. 肺部细胞学检查方法

1）痰液细胞学检查：方法简便易行，患者无痛苦，适用于肺癌高危人群的普查。

2）支气管液细胞学检查：为在纤维支气管镜下直接吸取支气管液做涂片；或对可

疑部位刷取、冲洗及细针吸取标本。

3）经皮肺部细针吸取检查：为在 X 线或 CT 引导下做穿刺获得标本。主要应用于经痰液、支气管液细胞学检查仍为阴性的患者、无痰液患者和肺转移病灶患者。

二、肺部良性病变脱落细胞

1. 炎症病变的脱落上皮细胞

1）假复层纤毛柱状上皮细胞：包括固缩退变、多核纤毛柱状细胞、核增大的柱状上皮细胞、纤毛柱状上皮细胞增生、储备细胞增生、鳞状化生细胞、纤毛柱状上皮细胞衰变、纤毛柱状细胞核内或胞质内包涵体、增生的细支气管和肺泡管上皮细胞。

2）鳞状上皮细胞：退化变性、巴氏细胞。

2. 炎症细胞成分

1）肺泡吞噬细胞：来自血中单核细胞，细胞体积大，胞质丰富，核圆形、卵圆形或肾形，略偏位，染色质均匀细致偶见核仁。

（1）尘细胞：吞噬灰尘的巨噬细胞。

（2）心衰细胞：肺淤血时，巨噬细胞吞噬了血红蛋白，胞质内可含有多量粗大的棕色含铁血黄素颗粒。

（3）泡沫细胞：吞噬脂质的巨噬细胞，胞质呈泡沫状，细胞明显变大。

2）其他炎症细胞：多见中性粒细胞、大量嗜酸性粒细胞和夏科—莱登结晶，还常见淋巴细胞，浆细胞较少见。

三、肺部原发性肺癌脱落细胞

1. 鳞状细胞癌

最常见，主要发生于大支气管即段支气管以上的支气管黏膜鳞状化生上皮。

1）细胞形状和大小异常：癌细胞形状和大小变异很大，可为圆形、多角形、梭形及奇形怪状细胞，如纤维形、蝌蚪形、蛇形癌细胞等，涂片中可单个或三五成群，细胞呈单层，少有立体状结构或重叠，与腺癌细胞相区别。

2）核的异常：鳞癌细胞的核形状多变、大小不一。可圆形或卵圆形，还可出现不规则形状畸形核。染色深，核内结构不清，成团块状，或墨水滴样。

3）胞质的异常：胞质丰富，结构致密而厚，边界较清楚。未发生角化癌细胞胞质着蓝色（巴氏染色），角化癌细胞为橘黄色（巴氏染色），有时癌细胞完全角化，核溶解消失，转变为无核的影细胞，是角化性鳞癌的重要依据。

4）细胞吞噬细胞：指一个大癌细胞的胞质内出现一个小的癌细胞，将大癌细胞核挤压成半月形，偏位，两个癌细胞间常出现半月形空晕。可能是吞噬现象，也可能是细胞异常分裂。

2. 腺癌

常发生于小支气管，以周围型肺癌为多见。

1）支气管腺癌

（1）分化好的腺癌以成群脱落为主，细胞群大，且细胞相互重叠呈立体结构；分化差的腺癌，单个癌细胞增多，细胞群较小而少，结构也松散。

（2）单个癌细胞一般为圆形或卵圆形，偶见柱状细胞。胞质常有许多小空泡，偶见较大空泡。核圆形或卵圆形，核膜常折叠或锯齿状，明显且偏位，染色质呈颗粒状，常见双核或多核细胞。有一个或几个较明显的核仁。

支气管刷片特点：主要成群出现，染色质主要集于核膜下，核仁明显。

2）支气管肺泡细胞癌：由细支气管上皮或Ⅱ型肺上皮起源。其特点：

（1）常成群出现，群内细胞数不多，一般在20个以内，极少多于50个细胞。细胞群界线清楚，常为圆形或卵圆形，大小较一致，异型性不明显，核圆形，有1～2个小核仁，胞质较少，染色较浅。

（2）癌细胞常与大量肺泡吞噬细胞同时存在，肺泡灌洗液对本病诊断有价值。需与成群脱落的支气管上皮细胞相鉴别，病毒感染时柱状上皮和低分化鳞癌相鉴别。

3. 未分化癌

1）未分化小细胞癌：这是一型恶性程度较高的肺癌。

（1）可单个脱落，成群脱落时为结构松散的细胞群。癌细胞体积小，比淋巴细胞稍大。胞质很少，略呈嗜碱性。细胞边界不明显。核质比明显增大，核外形不规则，核染色质呈颗粒状，退变癌细胞核结构不清，染色很深，呈墨水滴样。无核仁。癌细胞排列方向不一，但常随黏液丝排列。故挑选涂片比溶解离心法为好。

（2）有的癌细胞稍大，胞质较多，核固缩的细胞较少见。需与淋巴细胞、恶性淋巴瘤、基底细胞增生和支气管类癌、腺样囊腺癌（在支气管刷片中）及一些转移性小细胞肿瘤，如神经母细胞瘤、胚胎型横纹肌肉瘤、视网膜母细胞瘤等相鉴别。

2）未分化大细胞癌：特点为体积大，核大、不规则，核仁明显，胞质较多，常淡染，嗜酸性或嗜碱性。多为单个细胞脱落，亦可成群出现，群内细胞大小不一，很少重叠。无鳞癌、无腺癌的特征。

未分化大细胞癌恶性特征明显，定型诊断并不难。但如定型诊断困难时，需在排除鳞癌或腺癌细胞以后，才作出诊断。

4. 腺鳞癌

在光镜下，腺鳞癌并不多见。在肺癌中，用电镜观察腺鳞癌非常常见，这是一种既有鳞癌特点又有腺癌特点的混合性癌。细胞学检查无特殊表现。

（王俭）

第六节　消化系统脱落细胞学检查

一、食管脱落细胞学检查

通过食管拉网法取材，气囊取出后，在囊内稍给予充气后，用气囊直接涂片，立即固定于95%乙醇内。若网上有组织碎块，应同时做病理切片检查。

（一）鳞状细胞癌

分化好的鳞状细胞癌，细胞散在，体积较大，各种形状的癌细胞都可见到；细胞核增大、畸形，染色质粗糙致密，核膜增厚；细胞质角化倾向明显，呈红染或橘黄色。分化差的鳞状细胞癌，癌细胞散在或成堆，细胞体积较分化差的鳞状细胞癌小，形状不规则；染色质增多、深染；细胞质的量少，角化倾向少见。

（二）腺癌

主要发生在胃贲门部。分化好的腺癌细胞呈圆形，为正常细胞的2倍以上；细胞核呈圆形，轻微深染，核膜增厚且不规则，可见巨大核仁；细胞质嗜碱性，可见黏液空泡。分化差的腺癌细胞体积小，圆形；细胞核为正常柱状细胞的1倍左右，染色较深，核膜不规则；细胞质内分泌空泡较少。

（三）未分化癌

少见。癌细胞成堆分布，大小不等，形态不一；细胞质的量少；细胞核畸形，染色质增多，分布不均，少见核仁。

二、胃脱落细胞学检查

贲门部标本采集方法同食管，其他部位则采用生理盐水洗胃法、蛋白水解酶洗涤法、线网气囊摩擦法、纤维胃镜直视下取材法等。其类型主要有腺癌和黏液癌。

三、大肠脱落细胞学检查

癌细胞散在或成团，细胞大小不一；细胞核明显增大、变长，核浆比例增大，细胞核大小不等且明显多形，可见大核仁；细胞质透明或有空泡，细胞核偏向一侧。标本取材是在内镜下直接从病变处取分泌物做涂片。做肛门指检时，如指套上有黏液、血液或组织碎片等，可将其涂抹于载玻片上，立即固定于95%乙醇中。细胞学表现与胃癌相似。

（王俭）